ペプチド医薬の最前線

The Front Line of Peptide Drugs

《普及版/ ropular Edition》

監修 木曽良明，向井秀仁

シーエムシー出版

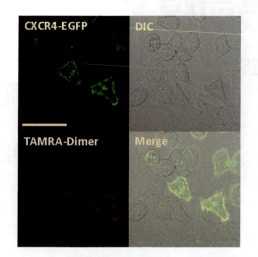 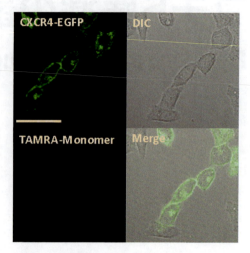

CXCR4-EGFP融合タンパク質を強制発現したHeLa細胞を用いた分子イメージング
（第2章14節，図3より）

2価型リガンドを用いた場合（左，25nM）は，単量体リガンドを用いた場合（右，50nM）と比較してより明瞭なCXCR4との共局在が見られる。リガンドはいずれもTAMRA標識している。Barは50μmの長さを示す。

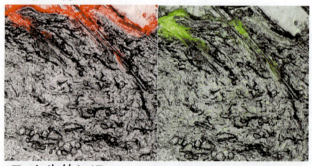

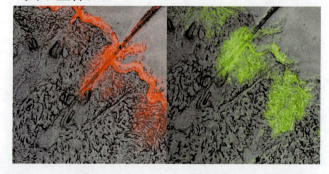

ローダミン封入NBD標識リポソームのIP後の皮膚内動態（第3章4節，図3より）

ローダミン（赤色）を封入したカチオン性NBD標識リポソーム（緑色）をラット単離背部皮膚およびラット生体背部皮膚にIPした後，皮膚凍結切片を作成し，共焦点レーザー顕微鏡によって観察。

はじめに

　我々のからだは，構成する組織・細胞間で様々な情報のやりとりを行うことによりその恒常性を維持している。生理活性ペプチドは，ホルモンやサイトカイン，増殖因子，神経伝達物質あるいは神経調節物質，オータコイドなどとして，そのような情報のやりとりを媒介する最も重要な化学物質のひとつであり，生命科学研究に進展に伴って次々に発見されてきている。様々な疾病の多くは，この情報伝達の異常に関連することから，生理活性ペプチドは当初から格好の創薬ターゲットとして注目され，実際，糖尿病治療薬であるインスリンをはじめ，陣痛誘発剤オキシトシン，尿崩症治療薬バソプレッシンや前立腺癌治療薬である黄体形成ホルモン放出ホルモン誘導体などとして臨床応用されてきた。また，致死的感染症を誘発するエイズウイルスをはじめとして，その増殖にはプロテアーゼによる切断が必須であることが多いことから，その阻害剤が多くの患者に福音をもたらしているが，それらの多くはペプチドデザインから誘導された化合物である。しかしながら，一般的にペプチドは，体内に存在する様々なプロテアーゼによる切断のため血中半減期が短く，またその合成コストが高かったため，実際の開発は困難を極めることも多かった。

　しかし近年，ペプチド合成技術の目覚ましい進歩と徐放剤をはじめとしたデリバリー技術の開発，さらにはプロテアーゼに対する耐性デザイン技術の進展などにより，ペプチドが持つ高い生物活性とそれに起因する副作用の少なさが改めて注目され，世界的にも多くの製薬企業が，再びペプチド性治療薬の開発を推進するようになっている。その結果，血糖濃度が高いときだけインスリン分泌を刺激するペプチドホルモンであるグルカゴン様ペプチド-1誘導体や，その血中での分解にかかわるジペプチジルペプチダーゼ-4の阻害剤が画期的Ⅱ型糖尿病治療薬として登場したのをはじめとして，多くのペプチド骨格を基本とする薬剤開発が世界中で開発過程にある。また，旧来の生理活性ペプチドに加えて，タンパク質の生合成・代謝の段階で生成するペプチド断片に高い生物活性があるものが存在することが発見され，生理活性ペプチドの定義が大きく変わりつつあり，創薬ターゲットとなり得るペプチド配列が飛躍的に増大している。

　そこで本書では，ペプチド創薬の新しい概念をはじめ，その有用性に関する39のテーマを選択し，それぞれの分野をリードする先生方にご執筆いただいた。本書がペプチド創薬に関わる多くの研究者に対して，その道筋を示すきっかけになれば幸いである。

　最後に，お忙しい中執筆いただいた著者の先生方に深謝申し上げたい。

2012年9月

木曽良明，向井秀仁

普及版の刊行にあたって

本書は2012年に『ペプチド医薬の最前線』として刊行されました。普及版の刊行にあたり，内容は当時のままであり加筆・訂正などの手は加えておりませんので，ご了承ください。

2019年7月

シーエムシー出版　編集部

執筆者一覧（執筆順）

木曽 良明	長浜バイオ大学　バイオサイエンス学部　ペプチド科学研究室　客員教授	
向井 秀仁	長浜バイオ大学　バイオサイエンス学部　ペプチド科学研究室　准教授	
濱田 芳男	神戸学院大学　薬学部　分子薬学部門　研究員	
髙山 健太郎	東京薬科大学　薬品化学教室　助教	
林 良雄	東京薬科大学　薬品化学教室　教授	
西内 祐二	㈱ペプチド研究所　研究部　研究部長；大阪大学　大学院理学研究科　招聘教授	
相馬 洋平	東京大学　大学院薬学系研究科　有機合成化学教室　ERATOグループリーダー（講師相当）	
西村 紳一郎	北海道大学　大学院先端生命科学研究院　教授	
髙辻 諒	東京大学　大学院理学系研究科　化学専攻	
伊藤 健一郎	東京大学　大学院理学系研究科　化学専攻	
菅 裕明	東京大学　大学院理学系研究科　化学専攻　教授	
水野 彰	北海道大学　大学院薬学研究院	
周東 智	北海道大学　大学院薬学研究院　教授	
井田 隆徳	宮崎大学　IR推進機構　特任助教	
児島 将康	久留米大学　分子生命科学研究所　遺伝情報研究部門　教授	
加藤 丈司	宮崎大学　フロンティア科学実験総合センター　生理活性物質探索病態解析分野　教授	
大石 真也	京都大学　大学院薬学研究科　医薬創成情報科学専攻　講師	
藤井 信孝	京都大学　大学院薬学研究科　医薬創成情報科学専攻　教授	
青木 和広	東京医科歯科大学　大学院医歯学総合研究科　生体支持組織学講座　硬組織薬理学分野　准教授	
大谷 啓一	東京医科歯科大学　大学院医歯学総合研究科　生体支持組織学講座　硬組織薬理学分野　教授	
二木 史朗	京都大学　化学研究所　教授	
畠中 孝彰	鹿児島大学　大学院理工学研究科　博士後期学生	
杉村 和久	鹿児島大学　大学院理工学研究科　化学生命・化学工学専攻　教授	
伊東 祐二	鹿児島大学　大学院理工学研究科　生命化学専攻　教授	
尾関 哲也	名古屋市立大学　大学院薬学研究科　薬物送達学分野　教授	
田上 辰秋	名古屋市立大学　大学院薬学研究科　薬物送達学分野　特任講師	
保住 建太郎	東京薬科大学　薬学部　病態生化学教室　講師	
野水 基義	東京薬科大学　薬学部　病態生化学教室　教授	
北條 裕信	東海大学　工学部　生命化学科　教授	
松田 純子	東海大学　糖鎖科学研究所　教授	
野村 渉	東京医科歯科大学　生体材料工学研究所　メディシナルケミストリー分野　講師	
田中 智博	東京医科歯科大学　生体材料工学研究所　メディシナルケミストリー分野　博士研究員	

玉村 啓和	東京医科歯科大学　生体材料工学研究所　メディシナルケミストリー分野　教授	
佐々木 一樹	国立循環器病研究センター　研究所　分子薬理部　室長	
尾崎　　司	国立循環器病研究センター　研究所　分子薬理部　研究員（現：山形大学医学部　分子病態学　助教）	
南野 直人	国立循環器病研究センター　研究所　分子薬理部　部長	
藤井 郁雄	大阪府立大学　大学院理学系研究科　生物科学専攻　生体分子科学分野　教授	
亀井 敬泰	神戸学院大学　薬学部　薬物送達システム学研究室　講師	
武田(森下) 真莉子	神戸学院大学　薬学部　薬物送達システム学研究室　教授	
中里 雅光	宮崎大学　医学部　内科学講座　神経呼吸内分泌代謝学分野　教授	
近藤 昌夫	大阪大学　大学院薬学研究科　生体機能分子化学分野　准教授	
八木 清仁	大阪大学　大学院薬学研究科　生体機能分子化学分野　教授	
小暮 健太朗	京都薬科大学　薬品物理化学分野　教授	
濱　　　進	京都薬科大学　薬品物理化学分野　助教	
梶本 和昭	北海道大学　大学院薬学研究院　未来創剤学研究室　特任准教授	
尾上 誠良	静岡県立大学　薬学部　薬物動態学分野　准教授	
山田 静雄	静岡県立大学　薬学部　薬物動態学分野　教授	
山本　　昌	京都薬科大学　薬剤学分野　教授	
山下 親正	東京理科大学　薬学部　製剤学教室　教授	
原島 秀吉	北海道大学　大学院薬学研究院　薬剤分子設計学研究室　教授	
山田　　亮	久留米大学　先端癌治療研究センター　がんワクチン分子部門　教授	
杉山 治夫	大阪大学　大学院医学系研究科　機能診断科学　教授	
小池　　敏	アムジェン・デベロップメント㈱　代表取締役	
北　　俊弘	宮崎大学　医学部　内科学講座　循環体液制御学分野　准教授	
北村 和雄	宮崎大学　医学部　内科学講座　循環体液制御学分野　教授	
難波 光義	兵庫医科大学　内科学　糖尿病科　主任教授	
城森 孝仁	㈱三和化学研究所　医薬開発センター長　執行役員	
赤水 尚史	和歌山県立医科大学　内科学第一講座　教授	
寒川 賢治	国立循環器病研究センター　研究所　所長	
日下 雅美	武田薬品工業㈱　CMC研究センター　CMC戦略部　主席部員	
柳井 薫雄	武田薬品工業㈱　CMC研究センター　製剤技術研究所　リサーチマネージャー	
古谷 真優美	アスビオファーマ㈱　薬理第一ファカルティ　主席研究員	
桜井　　武	金沢大学　医薬保健研究域医学系　分子神経科学・統合生理学分野　教授	
金田 安史	大阪大学　大学院医学系研究科　遺伝子治療学　教授	
田中 憲次	㈱プロトセラ　代表取締役社長	

執筆者の所属表記は，2012年当時のものを使用しております。

目　　次

第1章　総　論

1　分子認識を基盤とする創薬科学研究
　……………濱田芳男, 木曽良明… 1
　1.1　はじめに ……………………… 1
　1.2　レニン阻害剤 ………………… 1
　1.3　HIVプロテアーゼ阻害剤 …… 2
　1.4　プラスメプシン阻害剤 ……… 4
　1.5　BACE1阻害剤 ………………… 5
　1.6　水溶性プロドラッグとこの原理を
　　　応用したクリックペプチドへの応用
　　　……………………………… 6
　1.7　おわりに ……………………… 8
2　ペプチドとくすり
　……………髙山健太郎, 林　良雄… 9
　2.1　はじめに ……………………… 9
　2.2　ペプチドホルモンとくすり … 9
　2.3　ペプチドミメティックスとくすり… 12
　2.4　おわりに ……………………… 13
3　化学合成ペプチド医薬……西内祐二… 15
　3.1　はじめに ……………………… 15
　3.2　ペプチド医薬の利点 ………… 15
　3.3　ペプチド医薬の展望 ………… 16
　3.4　ペプチド医薬の化学合成 …… 17
　3.5　おわりに ……………………… 18

第2章　ペプチド医薬の基礎

1　クリックペプチドの合成
　……………相馬洋平, 木曽良明… 20
　1.1　はじめに ……………………… 20
　1.2　O-アシルイソペプチドの合成 … 20
　1.3　アミロイドβペプチドへの応用 … 21
　1.4　光クリックペプチド ………… 22
　1.5　アミリンへの応用 …………… 22
　1.6　おわりに ……………………… 23
2　糖ペプチドの分子設計と医薬品開発
　………………………西村紳一郎… 25
　2.1　はじめに ……………………… 25
　2.2　糖ペプチドの合成戦略 ……… 25
　2.3　糖ペプチド合成の実際 ……… 30
3　特殊ペプチドの新規合成法と探索法：
　RaPIDシステム
　…高辻　諒, 伊藤健一郎, 菅　裕明… 36
　3.1　はじめに ……………………… 36
　3.2　医薬品候補としての特殊ペプチド … 36
　3.3　翻訳反応を用いた特殊ペプチド
　　　ライブラリーの構築とスクリー
　　　ニングへの応用 ……………… 38
　3.4　RaPIDシステムを用いたリード化
　　　合物の探索 …………………… 39
　3.5　おわりに ……………………… 39
4　シクロプロパンの立体的および立体電
　子的特性に基づくペプチドミメティッ

	クの創製………**水野　彰, 周東　智**…	41
4.1	シクロプロパン型ペプチドミメティックの開発 ………………………	41
4.2	メラノコルチン受容体リガンドの設計・合成 …………………………	43
4.3	メラノコルチン受容体リガンドの構造活性相関と最適化 ……………	44
5	未知の生理活性ペプチドの探索および機能解析の研究―モデル生物を利用して―	
	……**井田隆徳, 児島将康, 加藤丈司**…	47
5.1	はじめに ………………………………	47
5.2	探索方法 ………………………………	47
5.3	新規ペプチドの同定と機能解析 ……	48
5.4	まとめ …………………………………	51
6	クリプタイド：タンパク質構造に隠された新しい生理活性ペプチドとその生体機能および創薬への適用	
	………………**向井秀仁, 木曽良明**…	52
6.1	はじめに ………………………………	52
6.2	生理活性ペプチドの生合成 …………	52
6.3	タンパク質に隠された一群の新しい生理活性ペプチド, クリプタイドの発見 ………………………………	53
6.4	新規クリプタイドの系統的探索と創薬への適用 ……………………	55
6.5	おわりに ………………………………	58
7	ウイルスの変異に学ぶ抗HIV活性ペプチドのデザイン	
	………………**大石真也, 藤井信孝**…	60
7.1	はじめに ………………………………	60
7.2	膜融合阻害剤に対する薬剤耐性変異の獲得とこれに基づく分子設計 ………………………………………	60
7.3	構造化学的知見に基づく相互作用	

	部位の最適化へのアプローチ ……	62
7.4	おわりに ………………………………	64
8	TNFペプチドアンタゴニストによる骨吸収抑制作用	
	………………**青木和広, 大谷啓一**…	65
8.1	はじめに ………………………………	65
8.2	骨リモデリングと炎症性骨吸収 ……	65
8.3	TNF-αペプチドアンタゴニスト ………………………………………	67
8.4	おわりに ………………………………	72
9	膜透過性アルギニンペプチドの細胞内移行機序と薬物送達………**二木史朗**…	74
9.1	膜透過ペプチドを用いた細胞内送達法 ………………………………	74
9.2	アルギニンペプチドの細胞内移行機序 ………………………………	75
9.3	アルギニンペプチドの応用 ………	76
9.4	おわりに ………………………………	77
10	ファージライブラリによるヒト抗体特異的アフィニティペプチドの探索と抗体検出, 精製技術への応用	
	……**畠中孝彰, 杉村和久, 伊東祐二**…	78
10.1	はじめに ………………………………	78
10.2	T7ファージ提示法によるランダムペプチドライブラリ ………………	78
10.3	ヒトIgA結合ペプチドのデザイン ………………………………………	78
10.4	IgG結合ペプチド ……………………	82
10.5	おわりに ………………………………	84
11	脳腫瘍治療を目的としたp53p-Ant含有マイクロスフェア製剤の設計	
	………………**尾関哲也, 田上辰秋**…	85
11.1	はじめに：脳腫瘍（グリオーマ）に対する現在の治療法とその問題点 ………………………………………	85

11.2 脳腫瘍に対するLocal drug delivery system：PLGAマイクロ粒子/TGPデバイスの開発 …… 85
11.3 p53-AntペプチドチドPLGAマイクロ粒子/TGPデバイスによる脳腫瘍治療 …… 86
11.4 おわりに …… 88

12 ラミニン由来活性ペプチドを用いた機能性高分子複合体の開発 ……
………………保住建太郎, 野水基義… 89
12.1 概要 …… 89
12.2 ラミニン由来活性ペプチドを用いた機能性高分子複合体 …… 90
12.3 ラミニン由来活性ペプチドを混合した機能性高分子複合体 …… 91
12.4 ラミニン由来活性ペプチドを用いた機能性高分子複合体の創傷治療材料としての応用 …… 93
12.5 まとめ …… 93

13 糖タンパク質の合成とその糖鎖機能解明への応用……北條裕信, 松田純子… 95
13.1 はじめに …… 95
13.2 サポシンCの酵素－化学合成 …… 96
13.3 合成したサポシンCの二次構造評価と生物活性検定 …… 98
13.4 おわりに …… 99

14 HIV侵入阻害剤・腫瘍認識プローブとしてのケモカイン受容体リガンド
……野村　渉, 田中智博, 玉村啓和… 101

14.1 はじめに－ケモカイン受容体CXCR4－ …… 101
14.2 HIV侵入阻害剤としてのCXCR4アンタゴニスト …… 101
14.3 腫瘍認識プローブとしての2価型CXCR4リガンド …… 103
14.4 2価型CXCR4リガンドの合成と結合活性評価 …… 104
14.5 2価型リガンドを用いたCXCR4イメージング …… 104
14.6 まとめ …… 105

15 ペプチドミクスを活用する生理活性ペプチドの探索
…佐々木一樹, 尾崎　司, 南野直人… 108
15.1 はじめに …… 108
15.2 ペプチドミクスとは …… 108
15.3 神経内分泌腫瘍細胞の分泌顆粒内ペプチドの一斉解析
－secretopeptidome解析 …… 108
15.4 Secretopeptidome解析から生理活性ペプチド発見までの道筋 …… 109
15.5 おわりに …… 111

16 マイクロ抗体：抗体様分子標的ペプチドの設計………………藤井郁雄… 112
16.1 はじめに …… 112
16.2 マイクロ抗体の分子設計 …… 112
16.3 マイクロ抗体のスクリーニング … 114
16.4 次世代抗体としての可能性 …… 115
16.5 おわりに …… 116

第3章　ペプチド創薬に向けて－製剤化・安定化・投与法－

1 細胞膜透過ペプチドによるバイオ医薬の経口吸収促進戦略
……亀井敬泰, 武田（森下）真莉子… 117
1.1 はじめに …… 117

1.2	細胞膜透過ペプチド ……… 117		4.6	おわりに ……………………… 140
1.3	CPPsによる消化管インスリン吸収性の改善効果 ……………… 118		5	ペプチド性粉末吸入製剤の開発 …………………尾上誠良,山田静雄… 142
1.4	種々のバイオ薬物の消化管吸収改善の可能性と鼻粘膜吸収への応用 ……………………………… 120		5.1	はじめに ……………………… 142
			5.2	ペプチド性医薬品の経肺吸収 …… 142
			5.3	粉末吸入製剤技術 …………… 143
1.5	おわりに ……………………… 121		5.4	グルカゴンの粉末吸入製剤の開発 145
2	経鼻投与デバイスを用いたGLP-1投与による2型糖尿病の治療開発 ………………………中里雅光… 122		5.5	おわりに ……………………… 146
			6	ペプチド・タンパク性医薬品の消化管ならびに経粘膜吸収性の改善 …………………………山本　昌… 148
2.1	はじめに ……………………… 122		6.1	はじめに ……………………… 148
2.2	経鼻投与デバイス …………… 124		6.2	製剤添加物（吸収促進剤）の利用 ……………………………… 148
2.3	2型糖尿病に対する経鼻GLP-1投与の医師主導治験 ……………… 124		6.3	薬物の分子構造修飾 ………… 151
3	Claudinを標的とした非侵襲性投与法の開発…………近藤昌夫,八木清仁… 127		6.4	薬物の剤形修飾 ……………… 154
3.1	はじめに ……………………… 127		6.5	薬物の新規投与経路の開発（経肺吸収ならびに経皮吸収）……… 156
3.2	Tight junctionを標的とした粘膜吸収促進 ……………………… 127		6.6	おわりに ……………………… 159
3.3	Claudinを標的とした粘膜吸収のproof of concept ……………… 129		7	高分子医薬に適した新規粉末吸入システムの開発………………山下親正… 161
3.4	新規claudin binderの創製 …… 131		7.1	はじめに ……………………… 161
3.5	今後の展望 …………………… 133		7.2	ODPIシステムの特長 ……… 162
4	新しいコンセプトに基づくペプチド医薬品の投与方法 小暮健太朗,濱　進,梶本和昭… 136		7.3	ODPIシステムの今後の展開 …… 164
			8	脂肪血管指向性ペプチドを搭載したナノデバイスによる肥満治療の新戦略 …………梶本和昭,原島秀吉… 166
4.1	はじめに ……………………… 136		8.1	はじめに ……………………… 166
4.2	経皮送達の物理的な促進法としてのイオントフォレシス ……… 137		8.2	肥満治療の標的としての血管 …… 166
4.3	IPによる高分子物質の経皮送達 … 137		8.3	脂肪組織の血管選択的な標的指向性ナノ粒子の開発 …………… 167
4.4	IPによるペプチド性医薬品の経皮送達 ……………………… 138		8.4	脂肪組織の血管を標的とするナノ医療の肥満治療への応用 ……… 168
4.5	キャリアーとIPを組み合わせたペプチド性医薬品の経皮送達 …… 138		8.5	おわりに ……………………… 170

第4章 （前）臨床への応用

1 がんペプチドワクチン……**山田 亮**… 171
  1.1 はじめに …………………………… 171
  1.2 がん免疫療法の変遷 ……………… 171
  1.3 T細胞によるがん抗原の認識 …… 171
  1.4 ペプチドワクチン ………………… 172
  1.5 テーラーメイドがんペプチドワクチン ………………………………… 172
  1.6 臨床試験の成績 …………………… 173
  1.7 最近の動向 ………………………… 174
  1.8 おわりに …………………………… 175

2 WT1ペプチドがんワクチン
　　　…………………**杉山治夫**… 176
  2.1 はじめに …………………………… 176
  2.2 新臨床研究 ………………………… 177
  2.3 まとめ ……………………………… 179

3 ペプチボディ：Romiplostimの創薬と特徴……………………**小池 敏**… 182
  3.1 はじめに …………………………… 182
  3.2 ヒト血小板増殖因子の同定，単離と作用機序解明 ………………… 182
  3.3 遺伝子組み換えヒト血小板増殖因子の開発 ………………………… 182
  3.4 ペプチボディの開発 ……………… 183
  3.5 Romiplostimの非臨床及び臨床開発 …………………………………… 184
  3.6 要約 ………………………………… 187

4 アドレノメデュリンと関連ペプチドによる新たな臨床診断・治療法の開発
　　　…………**北 俊弘，北村和雄**… 188
  4.1 はじめに …………………………… 188
  4.2 アドレノメデュリンの構造と主要な作用 …………………………… 188
  4.3 循環器領域での治療応用 ………… 189

  4.4 消化器領域での治療応用 ………… 190
  4.5 MR-proADMの疾患予後予測マーカーとしての有用性 ……………… 190

5 糖尿病治療におけるインスリンアナログとGLP-1受容体作動薬
　　　…………………**難波光義**… 193
  5.1 超速効型インスリンアナログ …… 193
  5.2 持効型インスリンアナログ ……… 195
  5.3 インスリンアナログ製剤の今後 … 197
  5.4 GLP-1受容体作動薬……………… 197
  5.5 GLP-1受容体作動薬の今後 ……… 199

6 DPP-4（インクレチン分解酵素）阻害剤の開発………**城森孝仁**… 201
  6.1 はじめに …………………………… 201
  6.2 DPP-4 ……………………………… 201
  6.3 DPP-4阻害剤の開発 ……………… 202
  6.4 糖尿病治療薬として位置付け …… 203
  6.5 おわりに …………………………… 204

7 グレリンの生理作用と臨床応用
　　　………**赤水尚史，寒川賢治**… 206
  7.1 はじめに …………………………… 206
  7.2 グレリンの生理作用 ……………… 206
  7.3 グレリンの臨床応用 ……………… 207
  7.4 おわりに …………………………… 209

8 リュープリン−LH-RHスーパーアゴニストの創製と製剤技術による医療への貢献………**日下雅美，柳井薫雄**… 211
  8.1 LH-RHの発見 …………………… 211
  8.2 LH-RHスーパーアゴニスト酢酸リュープロレリンの創製 ………… 212
  8.3 酢酸リュープロレリン長期徐放性注射剤 ……………………………… 212
  8.4 本徐放性注射剤の技術的背景 …… 213

8.5	本徐放性注射剤技術の応用事例 … 214	
8.6	おわりに ………………………… 215	

9 ナトリウム利尿ペプチド
　　　　　………………**古谷真優美** 216
- 9.1 はじめに ………………………… 216
- 9.2 ANPの急性心不全治療薬としての開発 ……………………………… 217
- 9.3 BNPの開発 …………………… 218
- 9.4 CNPの生理作用とその誘導体の開発 ……………………………… 218
- 9.5 ナトリウム利尿ペプチド誘導体 … 219

10 オレキシン………………**桜井 武** 221
- 10.1 はじめに ………………………… 221
- 10.2 オレキシンとその受容体 ……… 221
- 10.3 ナルコレプシーとオレキシン … 223
- 10.4 オレキシンによる覚醒状態の維持機構 ……………………………… 224
- 10.5 オレキシン産生ニューロンの入力システム ………………………… 225
- 10.6 エネルギー恒常性とオレキシン産生ニューロン活動 ……………… 226
- 10.7 オレキシン受容体拮抗薬 ……… 227

11 新規抗菌性ペプチドAG-30の難治性潰瘍への応用…………**金田安史** 230
- 11.1 はじめに ………………………… 230
- 11.2 血管内皮増殖因子AG-30の分離 … 230
- 11.3 抗菌ペプチド ………………… 231
- 11.4 AG30の機能 ………………… 231
- 11.5 改変型AG-30の構築………… 232
- 11.6 臨床応用に向けて …………… 234

12 バイオマーカーペプチドの新しい意義とこれからの臨床応用
　　　　　………………………**田中憲次** 235
- 12.1 個々の疾患関連プロテアーゼ研究からゲノムワイドな病態解析へ … 235
- 12.2 BLOTCHIP®-MS法の開発とペプチドーム解析への期待 ………… 235
- 12.3 バイオマーカーペプチドの臨床応用 ……………………………… 235
- 12.4 バイオマーカーペプチドを標的にする体外分子診断法（装置）の開発 ……………………………… 238
- 12.5 おわりに ……………………… 239

第1章　総　論

1　分子認識を基盤とする創薬科学研究

濱田芳男[*1], 木曽良明[*2]

1.1　はじめに

　生命システムの基本となる生物分子は主に，核酸および20種類のL-α-アミノ酸からなるペプチドや蛋白質などで構成されており，基本的にはウイルスから人間まで同じ生物分子のシステムを使っている。例外は原始真核細胞に寄生したある種のバクテリアが起源とされている細胞内小器官として存在するミトコンドリアで，独自のDNAを持ち，核内ゲノムとは異なる遺伝暗号を使っているが，ウイルスと同様，増殖には細胞内の生物分子システムを借用している。生体分子同士の分子認識は細胞増殖，分化誘導，細胞死，免疫などあらゆる生命活動において重要な役割を担っており，その中で酵素，受容体，抗体および一部のホルモンなど多くの分子認識にとって重要な生物分子はペプチド・蛋白質である。多くの医薬もこれらの生物分子と結合もしくは相互作用することにより薬効を発揮する。よってペプチド・蛋白質による分子認識機構を知ることは，生命現象や病理メカニズムを理解する上で重要であり，生物分子の検出およびその機能を調節・阻害することは，様々な疾病の診断法や治療薬を開発する上で重要である。本稿では，筆者らの分子認識を基盤とする創薬研究を紹介する。

1.2　レニン阻害剤

　レニンはレニン-アンジオテンシン-アルドステロン系の最初に働く律速酵素で，アンジオテンシノーゲンを切断し，アンジオテンシンIを産生する。アンジオテンシンIはアンジオテンシン変換酵素（angiotensin-converting enzyme：ACE）によりアンジオテンシンIIに変換される。アンジオテンシンIIはアンジオテンシンII受容体と結合することにより，アルドステロンを分泌させ血圧を上昇させる（図1）。レニンはアスパラギン酸プロテアーゼであり，同じくアスパラギン酸プロテアーゼであるペプシンの阻害剤で分子内に基質遷移状態アナログであるスタチン構造を有するペプスタチンAが弱いレニン阻害活性を示したことから，ペプスタチンと同じスタチン構造を有するSCRIP（statine-containing renin-inhibitory peptide）や基質遷移状態アナログとしてハイドロキシエチレン構造を有するCGP 38560など多くの基質遷移状態アナログを有するレニン阻害剤が合成されてきた[1~6]。我々も基質遷移状態アナログとしてノルスタチン構造を有するレニン阻害剤KRI-1314を報告している[5]。しかしながら，これらの阻害剤は経口投与ができ

---

*1　Yoshio Hamada　神戸学院大学　薬学部　分子薬学部門　研究員
*2　Yoshiaki Kiso　長浜バイオ大学　バイオサイエンス学部　ペプチド科学研究室　客員教授

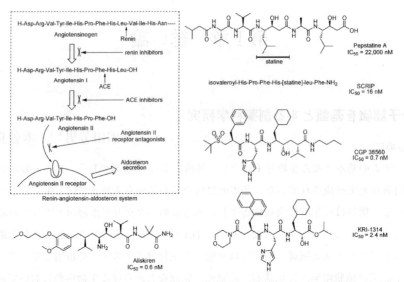

図1 レニン-アンジオテンシン-アルドステロン系とレニン阻害剤

なく，bioavailability も低いなど問題点があり，先に降圧剤としてACE阻害剤やアンジオテンシンII受容体拮抗薬（angiotensin II receptor blocker：ARB）が治療薬として実用化された。これらの薬剤は，腎臓からのレニン分泌を抑制する負のフィードバック作用を抑制し，その結果，血漿レニン濃度および血漿レニン活性を上昇させる。また，ACE阻害剤はキマーゼなどACE以外の酵素によるアンジオテンシンIIは阻害できないなど問題点もあり，直接的レニン阻害剤の開発が望まれていた。最近になって最初のレニン阻害剤であるアリスキレンが開発され，降圧剤として国内外で承認されている。

1.3 HIVプロテアーゼ阻害剤

1983年にAIDSの病原体がレトロウイルスの一種であるHIV（human immunodeficiency virus：ヒト免疫不全ウイルス）であることが報告されて以来，ゲノムの構造やライフサイクルに関する知見が明らかにされた。HIVプロテアーゼ（HIV-PR）は，前駆体蛋白質からプロテアーゼ自身（自己触媒的に），逆転写酵素，インテグラーゼおよび構造蛋白質を生成させる。HIV-PRはレニンと同じくアスパラギン酸プロテアーゼに分類され，レニン阻害剤研究で確立された基質遷移状態概念に基づいてHIV-PR阻害剤が設計された。特にHIV-PRの基質切断部位はヒト酵素にはあまり認められないPhe-ProおよびTyr-Proという配列を含んでおり，これに着目することで高い選択性を持ち，副作用の少ない薬剤の創製が可能であった。HIV-PR阻害剤として最初にFDAの認可を受けたSaquinavirをはじめnelfinavir，amprenavir，darunavirおよびatazanavirなど多くの阻害剤は基質遷移状態アナログとしてハイドロキシエチルアミンを有している。また，HIV-PRはホモダイマーで酵素として機能することに注目して設計されたritonavirは基質遷移状態アナログとしてハイドロキシエチレン構造を有している。Ritonavirは

第1章 総　論

チトクロームP-450も阻害するため血中半減期が長く，この性質を利用して耐性ウイルスが生じにくいlopinavirにritonavirを配合した製剤は，kaletraとして承認された（図2）。

我々も基質遷移状態アナログとしてハイドロキシメチルカルボニル（HMC）を有するHIV-PR阻害剤を開発してきた。トリペプチド誘導体であるKNI-272は高活性な阻害剤であるが，耐性株で活性の低下が見られたことから，さらにリードオプティマイゼーションを進め，より低分子で耐性株にも有効なジペプチド誘導体KNI-727およびKNI-764の開発に成功している[7,8]。

HIV-PR阻害剤はAIDS治療において多大な貢献をしているが，問題点も浮上してきた。大量投与されるため，肝臓や腎臓の負荷が大きく嘔吐，下痢等消化器系の副作用が明らかになった。これは患者の負担が大きく，耐性ウイルス発現につながる服用率の低下を招きやすい。さらにHIV-PRの疎水性の基質認識部位に最適化されたこれらの阻害剤は難溶性であり，経口吸収には改善の余地があった。fosamprenavirはamprenavirの水酸基をリン酸化したプロドラッグであり，溶解補助剤を使わない分，1錠あたりの薬物を増量でき，服用率の改善が期待されている。後述するように我々も，実用的なAIDS治療薬をめざして2種類の水溶性プロドラッグを開発している。

従来のプロテアーゼ阻害剤は酵素の活性中心に結合する場合が多いが，我々はHIV-PRの2量体阻害剤を開発している[9]（図3）。HIV-PRはホモダイマーで酵素として機能する。HIV-PRモノマー同士は，N末端とC末端ペプチド鎖がβシート構造をとることにより2量体を形成する。

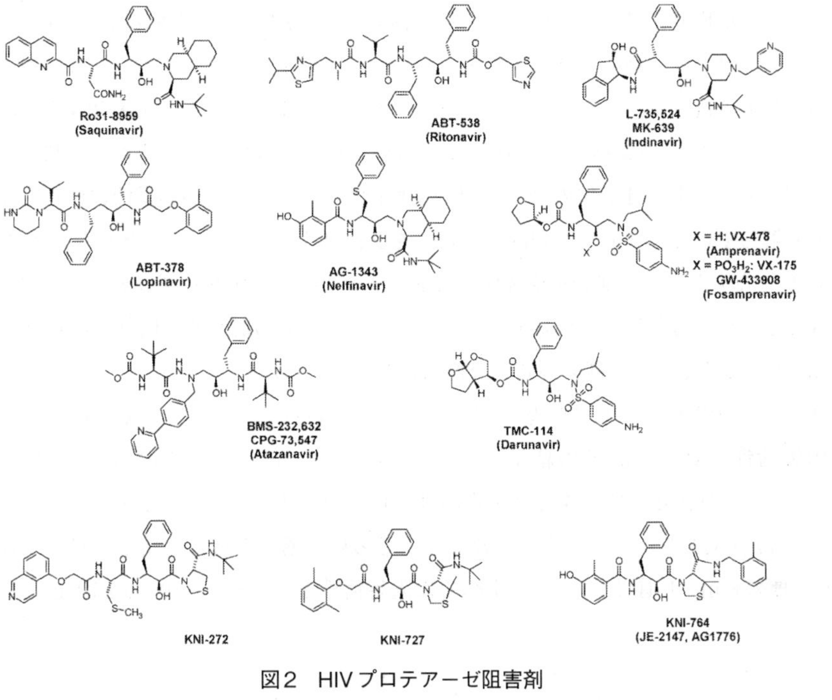

図2　HIVプロテアーゼ阻害剤

ペプチド医薬の最前線

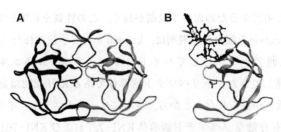

図3 A：ホモダイマーHIVプロテアーゼ（黒，灰色はそれぞれモノマーを示す）
B：HIVプロテアーゼモノマー（灰色）と結合した2量体阻害剤（黒）

このHIV-PRのN末端とC末端ペプチド鎖の分子認識をミミックするようにN末端とC末端ペプチド鎖の間に，ターン構造を取るリンカーとして4-(2-aminoethyl)-6-dibenzofuranopropionic acid（ABFP）テンプレートを挿入した化合物を設計し，中程度のHIV-PR阻害活性（$IC_{50}=12\,\mu M$）を示すことを確認している．

1.4 プラスメプシン阻害剤

マラリアは蚊（ハマダラカ）により媒介され，マラリア原虫（*Plasmodium falciparum, P. Vivax, P. malariae,* および *P. ovale*）の感染によって起こる疾患で，主に熱帯地域で蔓延している．世界で2億1600万人が感染し，年間65万5千人が死亡しているとされている（2011年WHO発表）．地球温暖化や移動手段の発達でハマダラカの生息域が広がり，発展途上国を中心に人類の4割以上が危険にさらされている．さらにクロロキンなどの既存薬に耐性を持つ原虫も出現しており，新しい治療薬が求められている．その候補の一つがアスパラギン酸プロテアーゼに分類されるプラスメプシン（Plm）阻害剤である．マラリア原虫は増殖に必要なアミノ酸合成ができないため，ヒト赤血球のヘモグロビンを固有のプロテアーゼにより分解し利用する．これらは主にPlm I, IIおよびファルシパイン（FP）であるが，提唱されているメカニズムによれば，まずPlm I, IIがヘモグロビン4量体のヒンジ部分を切断し，ついでFPが協奏的に作用し小フラグメントへと分解していく．Plm IがPhe（P1位）をPlm IIがLeu（P1'位）を好んで認識するため，分解の引き金になるヒンジ部分を構成する α 鎖 Phe^{33}-Leu^{34} は双方のプロテアーゼに認識されやすい構造となっている[7,8]．このようにヘモグロビンの分解初期過程に関与するPlm I, IIは分解のkey enzymeと考えられ，創薬の有望な標的になると思われた．

我々は，HIV-PRとPlm I, IIの基質認識の類似性に着目し，HIV-PR阻害剤ライブラリーのPlm II阻害活性を調べた．その結果HIV-PR阻害でも活性の強かったKNI-764（図2）やKNI-727（図2）がPlm IIでも強力な阻害活性（$K_i = 30nM$）を示し，赤血球中で抗マラリア活性（$EC_{50} = 5.7\,\mu M$）を示すことを見いだした．さらに最適化を行った結果，KNI-727より強力で，かつ4種のPlm（I, II, HAP, IV）すべてに阻害活性を示すKNI-10006を開発している[11,12]（図4）．

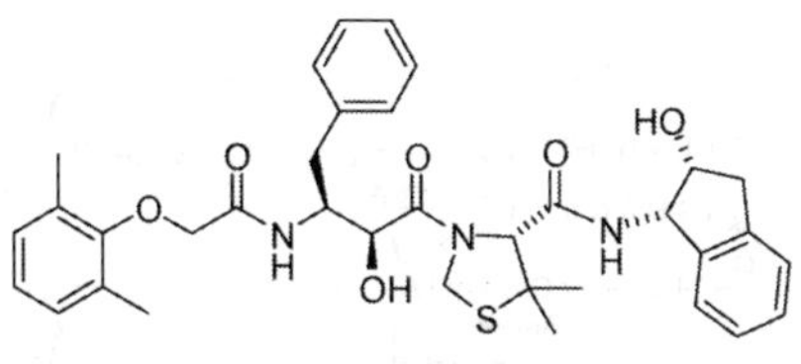

第1章 総論

KNI-10006

図4 プラスメプシン阻害剤

1.5 BACE1阻害剤

アルツハイマー病（AD）は1906年にドイツの精神科医で神経病理学者でもあるAlois Alzheimer（1864 – 1915）が，彼が診た一人の女性患者の症例を発表したのが最初である。この報告から100年以上経った現在においても根本的治療薬は存在していない。AD発症の原因物質はアミロイドβペプチド（Aβ）であるとする説が有力であり，AD治療法としてAβの産生，代謝もしくはその凝集過程に関与する薬剤が考えられる。AβはAD患者の脳において特徴的に見られる老人斑の主要な構成成分であり，その前駆体たんぱく質（APP：amyloid precursor protein）から2種類のプロセシング酵素により切り出される。AβはAPPの膜外領域から膜貫通領域にかけて含まれ，β-セクレターゼ（BACE1：β-site APP cleaving enzyme）はAβのN末端部分を切断し，次にγ-セクレターゼがAβのC末端部分を切断する。APPの遺伝子は21番染色体上にあり，21番染色体トリソミーに起因するダウン症患者がADを発症しやすいことから，トリソミーによるAPPの過剰発現との関連性が示唆された。また家族性アルツハイマー病の患者から発見されたSwedish mutant APPは wild type APPに比べてBACE1により切断されやすい。さらに家族性アルツハイマー病の患者からAβの凝集性に影響するAPP変異もいくつか見つかっており，これらのAPPから産生されるAβの量・質に影響を及ぼす遺伝子変異は，AβがAD発症の原因物質であるとするAβ仮説の有力な根拠となっている。

TangとGhoshらは，基質遷移状態アナログとしてヒドロキシエチレン構造を導入した強力なペプチド型のBACE1阻害剤OM99-2およびOM00-3を開発している。我々も，基質遷移状態アナログとしてHMC構造を有するKMI-008をリードとし，低分子化したKMI-358（IC_{50} = 16nM）およびKMI-370（IC_{50} = 3.4nM）を合成した[7, 8, 10]（図5）。これらの化合物は強い阻害活性を示したが，溶液中で阻害剤のN末端α-oxalyl基がβ-oxalyl基に転位し阻害活性が消失することが判明した。そこでこの部分をカルボン酸の生物学的等価体で置換したKMI-429（IC_{50} = 3.9nM）を開発した。KMI-429は強力なBACE1阻害活性を持ち，BACE1を発現させたHEK293細胞において用量依存的にBACE1を阻害し，野生型およびAPPトランスジェニックマウスの海馬に投与することによりAβの産生を阻害することが確認された。さらに細胞膜透過性を向上させたKMI-574（IC_{50} = 5.6nM）を開発した[13, 14]。また，*in silico*でコンホメーションを固定する設計手法を用い，ペプチド部分を芳香族誘導体で置換した非ペプチド型阻害剤KMI-1027（IC_{50} = 50nM），KMI-1303（IC_{50} = 9nM）も開発している[13, 14]。これらの化合物はAD発症メカニズム

ペプチド医薬の最前線

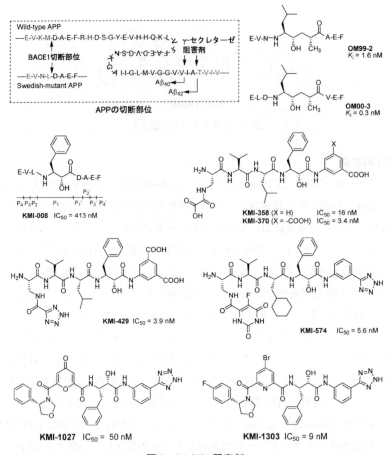

図5　BACE1阻害剤

解明のための研究用試薬として和光純薬工業から発売されており，AD治療薬もしくはそのリード化合物として期待される。

1.6　水溶性プロドラッグとこの原理を応用したクリックペプチドへの応用

1998年にはリトナビル製剤（カプセル）が製造一時中止になった事態が発生した。理由はカプセル中の内容物が不溶性の結晶となって析出したためであった。また製剤中に含まれる溶解補助剤が口周囲感覚異常や悪心・嘔吐，全身倦怠感などの副作用の原因となっていた。HIVプロテアーゼの疎水性ポケットに最適化された阻害剤は難溶性であり，我々のHIVプロテアーゼ阻害剤も例外ではなく，実用的なAIDS治療薬を創製するため O to N 分子内アシル基転位反応および分子内環化反応に基づいた2種類の水溶性プロドラッグを開発した[16, 17]。（図6A）両タイプのプロドラッグとも基質遷移状態アナログを有する阻害剤のプロドラッグ開発に有用であり，生理的条件下で自発的に親化合物を放出する。これらの水溶性プロドラッグは親化合物に比べて数百から数千倍の溶解性を示し，生理的条件下での半減期は数分から数十分であり，経口剤としてのプロ

第1章 総 論

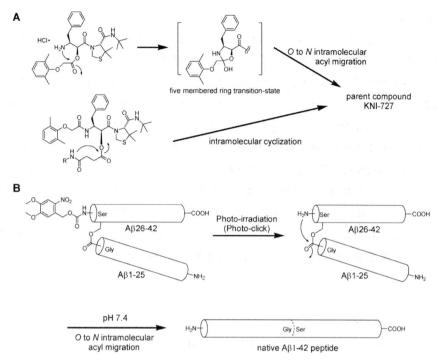

図6　HIVプロテアーゼ阻害剤の水溶性プロドラッグおよびこの原理を応用した
　　　光クリックペプチドの開発

ドラッグとしては最適だと思われた。O to N 分子内アシル基転位反応に基づいたプロドラッグの場合，親化合物を再生する時，他の溶解補助基を結合させたプロドラッグと違って系内に副産物はまったく放出されないという特徴がある。

　O to N 分子内アシル基転位反応に基づいたプロドラッグの原理を応用して，ある刺激により生物分子を生成する前駆体化合物を考案した。これはセリンやスレオニンを有するペプチドもしくは蛋白質のアミド結合をエステル結合に異性化させた化合物で，pH変化，光照射，酵素による切断などの刺激により，O to N 分子内アシル基転位反応を経て親化合物である生物分子に変換されるものである[18, 19]。これらは，生理的条件下で数分以内で親化合物に変換されるため，ボタンをclickするとすぐ変換されるという意味でクリックペプチドと命名した。光照射で保護基が切断されるとO to N 分子内アシル基転位反応を経て，Aβペプチドを放出する光クリックペプチドを図6Bに示した。Aβペプチドは凝集しやすい性質を持ち，取り扱いが困難である。Aβペプチドはモノマーから，オリゴマーを経てプロトフィブリル，フィブリルと凝集過程を経る。Aβの神経毒性は老人斑を形成するフィブリルではなくオリゴマーであるとの指摘もあり，これらのAD発症メカニズムの解明研究には，瞬時に系内でAβペプチドのモノマーを発生させることのできるクリックペプチドが有用であると思われる。

1.7 おわりに

　生体分子の分子認識は，あらゆる生命活動において重要な役割を担っている。その分子認識に基づいて，特定の生物分子の機能を阻害もしくは調節する化合物を設計することで，様々な疾病に対する治療薬が創製できる。最近，糖尿病治療薬としてアミリン誘導体やグルカゴン様ペプチド（GLP-1）誘導体，dipeptidyl peptidase-4（DPP-4）阻害剤や，C型肝炎治療薬としてNS3A4プロテアーゼ阻害剤が臨床で用いられるようになった。これらはペプチドホルモン様物質や低分子ペプチド型の阻害剤であり，生物分子をターゲットとし，分子認識に基づいて設計されている。またAIDS治療薬としてHIV融合阻害剤であるenfuvirtide（fuzeon）がFDAにより認可されている。これは36アミノ酸からなる長鎖のペプチドであり，化学合成により製造されている。このように最近，ペプチド創薬やペプチドとの分子認識に基づいた創薬研究は活発になされており，国内外で多くのペプチド関連のベンチャー企業が設立されているのが現状である。今後，ペプチド創薬が製薬産業に大きく貢献がなされるのを期待したい。

文　献

1) Leung, D. *et al. J. Med. Chem.*, **43**, 305（2000）
2) Greenlee, W. *J. Pharm. Res.*, **4**, 364（1987）
3) Nguyen, J.-T. *et al.* Arch *Pharm. Chem. Life Sci.*, **341**, 523（2008）
4) Boger, J. *et al. Nature*, **303**, 81（1983）
5) Iizuka, K. *et al. J. Med. Chem.*, **33**, 2707（1990）
6) Kiso, Y. *et al.* Aspartic Proteases: Function, Biology and Biomedical Implications, edited by Kenji Takahashi, Olenum Press, New York 413（1995）
7) 濱田芳男，木曽良明，化学と生物，**41**, 12, 796（2003）
8) 木曽良明，濱田芳男，遺伝子医学MOOK「ペプチドと創薬」8号，193（2007）
9) Song, M. *et al. Bioorg. Med. Chem. Lett.* **11**, 2465（2001）
10) 濱田芳男，木曽良明，蛋白質 核酸 酵素10月号増刊，Vol.52 No.13, 1702（2007）
11) Nezami, A. *et al. Biochemistry*, **42**, 8459（2003）
12) この成果は *Science*, **301**, 143（2003）のハイライトとして取り上げられた。
13) 濱田芳男，木曽良明，和光純薬時報（発行：和光純薬工業株式会社）Vol.79, No.1, 5（2011）
14) 濱田芳男，木曽良明，遺伝子医学MOOK21「最新ペプチド合成技術とその創薬研究への応用」151（2012）
15) Hamada, Y., Kiso, Y. *Expert Opinion on Drug Discovery*, **4**（4），391（2009）
16) Hamada, Y. *et al. Bioorg. Med. Chem. Lett.*, **10**, 4155（2002）
17) Skwarczynski, M. *et al. Cur. Med. Chem.*, **14**, 1823（2007）
18) Sohma, Y. *et al. Biopolymers*, **76**, 344（2004）
19) Taniguchi, A. *et al. Chem. Bio. Chem.*, **9**, 3074（2008）

2 ペプチドとくすり

髙山健太郎[*1]，林　良雄[*2]

2.1　はじめに

　ペプチドは生体内に恒常的に存在する生命維持活動に必須の物質であり，その多くはペプチドホルモンとして生体内情報伝達を担っている。過去一世紀に渡る微量生体ペプチドの精力的な探索研究により，生理学的・病態生理学的意義を有する数多くのペプチドが発見され，今日では生体機能の維持に関わるホメオスタシスやそれらを逸脱した病態を理解する上で，最も重要な分子の一群と位置づけられるようになってきた。この研究過程でペプチドは「くすり」としても盛んに開発が進められ，社会に貢献する数多くの医薬品の創製に寄与している。表1に示すように「くすり」としての開発では，生体ペプチドの化学構造をそのまま利用する創薬や，化学構造の改変により安定かつ強い活性を有する誘導体（ペプチドミメティクスなど）へと導く創薬があり，その寄与の仕方は様々である。本稿では，現在までに「くすり」として開発されてきた代表的なペプチドについて総括したい。

2.2　ペプチドホルモンとくすり

　ペプチドは，経口投与が難しく，また静脈内投与でも極めて分解が早く，さらに製造コストが高くつくために，医薬品開発の観点から眺めると，いくつもの重大な欠陥を抱えている。それにも関わらず，ペプチドは創薬シーズとしてとても魅力的な分子である。生体内情報伝達物質として微量でも強力な生理活性を発揮すると共に，その作用は高度に選択的である。以下にペプチドホルモンから創製された医薬品の例を挙げてみよう。

　インスリンは，膵臓のランゲルハンス島β細胞から分泌される血糖降下作用をもつペプチドホルモンである。ジスルフィド結合で架橋された二本のペプチド鎖（A鎖［21残基］，B鎖［30残基］）からなり，分子量は約6,000で比較的大きいペプチドに分類される。医薬品製造の観点から見れば，商業的化学合成には経済的に利がなく，今日ではもっぱら遺伝子組み換え製剤が使われている。最近のトピックとして，インスリンのアミノ酸配列を特異的に変換することにより，超速効型，中間型および持続型といった薬効発現のタイミングが異なる多種の製剤が創製され，糖尿病を克服するための多様な治療戦略に貢献している。一方，グルカゴン様ペプチド-1（GLP-1）も脚光を浴びている。GLP-1は，膵臓からのインスリン分泌を促進するインクレチンというホルモンの一つであることが解明され，代謝安定性等が改善された複数GLP-1誘導体が「くすり」として臨床適用されている。ところで，GLP-1はその分解酵素であるジペプチジルペプチダーゼ-Ⅳ（DPP-Ⅳ）により速やかに不活性化されるため，この酵素の阻害剤も糖尿病の「くすり」として開発された。これらの阻害剤は，DPP-Ⅳにより認識されるGLP-1のアミノ酸配列（基

[*1]　Kentaro Takayama　東京薬科大学　薬品化学教室　助教
[*2]　Yoshio Hayashi　東京薬科大学　薬品化学教室　教授

表1 ペプチド関連医薬品（大別ごとに50音順）

医薬品（一般名）	先発品等	分類	医薬品（一般名）	先発品等	分類
インスリンアスパルト	ノボラピッド	インスリンアナログ	インジナビル	クリキシバン	HIVプロテアーゼ阻害剤
インスリンリスプロ	ヒューマログ	インスリンアナログ	エナラプリル	レニベース	ACE阻害剤
インスリングラルギン	ランタス	インスリンアナログ	カプトプリル	カプトリル	ACE阻害剤
インスリンデテミル	レベミル	インスリンアナログ	キナプリル	コナン	ACE阻害剤
エキセナチド	バイエッタ	GLP-1受容体作動薬	サキナビル	インビラーゼ	HIVプロテアーゼ阻害剤
エルカトニン	エルシトニン	合成カルシトニン誘導体	シタグリプチン	グラクティブ、ジャヌビア	選択的DPP-4阻害剤
オキシトシン	アトニン	脳下垂体後葉ホルモン	シラザプリル	インヒベース	ACE阻害剤
オクトレオチド	サンドスタチン	持続性ソマトスタチンアナログ	ダルナビル	プリジスタ、プリズスタナイーフ	HIVプロテアーゼ阻害剤
ガニレリクス	ガニレスト	GnRHアンタゴニスト	テモカプリル	エースコール	ACE阻害剤
カルシトニン（サケ）	カルシトラン、サーモトニン	合成カルシトニン	トランドラプリル	オドリック、プレラン	ACE阻害剤
カルペリチド	ハンプ	α型ヒト心房性ナトリウム利尿ペプチド	ネルフィナビル	ビラセプト	HIVプロテアーゼ阻害剤
テリパラチド	フォルテオ	PTH誘導体	ビルダグリプチン	エクア	選択的DPP-4阻害剤
ゴセレリン	ゾラデックス	LH-RH誘導体	ベナゼプリル	チバセン	ACE阻害剤
ゴナドレリン	LH-RH、ヒポクラインLH-RH	LH-RH	ペリンドプリルエルブミン	コバシル	ACE阻害剤
コルチコレリン	ヒトCRH	合成コルチコトロピン放出ホルモン	ホスアンプレナビル	レクシヴァ	HIVプロテアーゼ阻害剤
生合成ヒト中性インスリン	ノボリン、イノレット、ペンフィル	ヒトインスリン	ポリミキシン	ベルケイド	プロテアソーム阻害剤
セトロレリクス	セトロタイド	GnRHアンタゴニスト	リシノプリル	ゼストリル、ロンゲス	ACE阻害剤
ソマトレリン	GRF	下垂体成長ホルモン分泌機能検査薬	リトナビル	ノービア	HIVプロテアーゼ阻害剤
タルチレリン	セレジスト	TRH誘導体	リナグリプチン	トラゼンタ	選択的DPP-4阻害剤
デスモプレシン	デスモプレシン	バソプレシン誘導体	アクチノマイシンD	コスメゲン	抗腫瘍性抗生物質
テトラコサクチド	コートロシン	合成ACTH	L-アルギニンL-グルタミン酸	アルギメート	高アンモニア血症改善剤
テリパラチド酢酸塩		副甲状腺機能診断薬	エンビオマイシン	ツベラクチン	抗結核抗生物質
ナファレリン	ナサニール	LH-RH誘導体	エンビオマイシン	ツベルミン	非特異的免疫賦活剤
ヒトインスリン	ヒューマリン	ヒトインスリン	オキシグルタチオン	ビーエスエスプラス	酸化型グルタチオン
ブセレリン	スプレキュア	LH-RH誘導体	キヌプリスチン	シナシッド	ストレプトグラミン系抗生物質
プロチレリン	ヒルトニン、TRH	TRH・高次中枢機能調整剤	グルタチオン	タチオン	生体酸化還元平衡剤
メカセルミン	ソマゾン	遺伝子組換え天然型ヒトソマトメジンC	テイコプラニン	タゴシッド	グリコペプチド系抗生物質
リュープロレリン	リュープリン	LH-RH誘導体	コリスチン	コリマイシン、メタコリマイシン	ポリペプチド系抗生物質
リラグルチド	ビクトーザ	GLP-1受容体作動薬	シクロスポリン	サンディミュン、ネオーラル、パピロックミニ	免疫抑制剤
アタザナビル	レイアタッツ	HIVプロテアーゼ阻害剤	バシトラシン	バシトラシン	ポリペプチド系抗生物質
アラセプリル	セタプリル	ACE阻害剤	バンコマイシン	塩酸バンコマイシン	グリコペプチド系抗生物質
アリスキレン	ラジレス	直接的レニン阻害剤	ブレオマイシン	ブレオ、ブレオS	抗腫瘍性抗生物質
アルガトロバン	スロンノンHI、ノバスタンHI	選択的抗トロンビン剤	ヘプロマイシン	ヘプロマイシン	抗結核抗生物質
アログリプチン	ネシーナ	選択的DPP-4阻害剤	ポリミキシンB	硫酸ポリミキシンB	ポリペプチド系抗生物質
イミダプリル	タナトリル	ACE阻害剤			

※ 日本医薬情報センター発行「日本の医薬品 構造式集 2011」より

第1章　総　論

```
グルカゴン      HSQGTFTSDYSKYLDSRHAQDFVQWLMNT
GLP-1 (7-37)   HAEGTFTSDVSSYLEGQAAKEFIAWLVKGRG
Exendin-4      HGEGTFTSDLSKQMEEEAVRLFIEWLKNGGPSSGAPPPS-amide
```

図1　グルカゴン，GLP-1，Exendin-4のアミノ酸配列（shaded area：グルカゴンとの共通配列部分, bold：GLP-1, Exendin-4間で共通する配列）

質配列）を基に設計されたペプチドミメティックス（後述）である。一方，アメリカの砂漠に生息するトカゲGila Monsterの唾液（毒）から発見されたexendin-4もバイエッタ™（エキセナチド）という医薬品名で臨床適用されている。Exendin-4は，GLP-1と類似したアミノ酸配列を有しており（図1），ヒト膵臓からのインスリン分泌を促進するが，GLP-1に比べてDPP-IVによる分解を受けにくい優れた特徴がある。Gila Monsterは一年に数回しか食事にありつけない厳しい環境で生息するため，獲物を捕食した時にのみ起こる急激な血糖値上昇の制御に強力なインスリン分泌ホルモンが必要となる。これが，exendin-4がヒトでも強力な作用を現す理由なのかもしれない。

この様に極限生物は，ヒトにおいても強力に作用するペプチドホルモンを持つことが知られている。カルシトニンがその好例である。32残基のアミノ酸から成るヒトカルシトニンは，血中Ca^{2+}濃度の上昇により甲状腺から分泌され，破骨細胞による骨吸収を抑制し，血中Ca^{2+}濃度を低下させる。実際に「くすり」となったのは，Ca^{2+}濃度が極端に異なる真水と海水を行き来するサケやウナギ由来のカルシトニンである。ヒトに対しても強力な血中Ca^{2+}濃度低下作用を呈する。ウナギカルシトニンは，ヒトカルシトニンと14箇所もアミノ酸配列が異なるのに，ヒトで強い活性が発現するのは本当に不思議である。カルシトニン製剤は，閉経後の顕著な骨粗鬆症に奏効する。なお，骨折の危険性が高い骨粗鬆症に対しては，骨形成促進作用をもつ34残基のアミノ酸からなる副甲状腺ホルモン（PTH）製剤が用いられている。

ところで，カルシトニンは甲状腺から分泌されるが，一般に甲状腺ホルモンとは称さない。甲状腺ホルモンは，アミノ酸誘導体であるトリヨードチロニン（T3），チロキシン（T4）であり，全身の細胞で呼吸量およびエネルギー生産量を増大させ，基礎代謝量の維持または促進を司っている。このホルモンの甲状腺分泌を制御する上位の制御系が視床下部から放出される甲状腺刺激ホルモン放出ホルモン（TRH）である。このホルモンはトリペプチドで，N末端からピログルタミン酸，ヒスチジン，プロリンと続き，C末端がアミド化されている。「くすり」はヒルトニン™（プロチレリン酒石酸塩水和物）と呼ばれる製剤で，その薬効はとてもユニークである。交通事故などで受けた頭部外傷による遅延性意識障害の治療に多用されている。

話は変わるが，ペプチド医薬品の中で，Made in Japanとして広く知られているものには，心臓ホルモン，心房性ナトリウム利尿ペプチド（ANP）がある。1984年に寒川賢治先生（現・国立循環器病研究センター研究所長）らにより単離・同定された[1]。当時，心臓は血液駆出のための単なるポンプ器官と考えられていたのだが，今日の「心臓は循環調節機能を有する内分泌器官」という定義に至る最初の画期的発見であった。ANPは，その名の通り心房から主に分泌され，

臨床では遺伝子組み換え製剤ハンプ™（カルペリチド）として，主に急性心不全治療に使用されている。また，ブタの脳から発見されたナトリウム利尿ペプチド（BNP）は，主として心室から構成的に分泌されている[2]。BNPは，ナトリウム利尿ペプチドファミリーの中でも特に，心不全の重篤化に伴い血中濃度が顕著に増加するため，病態を把握する優れた診断薬として世界的に用いられている。

視床下部から分泌されるゴナドトロピン放出ホルモン（GnRH）も，世界的に汎用されるペプチド性医薬品の創製に寄与したペプチドホルモンの一つである。米国Schally博士（後にノーベル医学生理学賞受賞）の研究室で当時博士研究員をされていた松尾壽之先生（現・国立循環器病研究センター名誉所長）により構造決定された話はとても有名である[3, 4]。医薬品開発の過程で，GnRHよりも強力な生理活性を示す誘導体の創出と徐放製剤化が行われ，前立腺がん・閉経前乳がんなど当該ホルモン依存性疾患の治療薬が開発されている。その中でも，武田薬品工業の故藤野政彦先生・岡田弘晃先生（東京薬科大学名誉教授）らにより開発されたリュープリン™（リュープロレリン酢酸塩）が最も有名で，前立腺がん治療分野におけるスタンダードとなっている。

上述のように，ペプチドの創薬研究では，異生物種由来のペプチドホルモンの利用やアミノ酸残基の置換に基づく活性の改善が頻繁に試みられる。一方，アミノ酸配列が類似していても全く異なる作用を示すペプチドホルモンがある。下垂体後葉から分泌されるオキシトシン（OT）とバソプレッシン（VP）がその代表例である。どちらも9残基のアミノ酸からなる環状ペプチドで，アミノ酸2残基の違いだけで前者は子宮収縮作用，後者は抗利尿作用を主作用とする異なった生理作用を示す。生体内でのペプチドの高い選択性を表した一例である。OTはそのまま子宮収縮薬や陣痛促進剤などとして，VPはデスモプレシンへと誘導体化され，尿崩症や夜尿症の治療に用いられている。少し余談ではあるが，乱婚性のアメリカハタネズミ（オス）の脳内でVP受容体を増加させるとメスの後追いをしなくなり，一夫一婦制のプレーリーハタネズミと同様の振舞いに変化したという報告がある[5]。つまり，浮気癖が治ってしまうということである。ペプチドを基盤とした抗浮気薬ができる日が果たして来るのか否か…。

2.3 ペプチドミメティックスとくすり

ペプチドミメティックスは，薬理活性を有するペプチドの化学構造を基に，医薬品として有益な低分子化合物を創造する科学である。ペプチド創薬の根幹の一つであり，ペプチド構造を部分的に維持しながら，活性の向上，分子標的への選択性，生体内安定性，経口吸収性，物性など医薬品に要求される様々な機能を満たす最適化された一つの化合物（ペプチドミメティック）を創造する学問である。

最近注目を集めているペプチドミメティックとして，DPP-IV阻害剤が例示されるが（図2），歴史をひもとけばヘビ毒研究から作られた高血圧治療薬カプトプリルが好例である。ヘビ毒から単離された9個のアミノ酸からなるペプチド（テプロタイド，EWPRPQIPP-amide）を発想の原点に，アンギオテンシン変換酵素（ACE）阻害剤として開発された（図2）。テプロタイド中

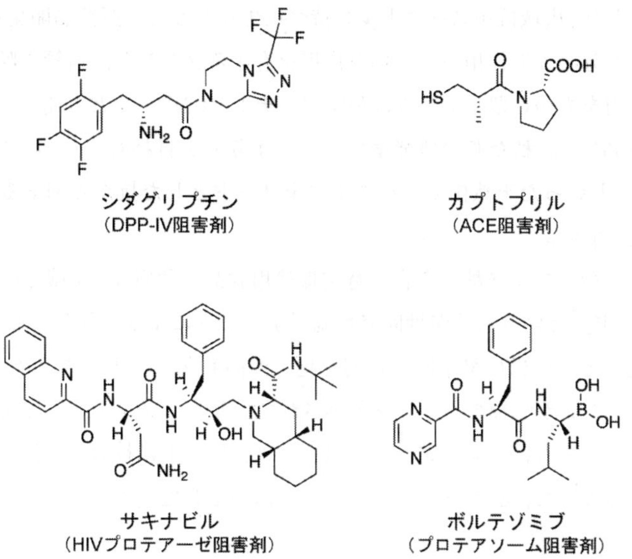

第1章 総論

図2 ペプチドミメティクスにより開発された医薬品の代表例

[構造式：シダグリプチン（DPP-IV阻害剤）、カプトプリル（ACE阻害剤）、サキナビル（HIVプロテアーゼ阻害剤）、ボルテゾミブ（プロテアソーム阻害剤）]

のプロリン残基に注目し，さらにACEが含有する亜鉛との結合を想定して，チオール（SH）基を導入し，ついで化学構造の最適化により，強力な酵素阻害作用をもつカプトプリルが創製された。優れた降圧剤として長年利用されている。

プロテアーゼの阻害剤研究でも，ペプチドミメティックスが大活躍しており，殊にHIVプロテアーゼに対する阻害剤開発が有名である。すなわち，アスパラギン酸プロテアーゼであるHIVプロテアーゼの基質切断配列には，Phe-ProおよびTyr-Proが含まれている。Proの前を切断する酵素は哺乳類では稀で，レトロウイルスに特徴的であることから，基質遷移状態概念に基づいた高選択的で副作用の少ない阻害剤開発が世界中で実施された。その結果，複数の有効な抗HIV薬が創製され，エイズ治療に貢献している（最近，新たなペプチド性抗HIV薬として，HIVgp41に結合することでウイルスの膜融合過程を阻害するエンフビルチドが海外で使用されている）。

一方，抗がん剤においても，基質配列をもとに設計されたプロテアソーム阻害剤ベルケイド®（ボルテゾミブ）がペプチドミメティックである（図2）。ベルケイド®は，20Sプロテアソームが有するキモトリプシン様活性を特に強力に阻害し，がん細胞をアポトーシスへと導くことから，新規作用に基づく抗がん剤として多発性骨髄腫に対する使用が認められている。

2.4 おわりに

「くすり」としてのペプチドを総括すると，ペプチド創薬が盛んに行われていることに改めて気づく。一つのペプチドから多くの誘導体が合成され，多様な製剤化技術を加味することで，医薬品としての開発が加速している。抗生物質においても，数種類のポリペプチド系およびグリコペプチド系薬剤が市販されているが，さらに多くの抗菌性ペプチドがヒトを含む様々な生物から

ペプチド医薬の最前線

発見・単離されており,広域抗菌スペクトルを持つ抗生物質として医薬品開発が期待されている。また,成長ホルモン分泌促進作用や摂食促進作用を有するグレリン,血管内膜損傷による内膜肥厚に対して抑制作用をもつC型ナトリウム利尿ペプチド(CNP)なども開発途上にあり,今後の展開が楽しみである[6,7]。私たちの研究室でも「くすり」を目指し,(−)-フェニラヒスチンや(+)-ネガマイシンといった天然由来ジペプチドをリードとした抗がん剤あるいは遺伝病治療薬の開発研究に挑戦している[8,9]。

最近「ペプチド」や「アミノ酸」を含む特定保健用食品や飲料などが販売され,CMの効果もあってか,「ペプチド」という言葉が世間でも流行するようになってきた。しかしながら,「くすり」の観点から見ると,中には科学的に疑問を抱く商品もある。インターネットで検索すれば,先に述べたオキシトシンが幸福のホルモンと称されて,サプリメントとして販売されている。ペプチド創薬に関わる研究者は,より確かな情報をこれまで以上に社会に的確に発信していく責務があると思う。このような活動も含め,ペプチドを基盤とした真の創薬が益々発展していくことを願いたい。

文　　献

1) K. Kangawa *et al.*, *Biochem. Biophys. Res. Commun.*, **118**, 131 (1984)
2) T. Sudoh *et al.*, *Nature*, **332**, 78 (1988)
3) H. Matsuo *et al.*, *Biochem. Biophys. Res. Commun.*, **43**, 1334 (1971)
4) 科学朝日編,ノーベル賞の光と陰,朝日新聞社 (1987)
5) M. Miranda *et al.*, *Nature*, **429**, 754 (2004)
6) M. Kojima *et al.*, *Nature*, **402**, 656 (1999)
7) T. Sudoh *et al.*, *Biochem. Biophys. Res. Commun.*, **168**, 863 (1990)
8) Y. Yamazaki *et al.*, *J. Med. Chem.*, **55**, 1056 (2012)
9) A. Taguchi *et al.*, *ACS Med. Chem. Lett.*, **3**, 118 (2012)

3 化学合成ペプチド医薬

西内祐二*

3.1 はじめに

　ペプチドはホルモンとしての情報伝達から，免疫機構の調整，代謝やタンパク質分解の調節など生体の恒常性維持，抗生物質としての微生物防御にいたるまで，多岐にわたる役割を担っている。ペプチド医薬は，主に生体で分泌される生理活性物質を根源とするため，副作用の少ない理想的な医薬品候補と考えられてきた。しかし，ペプチドを医薬品として実際に適用するには，極めて短い血中半減期，経口投与での酵素障壁，低い血中移行効率および血液脳関門障壁など，ペプチドの物理化学的属性に起因する制約が立ち塞がる。ペプチドの低い膜透過性の改善や，安定性の改善には，それら分子構造の化学的修飾のみならず，生体内動態を制御し，標的部位に特異的に送達する製剤をはじめとした薬物輸送システムの開発が不可欠となる。これらの開発は，ペプチド医薬に適正な薬理作用を発現させ，経口，経粘膜などの非侵襲的投与への道を拓くと同時に，患者のQOLの向上に資するものである。

3.2 ペプチド医薬の利点

　タンパク質，抗体と較べて，ペプチドはその小さな分子サイズのおかげで組織への浸透能を持つ。更に，ペプチド医薬は，たとえ合成品であってもリコンビナント蛋白や抗体よりも一般的に弱い免疫原性を示すと考えられている[1]。その利点を列挙すると，①低い工業化コスト（化学合成vsリコンビナント製造），②単位質量当たりの高い活性，③抗体に較べ特許権使用料が安い（発見および工業化における知的財産状況が複雑ではない），④高い安定性（室温での長期保管が可能），⑤免疫系との相互作用の危険性が低い，⑥臓器や腫瘍への浸透性等である[2]。特に，近年の癌ワクチン療法の目覚ましい進展は，抗体医薬の欠点（抗原性，細胞膜を透過しない分子サイズ，高い開発コスト等）を補完するペプチド医薬によるところが大きい[3]。またペプチド医薬は，旧来の医薬品を構成する有機低分子化合物よりも以下の点から優れている。①ペプチドはタンパク質の最小機能部分に対応しており，有機低分子化合物より高い効力・選択性・特異性を持つ，②ペプチドの分解産物はアミノ酸であるため，全身毒性のリスクを最小化できる（薬物-薬物相互作用の最小化），③短い半減期のため，組織での蓄積がほとんど無い（それらの代謝物による副作用のリスクが低い）等である[4]（表1）。主に天然ペプチドから誘導されたペプチド医薬の多くは，受容体のアゴニストである。一般に，これらペプチドは少量で標的とする受容体を活性化する[5]。一般則として，リガンドと受容体の相互作用を阻害するアンタゴニストが効果を示すためには，50%以上の受容体を占有しなければならない。一方，アゴニストは通常5-20%の低い受容体占有率で作動する[6]。これがペプチド・アンタゴニストの僅かしか上市されていない理

---

*　Yuji Nishiuchi　㈱ペプチド研究所　研究部　研究部長；大阪大学　大学院理学研究科　招聘教授

ペプチド医薬の最前線

表1 ペプチド医薬の長所と短所：小分子薬剤，リコンビナント蛋白・抗体医薬との比較

長　所	短　所
・組織の深部まで浸透する[1]	・全身移送が限定される ・親水性性質のため，生体膜を介しての運動が不十分である
・免疫原性が低い[7]	・長期の反復投与で，免疫反応の可能性[9]
・効力・選択性・特異性が高い[8]	・pH変動，酵素活性，イオン強度により三次元構造が崩れ，標的以外の受容体に作用する可能性
・アミノ酸に分解するため，薬物-薬物相互作用の危険性が低い[4] ・半減期が短いため，組織や臓器に蓄積する可能性が低い[7]	・肝臓・腎臓クリアランスにより，体循環から速やかに消失する ・胃，腸管腔，消化管刷毛縁において，酵素により速やかに分解する
・微量のアゴニストが受容体を活性化する[8]	・合成，製造コストが非常に高い[7]

由と考えられる。

3.3 ペプチド医薬の展望

　ペプチド医薬の物理化学的性質，すなわち水溶性，脂溶性，水素結合形成能，化学的および代謝安定性の連携動作が，それらの吸収，移送，生体膜や細胞壁の透過をはじめとしたバイオアベイラビリティと生体内分布を決定づける。天然型アミノ酸で構成されたペプチドは，それ自身が持つ物理化学的性質と薬物動態プロファイルに原因して，通常そのままでは医薬としての要件を満たさない。ペプチドを医薬として適用する際の制約として，それらが本来持つ属性から，①低い経口バイオアベイラビリティ，②消化管や血中での酵素分解に起因する短い半減期，③肝臓と腎臓での速やかなクリアランス，④血液脳関門等の生理学的障壁を透過できない親水性，⑤柔軟な構造（構造変化により目的外の受容体や標的と相互作用する可能性），⑥免疫原性が生じる危険性，⑦高い合成・製造コスト等が挙げられる[7〜9]。なかでも最大の障害となるのは，プロテアーゼ（プロテイナーゼ，ペプチダーゼ）に対する天然型ペプチドの安定性である。一般にペプチドは血中で不安定であり，プロテアーゼに感受性が高く通常数分程度で体循環から消失してしまう。また，膵臓や粘膜細胞由来のプロテアーゼが酵素障壁としてペプチド医薬に立ち塞がる[10, 11]。これ以外にも，リソソームペプチダーゼ，マトリックスメタロプロテイナーゼ等，多くの酵素がいたる組織や臓器に存在している。経口投与に伴う消化管障壁を回避するために，従来ペプチド医薬の投与には皮下，筋肉内，静脈内注射が一般に行われてきた。特に，骨粗鬆症，HIV，1型糖尿病等の治療には，頻回ないし長期の注射剤投与が余儀なくされている。しかし，患者のQOLの向上および治療コスト削減の観点から，経口投与をはじめとした非侵襲的投与形態が望まれる。このため，ペプチドの代謝に制限を加える，分子構造を化学修飾する，投与法を工夫する等の方策が採られる。またペプチドの輸送技術として，経皮（吸収パッチ，電気的輸送，トランスフェルソーム），経粘膜（鼻腔スプレー，インハレーション，舌下投与）および経口（浸透増強剤，酵素阻害剤やキャリアー）等が開発された。いずれも，ペプチド医薬が投与部位から吸

第1章 総　論

収された後の生体内動態を制御し，標的部位に特異的に送達することを目指すものである。これら技術開発により，例えばサケ・カルシトニン経口製剤のバイオアベイラビリティは，注射剤のそれと比較して10-30％に達しており[12]，ペプチド医薬分野の更なる活性化が期待できる。

3.4　ペプチド医薬の化学合成

　人または動植物等，天然由来の生理活性ペプチドないしタンパク質のフラグメント，遺伝子やリコンビナントライブラリーから単離したペプチド，およびケミカルライブラリーから選別したペプチドを基に，ペプチド医薬が開発されてきた[13]。これらペプチドの調達には，化学合成，遺伝子工学，遺伝子組み換え動植物，酵素合成等の技術が用いられる。ペプチドのサイズを考慮して，その生産に最も適した技術を選択するのが一般的である。しかし，治療目的に適用するペプチドの大半は，小～中サイズのペプチド（構成アミノ酸は50-60残基以下）が占めている。また非天然型アミノ酸の導入をはじめとした化学修飾や翻訳後修飾をほどこしたペプチドの合成に際し，特段の制約を受けない選択肢の広さからも，化学合成が遺伝子工学的手法に勝っている。数アミノ酸から構成される小分子ペプチドの合成には，オルソゴナルな保護基をアミノ酸側鎖官能基に配した液相合成法が有効に機能する。得られた保護ペプチドフラグメントを液相法で縮合すれば，更に長鎖ペプチドへの変換が可能となる。一方，固相ペプチド合成（SPPS, solid-phase peptide synthesis）の開発により，より複雑なペプチドの迅速合成への道が拓かれた[14]。固相担体，リンカー，アミノ酸保護基，縮合試薬等の改良と相まってSPPSは，前臨床の初期段階のみならずペプチド性薬剤成分の製造にまで，重要な役割を果たしている。SPPSによる合成ストラテジーは，逐次伸長法，コンバージェント法，化学ライゲーション法に分類される（図1）。逐次伸長法は，C末端からN末端方向にアミノ酸を一つずつ伸長し，目的のペプチド鎖を構築する。この合成の成否はアミノ酸配列に大きく依存するため，～30残基までのペプチド合成に適用するのが一般的である。より長鎖のペプチド（>50残基）の合成には，コンバージェント法を用いる。これは，SPPSで調製した保護ペプチドフラグメントを，N末端（もしくはC末端）および側鎖保護基を残したまま固相担体から切り出し，これらを液相で繋ぎ合わせるハイブリッド合成法である[15]。また，SPPSで調製した後，保護基を全て切断した遊離ペプチドフラグメントを，化学選択的に縮合する化学ライゲーション法も，長鎖ペプチドおよびタンパク質合成に適用可能である[16,17]。いずれの合成法を採るにせよ，SPPSを含めた反応条件・精製条件を制御，最適化することにより，ペプチドを高純度かつ再現性良く得られる経路を設定する。今や化学合成ペプチド医薬は，それが天然型アミノ酸で構成されている場合，リコンビナントや酵素合成で得られるそれよりも安価に合成できる。例えば，36アミノ酸から成る抗HIVペプチド製剤Fuzeonを年間数トン製造（コンバージェント法）するには，6-8ヶ月の期間と106段階の化学操作を要する。しかし，その最適化により，大量GMPペプチド合成のコストを1米ドル/グラム/アミノ酸に抑えている[18]。また最新の合成技術は，ペプチドの化学的修飾にも機能し，それらの膜浸透性，安定性を改善する。これらペプチド医薬の化学的最適化は，リード化合物の構造活性相関研究に基

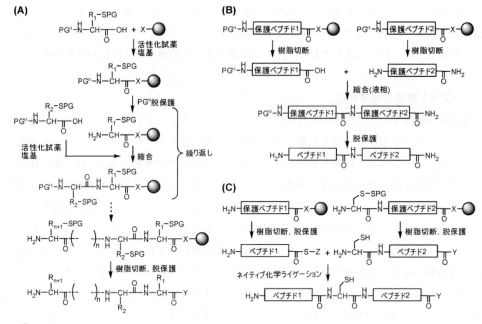

図1　SPPSの合成原理
(A)逐次伸長法，(B)コンバージェント法[15]（アミドペプチドを例として），(C)化学ライゲーション法（ネイティブ化学ライゲーション[16]を例として）

づき行われる。環状ペプチド，pseudo-ペプチド（主鎖の修飾）やペプチドミメティック（非ペプチド分子）およびアミノ酸の立体化学を改変する等の化学修飾が，ペプチドの生物学的性質を保持した上で，代謝や分解に対する抵抗性，バイオアベイラビリティや選択性・親和性を増強する。

3.5　おわりに

ペプチドの細胞内標的への送達，血液脳関門の透過などを可能とする技術開発により，ペプチド医薬の適用領域が益々拡大している。これは，ペプチドの体内動態を時間的・空間的・量的に制御し，特異的に標的部位に送達する薬物輸送技術の進歩によるところが大きい。ペプチドを有効な医薬品として開発するには，この薬物輸送の確立が不可欠であり，化学合成による「創薬的アプローチ」と，剤形修飾と投与法に関わる「創剤的アプローチ」の貢献が今後も期待される。

第1章 総論

文　献

1) D. P. McGregor, *Curr. Opin. Pharmacol.*, **8**, 616 (2008)
2) R. C. Ladner *et al.*, *Drug Discov. Today*, **9**, 525 (2004)
3) A. Sonia *et al.*, *Cancer*, **116**, 2071 (2010)
4) A. Loffet, *J. Pept. Sci.*, **8**, 1 (2002)
5) S. Lien *et al.*, *Trends Biotechnol.*, **21**, 556 (2003)
6) M. N. Pangalos *et al.*, *Nat. Rev. Drug Discov.*, **6**, 521 (2007)
7) P. Vlieghe *et al.*, *Drug Discov. Today*, **15**, 40 (2010)
8) G. Hummel *et al.*, *Mol. Biosyst.*, **2**, 499 (2006)
9) C. Picherean *et al.*, *Eur. Biopharm. Rev.*, **88** (2005)
10) K. A. Witt *et al.*, *Peptides*, **22**, 2239 (2001)
11) D. Kumar *et al.*, *Appl. Microbiol. Biotechnol.*, **68**, 726 (2005)
12) W. Cheng, *et al.*, *J. Pharm. Pharmacol.*, **62**, 296 (2010)
13) A. K. Sato *et al.*, *Curr. Opin. Biotechnol.*, **17**, 638 (2006)
14) B. Merrifield, *J. Am. Chem. Soc.*, **85**, 2149 (1963)
15) K. Barlos *et al.*, *Angew. Chem.*, **103**, 572 (1991)
16) P. E. Dawson *et al.*, *Science*, **266**, 766 (1994)
17) J. W. Bode *et al.*, *Angew. Chem. Int. Ed.* **45**, 1248 (2006)
18) B. L. Bray, *Nat. Rev. Drug. Discov.*, **B**, 587 (2003)

第2章　ペプチド医薬の基礎

1　クリックペプチドの合成

1.1　はじめに

相馬洋平[*1]，木曽良明[*2]

　クリックペプチドは，「マウスのクリックによってコンピュータの画面が切り替わる」ように，外部刺激（クリック）に応答して速やかにかつ不可逆的にオリジナルのペプチドへ切り替わる（化学変換する）ペプチド誘導体である。これにより，ペプチド本来の性質・機能（水溶性，凝集性，フォールディング，受容体結合活性など）の発現のタイミングを制御することができる。O-アシルイソペプチド（ネイティブのペプチド結合をセリン／スレオニン残基においてエステル結合に異性化）を基盤としたクリックペプチドの場合，エステル構造によりペプチドの二次構造に著しい変化を与えることにより，オリジナルペプチドの性質・機能を抑える。また，pH変化（酸性→中性）や光照射などの「クリック」によりO-to-N分子内転位反応を経て目的ペプチドを与える。本反応は五員環遷移状態を経た分子内転位反応であるため速やかに反応が進行するとともに，その際，副生物の産生を伴わないという特徴を有しており，クリックペプチド戦略には適した化学反応であると考えられる。

1.2　O-アシルイソペプチドの合成

　O-アシルイソペプチドはセリンまたはスレオニン残基側鎖のβ-ヒドロキシル基においてネイティブのアミド結合をエステル結合へと異性化した化学構造であり，一般的に水溶性に優れ相当するネイティブペプチドとは顕著に異なった性質を有する（図1）[1, 2]。例えば，疎水的なペプチドを固相合成する場合，βシート形成を伴う凝集が起こる結果，縮合・脱保護反応効率が低下し副生物を与えることがある（このような合成困難な配列は「difficult sequence」と呼ばれる）が，相当するO-アシルイソペプチドの合成においては，エステル結合に起因してネイティブペプチドとは異なる二次構造をとり，凝集に起因する副生物の産生が抑えられることが知られている[1~4]。合成したO-アシルイソペプチドは中性水溶液中においてO-to-N分子内転位反応を起こし，目的ペプチドへと変換される（図1）。

　O-アシルイソペプチドは，一般的なBoc-[5]またはFmoc-[1~4]固相法により合成することができる。Fmoc型の固相法の場合，Fmoc保護アミノ酸を縮合／脱保護することによりペプチド

[*1]　Youhei Sohma　東京大学　大学院薬学系研究科　有機合成化学教室　ERATOグループリーダー（講師相当）

[*2]　Yoshiaki Kiso　長浜バイオ大学　バイオサイエンス学部　ペプチド科学研究室　客員教授

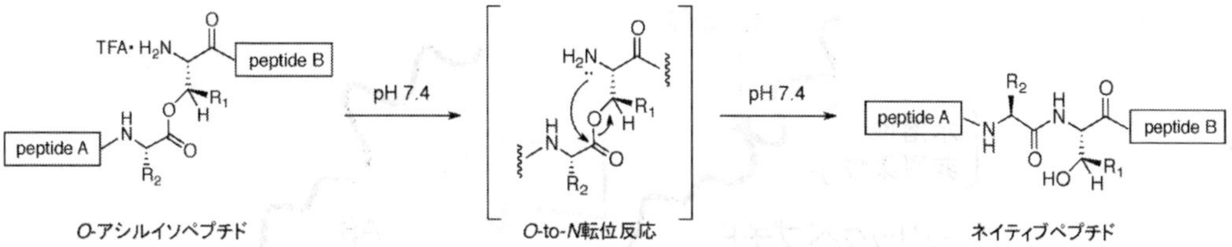

第2章 ペプチド医薬の基礎

図1 O-アシルイソペプチド法

鎖を伸長した後，N末端側に導入したBoc-Serの側鎖水酸基にFmocアミノ酸をエステル化することでイソペプチド構造が構築できる。最終的にトリフルオロ酢酸による脱樹脂・脱保護を経てO-アシルイソペプチドが得られる。樹脂上でのエステル化反応に関しては定量的に進行しない場合もあり，また反応中のラセミ化にも注意を払う必要があることから，あらかじめ調製したエステルを含むジペプチドユニット（Boc-Ser/Thr(Fmoc-Xaa)-OH）の使用が勧められる[6〜9]。

1.3 アミロイドβペプチドへの応用

アミロイドβペプチド（Aβ）はアルツハイマー病患者脳内で特徴的に見られる老人斑の主要成分であり，発病因子の一つであると考えられている。Aβの会合状態はその毒性に強く関連することから，実験に使用するAβは均一なモノマー状態であるべきだが，低水溶性ですぐに凝集してしまうためAβ1-42のハンドリングは非常に難しくなる[10]。これにより，Aβ1-42を用いた実験は再現性が乏しいケースがよく知られている。我々は，Aβ1-42の水溶性および凝集性を自由に制御することのできる実験ツールが開発できれば，アルツハイマー病研究において有用ではないかと考えた。

Aβ1-42のO-アシルイソペプチド（25位グリシンが26位セリン側鎖のβ-ヒドロキシル基にアシル化されたもの）はAβ1-42に比べて高い水溶性を有し，酸性条件下においては化学的に安定である。一方，生理的pHにおいてはO-to-N分子内アシル転位をすばやく（半減期：約10秒）起こし，Aβ1-42に変換する[11, 12]。すなわち，O-アシルイソペプチドはpH変化という外部刺激（クリック）に応答してAβ1-42を産生する。本クリックペプチドはランダムコイル構造を維持するとともに，会合および凝集を引き起こさず，繊維原性を有していなかった[13〜15]。これは，O-アシルイソペプチド部位が凝集につながる高次構造形成を阻害するために，Aβ1-42に由来する強力な凝集性を払拭したものと考えられる。保存および操作中は水溶性・非凝集性プレカーサーであるクリックペプチドとして扱い，系内でAβをすばやく産生することで，ランダムコイル構造のモノマーAβをスタートに揃えた，本来の凝集過程により近いと思われるアッセイ系を確立できる可能性がある（図2）。本実験系は細胞レベル[16]やin vivoレベル[5]においても機能することが報告され，Aβの機能解明研究における様々なシーンで応用されている[17〜23]。

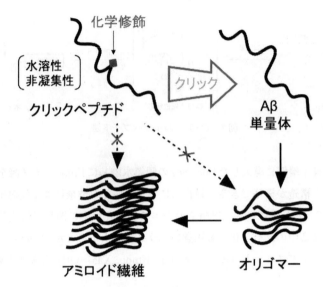

図2 クリックペプチドを利用したAβ凝集システム

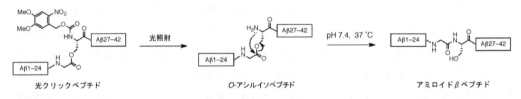

図3 Nvoc基を有する光クリックペプチド

1.4 光クリックペプチド

　光解離性保護基を導入することによって，光照射に応答してAβへ変換可能な「光クリックペプチド」の創製にも成功した。一般的に光トリガーシステムは，実験系内への試薬添加を要することなく系外からの光照射により速やかに活性化を誘導することができ，光照射のタイミングと位置を任意に調節することで活性化のタイミングと位置を限定することができる[24]。Aβ1-42のO-アシルイソペプチドの26位Serアミノ基に6-nitroveratryloxycarbonyl（Nvoc）基[25]や水溶性クマリン構造[26]を導入したクリックペプチドを合成した（図3）。光クリックペプチドはランダムコイル構造のモノマー状態を維持した。一方，pH 7.4緩衝液中，UV照射による光反応および続く自発的なO-to-N分子内アシル転位によりAβ1-42へ変換した。これらの結果は，光クリックペプチドをAβ実験に用いることで，光照射による高い時間・空間制御をもってAβ1-42を産生できる可能性を示唆するものである。

1.5 アミリンへの応用

　アミリン（別名Islet amyloid polypeptide）は，膵臓ランゲルハンス島β細胞からインスリンと共に放出される37残基のペプチドホルモンである。アミリンはAβと同様高い凝集性を持ち，

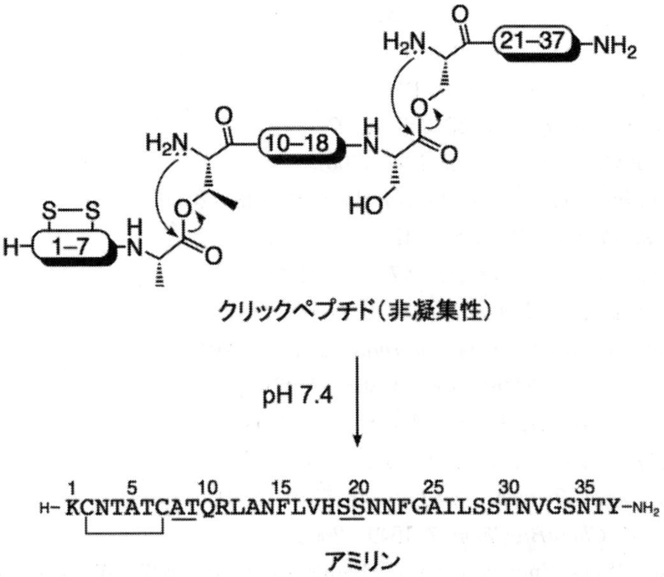

H2N
O
21–37
NH2
10–18
H
N
HO
S—S
1–7
クリックペプチド（非凝集性）
pH 7.4
1 5 10 15 20 25 30 35
H-KCNTATCATQRLANFLVHSSNNFGAILSSTNVGSNTY-NH2
アミリン

図4　クリックペプチドからアミリンへの変換

Ⅱ型糖尿病患者などの膵島においてアミロイド沈着を形成する。その凝集過程で形成されるオリゴマーやアミロイド線維はβ細胞に対して毒性を持ち，Ⅱ型糖尿病の進行段階におけるβ細胞の機能不全や壊死に関与すると考えられている。アミリンにおけるクリックペプチド（図4）は，ネイティブのアミリンと比べてアミロイド線維形成能や二次構造形成能が顕著に低いことが示された[27, 28]。中性条件下においては定量的にアミリンに変換された。*in situ*にて産生したアミリンは，ランダムコイル構造からα-ヘリックス／β-シートへと経時的に変化し，アミロイド線維量の増加が観察された。

1.6　おわりに

疾病に関わるアミロイド性のペプチド・タンパク質は多数知られており，クリックペプチド戦略が広く応用できる可能性がある。また*O*-to-*N*転位反応を利用した類似の方法を用いて，コンフォメーションの制御[29～32]，核—細胞質間輸送システムの開発[33]，スプライシングの制御[34]，高分子マテリアル[35]の調製などが報告されている。

文 献

1) Y. Sohma *et al., Chem. Commun.*, 124（2004）
2) Y. Sohma *et al., Biopolymers*, **88**, 253（2007）
3) I. Coin *et al., Nature Protocols*, **2**, 3247（2007）
4) H. S. Lalithamba, *et al., Protein Peptide Lett.*, **18**, 848（2011）
5) Z. Bozso *et al., Peptides*, **31**, 248（2010）
6) Y. Sohma *et al., Tetrahedron Lett.*, **47**, 3013（2006）
7) T. Yoshiya *et al., Org. Biomol. Chem.*, **5**, 1720（2007）
8) M. El Khatib *et al., Med. Chem. Commun.*, **2**, 1087（2011）
9) A. Taniguchi *et al., J. Peptide Sci.*, **13**, 868（2007）
10) F. Rahimi *et al., Curr. Alzheimer Res.*, **5**, 319（2008）
11) Y. Sohma, *et al., Tetrahedron Lett.*, **45**, 5965（2004）
12) L. A. Carpino, *et al., Tetrahedron Lett.*, **45**, 7519（2004）
13) Y. Sohma, *et al., ChemBioChem*, **7**, 1549（2006）
14) Y. Kiso *et al.,* "Wiley Encyclopedia of Chemical Biology", p379, Wiley & Sons（2009）
15) A. Taniguchi *et al., ChemBioChem*, **10**, 710（2009）
16) Y. Sohma *et al., Bioorg. Med. Chem.*, **19**, 1729（2011）
17) S. Boussert *et al., ACS Nano*, **3**, 3091（2009）
18) C. Balducci *et al., Proc. Natl. Acad. Sci. USA.*, **107**, 2295（2010）
19) M. Taylor *et al., Biochemistry*, **49**, 3261（2010）
20) Y. Sohma *et al., Bioorg. Med. Chem.*, **19**, 3787（2011）
21) M. Beeg *et al., Anal. Biochem.*, **411**, 297（2011）
22) I. Földi *et al., J. Neurochem.*, **117**, 691（2011）
23) J. Martínez *et al., PLoS ONE*, **6**, e27999（2011）
24) G. Mayer *et al., Angew. Chem. Int. Ed.*, **45**, 4900（2006）
25) A. Taniguchi *et al., J. Am. Chem. Soc.*, **128**, 696（2006）
26) A. Taniguchi *et al., ChemBioChem*, **10**, 710（2009）
27) P. Cao *et al., J. Am. Chem. Soc.* **132**, 4052（2010）
28) T. Yoshiya *et al., ChemBioChem*, **12**, 1216（2011）
29) M. Mutter *et al., Angew. Chem., Int. Ed.* **43**, 4172（2004）
30) R. Mimna *et al., Angew. Chem., Int. Ed.* **46**, 2681（2007）
31) N, Natalia *et al., Org. Lett.*, **10**, 5243（2008）
32) S. D. Kiewitz *et al., J. Pept. Sci.*, **14**, 1209（2008）
33) A. Shigenaga *et al., ChemBioChem*, **8**, 1929（2007）
34) M. Vila-Perello *et al., Angew. Chem. Int. Ed.*, **47**, 7764（2008）
35) J. Hentschel *et al., J. Am. Chem. Soc.*, **128**, 7722（2006）

2　糖ペプチドの分子設計と医薬品開発

西村紳一郎*

2.1　はじめに

　糖ペプチドはペプチドの誘導体の一つとみなすことができるが，ペプチド性医薬品の開発という観点からは，そのペプチドの物性と薬剤としての機能を制御する際の有効な手段の一つとしての「糖鎖修飾」という考え方が可能である。例えば，大腸菌によって発現したインシュリンの適切なアミノ酸残基を糖鎖で修飾すると，その糖鎖の構造に依存してマウス血糖降下作用の持続性が向上する[1,2]。この効果は主としてシアル酸を含む糖鎖によりインシュリンの血中安定性が向上したことによるが，また同時にその糖鎖修飾によりインシュリンレセプターとの結合親和性を損なわない分子設計が可能であったことによるところも大きい。糖鎖修飾による同様の薬理作用の向上はGLP-1（Glucagon-like Peptide 1）についても報告されている[3]。この場合には特定のサイトでの糖鎖修飾により本ペプチドの特異的分解酵素であるDPP-IV（Dipeptidyl Peptidase-IV）による加水分解が抑制されたため血中安定性が向上していた。さらにこの場合にもその位置での糖鎖修飾がGLP-1レセプターとの結合親和性にほとんど影響しないことも明らかとなった。また，同様の位置特異的糖鎖修飾はGLP-1レセプターアンタゴニストであるExendin-4の血糖降下作用をも有意に増強した[4]。

　このようにペプチドの適切な位置での適切な糖鎖修飾はペプチド医薬品の物性と機能を制御する効果的なアプローチである。しかし，これらの生理活性糖ペプチド化合物の合成は一般的に困難を伴う場合が多いため[5]，特に医薬品開発を指向した系統的かつ戦略的な糖ペプチド合成に関する研究はほとんど見られない。

2.2　糖ペプチドの合成戦略

　糖ペプチドを合成する際にはいくつかの戦略が考えられるが，最近では糖鎖修飾されたアミノ酸誘導体（本総説では糖アミノ酸誘導体という表現で統一）を用いる固相ペプチド合成法を基本とするアプローチが主流となっている[6]。たとえば筆者らのグループでは固相ペプチド合成と糖転移酵素による糖鎖伸長反応を併用する合成戦略を採用している。上述の糖鎖修飾GLP-1とExendin-4誘導体も基本的にはこの合成戦略に従っている[3,4]。その概略を図1に示したが，まず，通常のFmoc法による固相ペプチド合成を行う際に比較的小さな糖鎖を側鎖に含むFmocアミノ酸誘導体を適宜用いて目的とする糖ペプチドの基本となる中間体を合成する。これを樹脂から脱離，さらに脱保護した後に糖転移酵素などによる糖鎖伸長反応を逐次施して目的とする糖ペプチド構造を誘導するという基本原理に基づいている。糖ペプチドの理想的な合成法とは単純に考えれば，「糖質とペプチドの化学的諸特性を同時に満たす効率的な糖ペプチドの構築法」と言い換えることができる。

---

*　Shin-Ichiro Nishimura　北海道大学　大学院先端生命科学研究院　教授

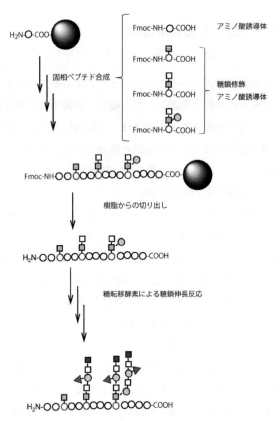

図1 糖ペプチドの合成戦略の一例（固相ペプチド合成法と酵素による糖転移反応の併用）

　ヒトの糖タンパク質においては一部を除けば糖鎖が主としてアスパラギン，セリン，そしてトレオニン残基で修飾されている場合がほとんどである（図2）。実際にはそれらのアミノ酸側鎖に置換した最初の単糖がさらに修飾されて複雑でより大きな糖鎖として存在している場合が多い。このため糖ペプチド合成のターゲットは単純で小さな糖鎖（単糖〜3糖程度）からかなり大きな糖鎖（6糖〜20糖程度）まで糖鎖の構造の多様性によって様々である。これはアミノ酸配列が同一のペプチドにおいても糖鎖構造の違いによりそれぞれが全く異なる化合物であることを意味しており，ペプチド内に複数の糖鎖修飾部位が存在することの多いムチン型糖ペプチドの場合にはさらに複雑で多様なターゲット化合物の合成が要求される。巨大な糖鎖を側鎖に置換したペプチドは化学合成のターゲットとして現在でも極めて難易度の高い化合物である。しかし，いずれの場合も基本的にはまずアスパラギン，セリン，そしてトレオニン残基と単糖や比較的小さな糖鎖が結合した糖アミノ酸誘導体の調製が必要となる。筆者らのグループでも多くの場合，図3に示した糖アミノ酸誘導体を鍵出発物質として用いることが多いため最初にこれらの化合物を大量合成している。比較的短鎖の糖鎖部分を側鎖に連結したアミノ酸誘導体とは言ってもそれらの合成もそれほど簡単ではない。例えば，ムチン型糖ペプチドによく見られるコア1型2糖Galβ1→

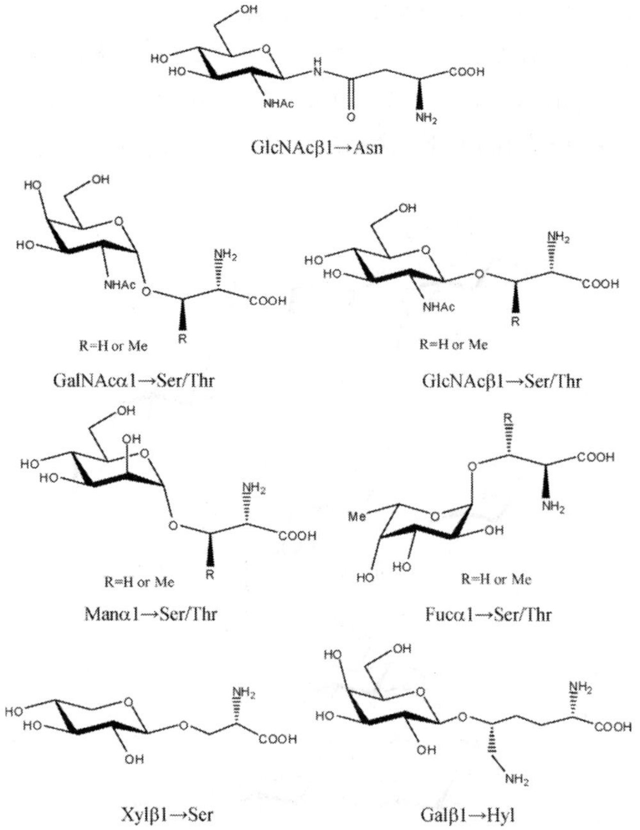

第2章 ペプチド医薬の基礎

図2 自然界に存在する糖タンパク質分子内に見られる糖とアミノ酸残基の結合様式の例

3GalNAcを持った糖アミノ酸誘導体3の合成例（図4）からも明らかなように糖鎖供与体8はガラクトース誘導体5とアジド糖誘導体6から立体選択的グリコシド形成反応により調製する必要があり，さらにFmocアミノ酸誘導体とのカップリング後糖鎖の保護基変換，さらにカルボキシル基の脱保護で目的とする糖アミノ酸誘導体3が得られる。この段階で既に10工程以上の保護・脱保護，グリコシル化や官能基変換等を施している。コア2型3糖 Galβ1→3(GlcNAcβ1→6)GalNAcを側鎖に持つ化合物4を得るにはガラクトサミン誘導体の3位と6位への2種類の糖供与体の位置選択的グリコシル化反応がそれぞれ要求されるためさらにその難易度は高くなる[7]。さらに巨大な糖鎖を側鎖に含む糖アミノ酸誘導体の調製はそのプロセスだけでも相当な困難を伴ううえ，その後の固相ペプチド合成においても溶解性や反応性に乏しいなどの新たな課題が生じることが多い。糖アミノ酸誘導体は糖鎖部分が嵩高く立体障害となることから一般的なアミノ酸誘導体に比べて固相合成反応の効率が著しく低下する。従って，この段階では常に過剰（3～5倍当量）の糖アミノ酸誘導体を消費することとなるため，これがコスト的にも大きな障害の一つとなっていた。筆者らはマイクロ波照射によりこれを解決する糸口を見出し[8]，その後の種々の条件の最適化により現在では糖アミノ酸誘導体（2～4など）を約1.2倍当量まで減らしても各ステ

ップ98％以上の効率でカップリングできるようになった[9]。

固相合成により得られた保護糖ペプチド誘導体はトリフルオロ酢酸を基本とする混合試薬で処理することで樹脂から切断される。この際通常のアミノ酸側鎖保護基は同時に除去されるが，アミノ酸誘導体に用いられる酸性条件下で除去される多くの保護基は基本的に糖鎖合成にはあまり

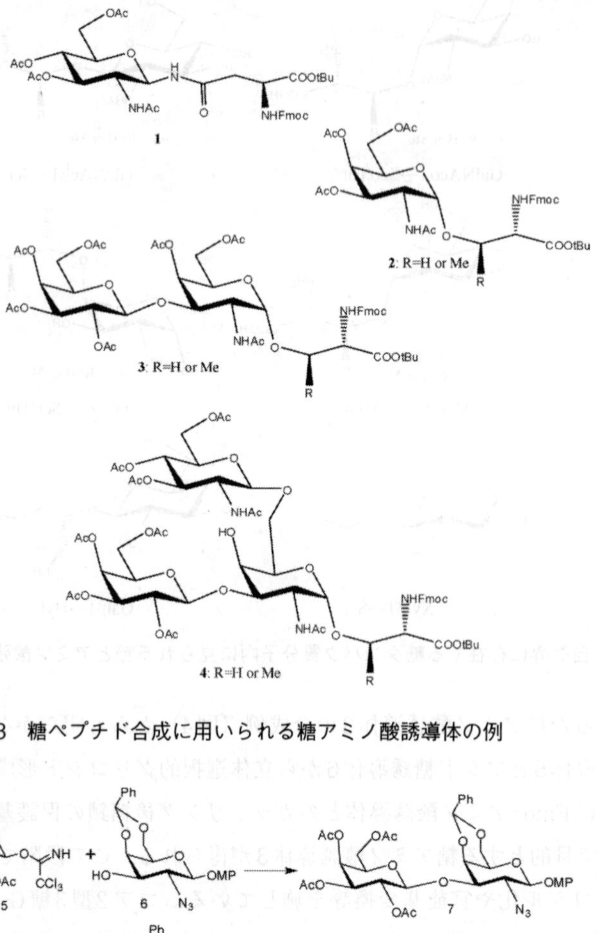

図3　糖ペプチド合成に用いられる糖アミノ酸誘導体の例

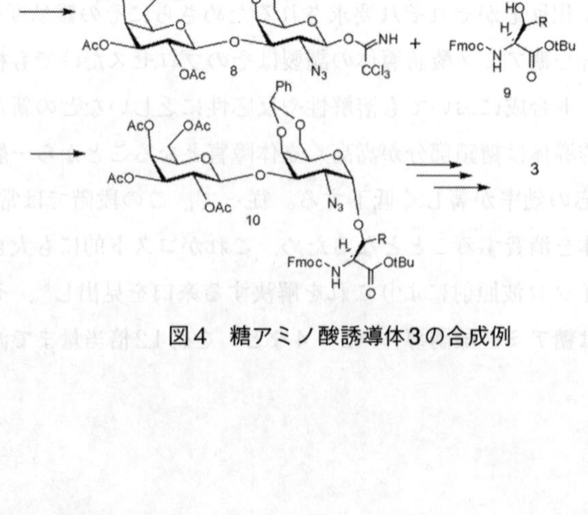

図4　糖アミノ酸誘導体3の合成例

第2章 ペプチド医薬の基礎

馴染まない。これはグリコシド結合が酸に対して敏感でその安定性が糖の種類により大きく異なるためである。特にシアル酸やフコースからなるグリコシドは酸処理によって容易に分解する。これに対して，図3に示したような糖アミノ酸誘導体において糖鎖部分の保護基として用いられたアセチル基は樹脂からの切り出しの際には除去されずまた糖鎖領域の酸による分解を抑制する。アセチル基はメタノール中で水酸化ナトリウム水溶液を添加してpHを12.5〜13.0にすることで容易に除去されるがこの条件でのペプチド領域でのラセミ化はほとんど観察されていない。糖鎖の水酸基をベンジル基で保護するという選択肢もあるが，最終段階のパラジウム炭素等の触媒存在下での水素添加による脱ベンジル化反応の効率が糖鎖のサイズと構造さらに主鎖ペプチド領域の配列に依存する溶解性などに大きく左右されるため期待した収率やプロセスの再現性が保証できない場合が多い。

全ての保護基を除去した水溶性の糖ペプチド中間体の非還元末端側の糖鎖は特定の糖転移酵素によってさらに複雑な構造に改変することができる。糖鎖の末端領域はその生合成過程においてある一定の規則によって構造が制御されており，共通のオリゴ糖の構造が多くの糖タンパク質や糖脂質の非還元末端領域にしばしば見られる。特にシアル酸やフコースを含むシアリルルイス型構造等（図5上）はその部分構造や繰り返し構造等の関連構造を含めて多くの細胞表面レセプタ

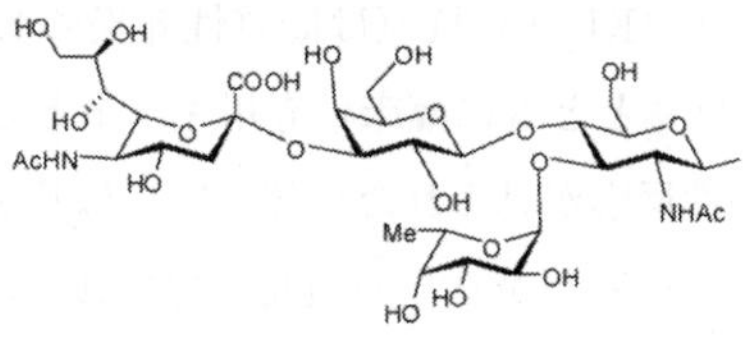

Neu5Acα2→3Galβ1→4(Fucα1→3)GlcNAcβ1→

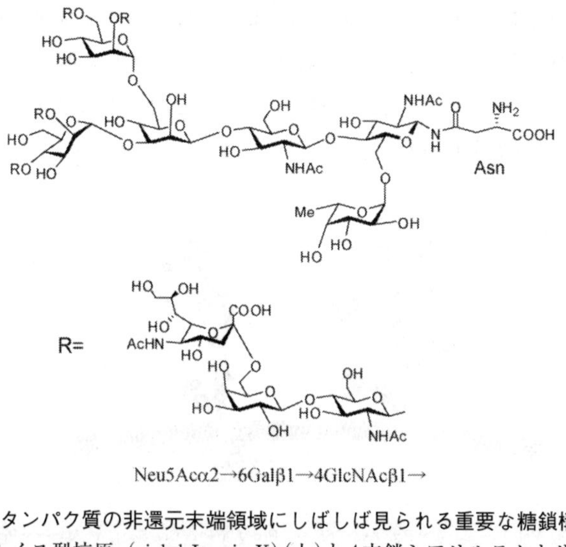

Neu5Acα2→6Galβ1→4GlcNAcβ1→

図5 糖タンパク質の非還元末端領域にしばしば見られる重要な糖鎖構造の例
シアリルルイス型抗原（sialyl Lewis X）（上）と4本鎖シアリルラクトサミンを含む高分枝型N-グリカン（下）の構造

ーによって認識されるリガンドとして細胞分化や免疫，炎症，あるいは癌の悪性化や転移等において重要な役割を担っていることが示唆されている。糖鎖はまた枝分かれ構造（分枝構造）によってもその機能が制御されている。ヒトの糖タンパク質に存在するアスパラギン結合型（図2のGlcNAcβ1→Asnで示した結合様式）の糖鎖には主に2本鎖，3本鎖，4本鎖などの分枝構造があり（図5下に4本鎖構造の例を示す），上述の末端の構造多様性に加えてこの枝分かれの違いによりレセプター分子との親和性や特異性がコントロールされているということが明らかにされている。ここで紹介した合成戦略（図1）では糖アミノ酸誘導体には小さなコア糖鎖構造（図3）を用いる場合が多いため，この様なより複雑で長鎖の糖鎖構造を誘導する際には糖転移酵素やトランスグリコシダーゼ等いくつかの鍵となる酵素が極めて重要な役割を果たしている。糖転移酵素による糖鎖伸長反応については既にpoly(amidoamine)（PAMAM）を基本骨格とするデンドリマー等の水溶性高分子に結合した糖鎖をプライマー基質とした連続的酵素反応の自動化が実現しており[10, 11]，磁性体ビーズに固定化された高性能糖転移酵素[12]の利用と合わせて実用化研究が加速している。

2.3 糖ペプチド合成の実際
2.3.1 MUC1糖ペプチドの合成と抗MUC1モノクローナル抗体のエピトープ解析

ヒトKrebs von den Lungen-6（KL-6）抗原は間質性肺炎の血中バイオマーカーとしてその特異的プローブである抗KL-6抗体とともに臨床検査用キットとして広く利用されている。しかし最近になり，この抗体との陽性反応が見られた検体の中には肺癌，乳癌，大腸癌，あるいは肝細胞癌などの疾患に罹患している患者がかなりの頻度で含まれていたことからこのモノクローナル抗体の真のエピトープ（抗原決定基）解析の必要性が指摘されていた。既にこの抗体がムチン型糖タンパク質の一つであるMUC1のタンデムリピート糖ペプチド領域（図6）と反応するという報告はあったものの，実際のエピトープを推定することは極めて困難な状況であった。そこで筆者らはこれまで述べてきた戦略に従って糖ペプチドを合成してこれらの化合物を用いた抗KL-6抗体のエピトープ解析を行った[13]。

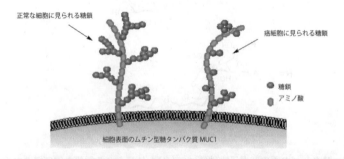

図6　ムチン型糖タンパク質MUC1のタンデムリピート構造と糖鎖の様子

第2章　ペプチド医薬の基礎

　MUC1のタンデムリピート領域は20残基アミノ酸から構成されその5か所のセリンとトレオニンに様々なムチン型糖鎖（O-グリカン）が付加しており癌化やその進行度などに依存して糖鎖構造が目まぐるしく変化していることも知られている（図6）。この糖タンパク質には様々なO-グリカンが付加していることが知られるがその中でも比較的数多く報告されていた18種類の糖鎖と多くの抗MUC1抗体のエピトープとして最も有力とされてきたペプチド領域（Pro - Asp - Thr - Arg）に着目し，糖アミノ酸誘導体（2〜4）等を出発原料として用いることで最終的にそ

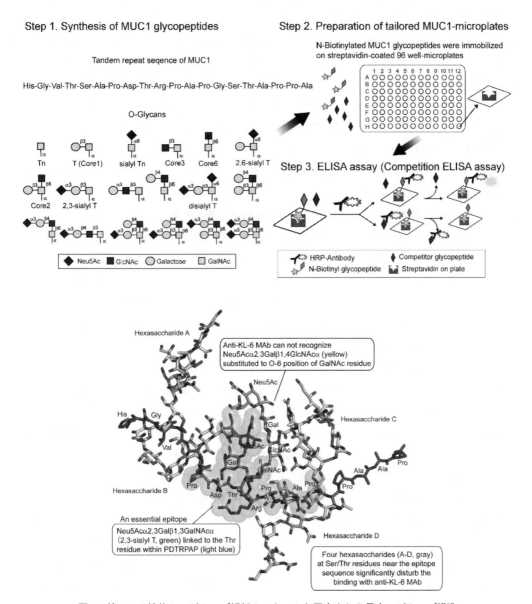

図7　抗KL-6抗体のエピトープ解析のスキームと同定された最小エピトープ構造

れらの糖鎖を側鎖に有する45種類の糖ペプチドを合成した（図7）。このケースでは非還元末端のシアル酸残基の有無とコア糖鎖の枝分かれが重要な因子であると想定して糖鎖構造を設計したためガラクトース転移酵素と2種類のシアル酸転移酵素による糖鎖伸長反応により目的とする糖鎖構造をカバーすることが可能であった。

　抗体との結合を評価するため，いくつかのポジティブコントロール糖ペプチドのN末端をビオチン化してアビジンコートされた96穴プレートにそれらを固定化して用いている。さらに45種類の糖ペプチドを競合させた阻害実験によって抗KL-6抗体との親和性と特異性をELISA法により詳しく議論した（図7）。その結果，最終的にこの抗体はNeu5Acα2→3Galβ1→3GalNAcα（2,3sialyl T抗原）が付加したヘプタペプチド（Pro-Asp-Thr-Arg-Pro-Ala-Pro）を最小のエピトープとしており，その結合親和性はシアル酸の欠落によって完全に消失した。興味あることにこの抗体はN-アセチルガラクトサミンの6位から糖鎖が伸長したコア2型の分枝構造を全く識別しておらず最小エピトープが含まれる場合には全てのMUC1糖ペプチドと反応することが明らかとなった。癌患者血清において観察された本抗体による偽陽性反応はおそらくこの糖鎖部分における非特異的な相互作用が影響していることを示唆する結果となった。この実験結果をもとに合成されたMUC1糖ペプチドを新たな抗原として作製された新規モノクローナル抗体は診断薬や抗体医薬候補として期待されている。

2.3.2　Notch1受容体のEGF12ドメインにおける糖鎖修飾の意義

　Notch受容体は分化や発生など細胞の運命を決定する際に機能するシグナル伝達分子として知られる膜貫通型糖タンパク質である[14]。DeltaやJagged等のリガンドとの親和性がこのNotch受容体の糖鎖修飾により制御されていることが示唆されていたが，分子レベルでの詳細なメカニズムに関しては未だ明らかとなっていない。特に，これらのリガンドとの相互作用においてはNotch受容体分子内の多くのEGF様ドメインのうちEGF11とEGF12が必須とされるがとりわけEGF12のみが糖鎖修飾されていることからこのEGF12ドメインにおける糖鎖修飾の意義の解明が極めて重要であると考えられていた。図8に示したようにマウスEGF12ドメインにはO-フコース残基がトレオニンに結合するめずらしい構造（図2参照）が見られ，またこのフコースは3位からさらに糖鎖伸長されており最終的にシアロ糖鎖（Neu5Acα2→3Galβ1→4GlcNAcβ1→3Fucα1→）により修飾されているという報告があった。また，EGF12ドメインには特徴的な3つの分子内S-S結合によるユニークな架橋構造が存在するためこれら糖鎖による修飾反応とフォールディングによる高次構造形成機構の関係についても新たな知見が得られると期待された。そこで，筆者らは鍵出発物質として2つの糖アミノ酸誘導体16と17を用いていくつかの糖鎖修飾EGF12ドメイン糖ペプチド12～15の合成を行った[15]。

　この場合にも図1で紹介した基本戦略に従い（図9），まずFmoc法による固相ペプチド合成反応をマイクロ波照射下で逐次進めてアミノ酸38残基からなるペプチドあるいは糖ペプチド中間体を誘導した。次いで，これらを常法に従って[16]グルタチオン共存下（pH8）での酸化還元反応によりフォールディングさせた。その過程はRP-HPLCとMALDI-TOFMSによりモニターし

第2章 ペプチド医薬の基礎

たところ主生成物において予期した通りのシステイン残基での3つの架橋形成反応が進行していた。図9には糖ペプチド13から14および15を誘導した際の合成スキームを示したが，興味あることに2種類の糖転移酵素による糖鎖伸長反応はいずれも定量的に進行していた。このことはEGFドメインのようにフォールディングにより形成したかなりコンパクトで硬いペプチド領域

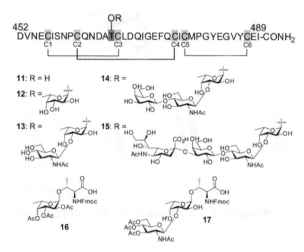

図8 マウスEGF12ドメイン（452-489）のペプチド配列と合成した糖鎖修飾EGF12および鍵出発物質となった糖アミノ酸誘導体の構造

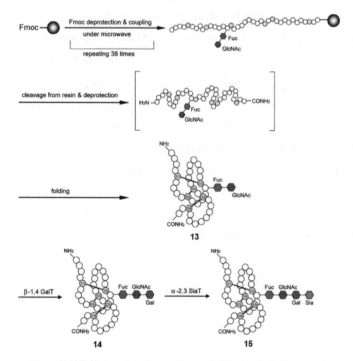

図9 糖鎖修飾マウスNotch-1 EGF12ドメインの合成スキーム

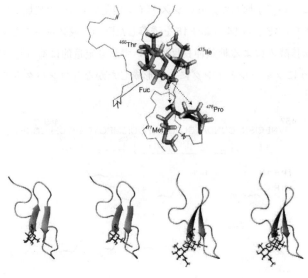

図10 糖鎖修飾によるマウス Notch-1 受容体 EGF12 の構造変化

に含まれるトレオニン残基に結合した糖鎖においても非還元末端領域での糖鎖改変が可能であることを意味しており，糖ペプチドや糖タンパク質医薬品のフォールディング後の糖鎖修飾の分子設計のフレキシビリティーと機能制御の可能性が広がったと考えられよう。

合成された糖鎖修飾 EGF12 ドメイン糖ペプチドの NMR による詳細なコンフォメーション解析を行った。その結果，EGF12 ドメインの ^{466}Thr に O-フコースが付加するとこの糖鎖とその周辺のアミノ酸残基（^{475}Ile, ^{478}Pro, ^{477}Met）との間で形成した水素結合がこのドメインの逆平行 β-シート構造を安定化させていることが明らかになった（図10）。さらに，O-フコース残基の3位水酸基に N-アセチルグルコサミンが付加した際には近傍のアミノ酸残基（Gln^{462}Asn^{463}Asp^{464}）での大きな構造変化が確認された。この領域は本来 EGF 様タンパク質が O-フコース転移酵素によって修飾を受けるとされるモチーフ（Cys^{461}X$_4$Ser/ThrCys^{467}）に含まれるペプチドである。このような糖鎖付加や伸長による主鎖ペプチド領域でのコンフォメーション変化は MUC1 等のムチン型糖タンパク質においても散見されているが[17〜20]，この効果がタンパク質の本来の機能にどのように影響するのかについての議論はこれからである。

第2章　ペプチド医薬の基礎

文　　献

1) Sato, M., *et al.*, *Angew. Chem. Int. Ed.*, **43**, 1516-1520 (2004).
2) Sato, M., *et al.*, *J. Am. Chem. Soc.*, **126**, 14013-14022 (2004).
3) Ueda T., *et al.*, *J. Am. Chem. Soc.*, **131**, 6237-6245 (2009).
4) Ueda T., *et al.*, *Bioorg. Med. Chem. Lett.*, **20**, 4631-4634 (2010).
5) Kihlberg, J. Glycopeptide synthesis in Fmoc solid phase peptide synthesis: A practical approach, edited by Chan, W. C, White, P. D., Oxford Press, pp195-213 (2000).
6) Bennett, C. S., *et al.*, Biologically relevant glycopeptides: Synthesis and applications in Glycoscience edited by Fraser-Reid, B. O., Tatsuta, K., Thiem J., Springer, pp1795-1857 (2008).
7) Matsushita, *et al.*, *J. Org. Chem.*, **71**, 3051-3063 (2006).
8) Matsushita, T., *et al.*, *Org. Lett.*, **7**, 877-880 (2005).
9) Garcia-Martin F., *et al.*, *Org. Biomol. Chem.*, **10**, 1612-1617 (2012).
10) Fumoto, M., *et al.*, *J. Am. Chem. Soc.*, **127**, 11804-11818 (2005).
11) Matsushita T., *et al.*, *J. Am. Chem. Soc.*, **132**, 16651-16656 (2010).
12) Naruchi K., Nishimura S-I. *Angew. Chem. Int. Ed.*, **80**, 1328-1331 (2011).
13) Ohyabu N., *et al.*, *J. Am. Chem. Soc.*, **131**, 17102-17109 (2009).
14) Bray, S. J. *Nat. Rev. Mol. Cell Biol.*, **7**, 678-689 (2006).
15) Shimizu H. K., *et al.*, *J. Am. Chem. Soc.*, **132**, 14857-14865 (2010).
16) Zamborelli, T. J., *et al.*, *J. Peptide Res.*, **55**, 359-371 (2000).
17) Tachibana, Y., *et al.*, *Angew. Chem. Int. Ed.*, **43**, 856-862 (2004).
18) Naruchi, K., *et al.*, *J. Org. Chem.*, **71**, 9609-9621 (2006).
19) Matsushita T., *et al.*, *Biochemistry*, **48**, 11117-11133 (2009).
20) Hashimoto R., *et al.*, *Chem. Eur. J.*, **17**, 2393-2404 (2011).

3 特殊ペプチドの新規合成法と探索法：RaPIDシステム

高辻 諒[*1], 伊藤健一郎[*2], 菅 裕明[*3]

3.1 はじめに

現在，製薬業界は各医薬品メーカーの収益の柱となる大型医薬品（ブロックバスター）が次々に2010年前後に特許切れを迎える，「2010年問題」に直面している。そのような中，現在の医薬品の主流である有機低分子医薬品に代わる次世代の医薬品候補物質として抗体やペプチドなどが注目されている。しかしながらこれらの新しい医薬品候補には一長一短の性質があり，未だ創薬のパラダイムシフトには至っていない。そこで我々はこれらの医薬品候補の長所を併せ持つ，D体アミノ酸やN-メチルアミノ酸などタンパク質の翻訳合成に用いられる20種類のアミノ酸以外のアミノ酸（＝非タンパク質性アミノ酸）や大環状骨格をもつことを特徴とする「特殊ペプチド」に着目し，特殊ペプチドライブラリーの合成からスクリーニングへの応用を可能にするRaPIDシステムという独自の手法を開発して新たな創薬手法の可能性を探索している。

3.2 医薬品候補としての特殊ペプチド

有機低分子化合物は製造コストが低い，細胞膜を透過できる，免疫原性をもたないなど医薬品として多くの利点を持つ。しかし，有機低分子化合物のライブラリーからハイスループットスクリーニングを用いてリード化合物を探索する試みが欧米の製薬会社を中心に数十年前から取り組まれてきたが，標的への特異性が極めて高い（すなわちオフターゲットへの非特異性をもたない）低分子薬剤リードや蛋白質間相互作用を阻害できる低分子薬剤リードをライブラリーから直接発見することは極めて難しい。それにはいくつかの理由が考えられるが，一般に有機低分子化合物は疎水性相互作用をプライマリーなドライビングフォースとして標的に結合するため，必然的に非特異性をもつ確率が高い点が挙げられる。また，低分子化合物は標的タンパク質との結合表面積が小さく，蛋白質間相互作用のような広範囲の結合様式をもつ相互作用を阻害することは難しいと考えられる。

一方，近年抗体に代表されるバイオ化合物が有機低分子医薬品に代わる医薬品候補物質として注目されている。これらバイオ医薬品は一般的に標的タンパク質に高い特異性をもって作用するため，副作用を低く抑えられると考えられる。さらに，遺伝子工学を用いることで容易に大規模なライブラリーを構築することが可能である。しかし，巨大分子であるために細胞膜を透過できないことから，標的は細胞外に限られること，経口剤にはなり得ないこと，さらに製造コストが高価なこと等，本質的に解決できない問題をいくつか抱えている。

低分子医薬品とバイオ医薬品の中間的な性質を持つ医薬品として「特殊ペプチド」が注目を浴

[*1] Ryo Takatsuji　東京大学　大学院理学系研究科　化学専攻
[*2] Kenichiro Ito　東京大学　大学院理学系研究科　化学専攻
[*3] Hiroaki Suga　東京大学　大学院理学系研究科　化学専攻　教授

第2章 ペプチド医薬の基礎

びている。特殊ペプチドの特徴として，D体アミノ酸やN-メチルアミノ酸などタンパク質の翻訳合成に用いられる20種類のアミノ酸以外のアミノ酸（＝非タンパク質性アミノ酸）や大環状骨格をもつことなどが挙げられ[1]，これらの特徴は特殊ペプチドに膜透過性や生体内の分解酵素に対する耐性を付与し，上記のバイオ医薬品の弱点を補うことができる。実際に，自己免疫疾患などの治療に利用されているシクロスポリンなどいくつかの特殊ペプチドはすでに医薬品として実用化されており，特殊ペプチドはこれからの創薬研究の主役になる可能性を秘めている。しかし実用化されている特殊ペプチドの多くは天然由来であり，大規模化合物ライブラリーの構築は難しいとされてきた。

この問題を解決すべく，我々はバイオ医薬品のライブラリー構築に用いられる遺伝子工学的手法を用いて特殊ペプチドの合成および大規模な特殊ペプチドライブラリーの構築法を開発した。RaPID（Random non-standard Peptide Integrated Discovery）システムと名付けられたこの手法によって〜10^{13}ほどの多様性を持つ大規模特殊ペプチドライブラリーを作成し，生理活性を有

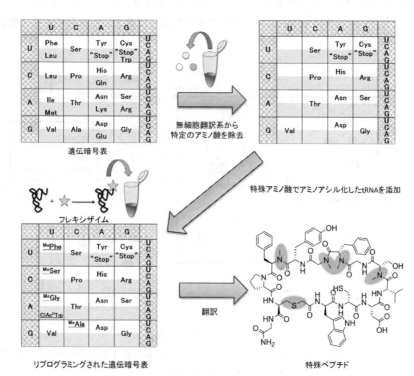

図1　フレキシザイムを用いた特殊ペプチドの翻訳合成（遺伝暗号のリプログラミング）
4つのタンパク質性アミノ酸の代わりにN-メチルフェニルアラニンなど4つのN-メチルアミノ酸を用い，開始アミノ酸としてホルミルメチオニンの代わりにN-クロロアセチル-D-トリプトファン（ClAc-^{D}Trp）を導入した。ClAc-^{D}Trpを開始アミノ酸として用いることで，同じペプチド内にシステイン（Cys）を導入すると翻訳反応後にCysのチオール基がクロロアセチル基に求核攻撃をし，分子内で自発的にチオエーテル結合を形成する。この反応を利用することでN-メチルアミノ酸を含むチオエーテル環大環状ペプチドを翻訳合成することができる。

する特殊ペプチドの配列情報を迅速かつ簡便に同定することが可能となった。

3.3 翻訳反応を用いた特殊ペプチドライブラリーの構築とスクリーニングへの応用

前述した天然に存在する特殊ペプチドの多くはリボソームによって合成された通常のペプチドが翻訳後修飾酵素によって複雑な修飾反応を受けるか，非リボソームペプチド合成酵素という複合酵素群により生合成される。そのためこれらを利用して任意の配列をもつ特殊ペプチドを合成するには，各酵素を人工的に改変した上で，合成効率を維持した酵素群を再構成しなければならず，多数の困難が予想される。

この問題の解答として我々は「再構成無細胞翻訳系[2)]」と，我々が独自に開発したアミノアシルtRNA合成リボザイム，「フレキシザイム」という二つのツールを用いて新たな特殊ペプチドの翻訳合成法を確立した。この無細胞翻訳系は再構成系であるため系中から特定の因子を自由に加えたり除いたりすることができる。そこで翻訳反応系中から特定のアミノ酸を除くことで遺伝暗号表に非タンパク質性アミノ酸を割り当てるための「空きコドン」を用意することができる。ここで空きコドンに対応するtRNAにフレキシザイムによって非タンパク質性アミノ酸をチャー

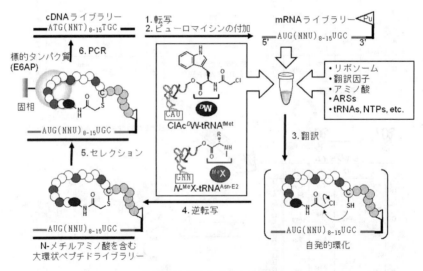

図2　RaPIDシステムの概要

RaPIDシステムはmRNA display法と，特殊ペプチドの翻訳合成を組み合わせた技術である。RaPIDシステムでは，まずmRNAディスプレイ法に則りランダムなペプチド配列をコードするmRNAライブラリーを作成する。このライブラリーに対しピューロマイシンの付加，特殊ペプチドの翻訳合成を行うことにより，特殊ペプチドとその配列をコードするmRNAがピューロマイシンを介してつながったランダム特殊ペプチドライブラリーを得ることができる。このペプチドライブラリーに対して担体に固定した標的タンパク質を加えることで高い結合能を有するペプチドを単離する。単離されたペプチドをコードするcDNAはPCRにより増幅され，さらに転写されることで選択圧のかかったmRNAライブラリーが得られる。このサイクルを繰り返すことで試験管内での特殊ペプチドの分子進化を行い，標的タンパク質に高い結合能を有するペプチドを探索することができる。

ジして翻訳溶液に加えることで，特殊ペプチドの翻訳合成を達成した[3,4]（＝遺伝暗号のリプログラミング，図1）。非タンパク質性アミノ酸をチャージしたtRNAの合成法としてはこれまでに酵素的手法[5]や化学合成的手法[6]が存在したものの，それぞれ用いる特殊アミノ酸が限定される，合成が煩雑であるといった欠点が存在した。一方フレキシザイムはN-メチルアミノ酸[7]，D体アミノ酸[8]，N-アシル化アミノ酸[9]，ヒドロキシ酸[10]などといった幅広い基質許容性を持ち，簡便かつ短時間でアミノアシル化が完了するため，フレキシザイムによって特殊ペプチドの翻訳合成の実用性，応用性は大きく広がった。

ここで我々は特殊ペプチドの翻訳合成法を，ペプチドをスクリーニングに応用する手法であるmRNA display法[11,12]に応用することを考えた。mRNA display法はリボソームによるペプチドの$in\ vitro$翻訳合成の際に，ペプチドとその鋳型であるmRNAを共有結合で連結することで，ランダムペプチドライブラリーの中から活性ペプチドの単離，同定を可能にする技術である。mRNA display法の中の翻訳の段階で我々が開発した特殊ペプチドの翻訳合成法を用いることで，～10^{13}ほどの多様性を持つ特殊ペプチドライブラリーから標的タンパク質に結合する特殊ペプチドを1〜2週間で取得することが可能となった（図2）。RaPIDシステムと名付けられたこの技術を用いて，我々はこれまでにチオエーテル結合による大環状骨格をもったペプチドライブラリー[13]，N-メチルアミノ酸を含む大環状ペプチドライブラリー[14]，側鎖に標的タンパク質の作用機構に基づいた阻害剤を持つペプチドライブラリー[15]を用いて様々なタンパク質を標的とするスクリーニングを行い，高い選択性と阻害活性をもつリード化合物を得ることに成功している。

3.4 RaPIDシステムを用いたリード化合物の探索

RaPIDシステムによるハイスループットスクリーニングの実例として，ここではN-メチルアミノ酸を含む大環状ペプチドライブラリーを用いたユビキチンリガーゼE6AP阻害剤の探索について紹介する（図1と2）。E6APはユビキチンリガーゼの一種であり，ヒト子宮頸癌の原因となるヒトパピローマウイルスの感染において，ウイルス由来タンパク質E6の仲介によってがん抑制因子p53と相互作用することでp53をユビキチン化し，p53の分解を促進するという機構が知られている[16〜18]。しかし，E6APの選択的，特異的な阻害剤は未だ開発されていない。

リプログラミングされた遺伝暗号表（図1）に従い，RaPIDシステムによるスクリーニングの結果（図2），4つのN-メチルアミノ酸を含み，E6APと強い結合能（$K_D = 0.60\,\mathrm{nM}$）をもつ大環状ペプチドが得られた。このペプチドはN-メチルアミノ酸による高い血清中安定性を示し，E6APによるp53へのポリユビキチン化活性阻害能をもつことが確認された。この結果はRaPIDシステムが実際に創薬における薬剤候補リード化合物の探索に有用なテクノロジーであることを示している。

3.5　おわりに

RaPIDシステムはスクリーニングの手法を新たな医薬品候補である特殊ペプチドに応用した新

機軸の技術である。特筆すべきはRaPIDシステムにおいて原理的に標的タンパク質やライブラリーの選択は完全に任意であるため，汎用性，応用性が非常に高い点である。現在当研究室ではタンパク質以外の生体化合物を標的とする，新たなライブラリーの構築を行う，スクリーニングの条件を変えることでより高い選択性を持ったペプチドの獲得を目指すなどRaPIDシステムの改良を行っており，本技術のさらなる発展が期待される。RaPIDシステムが創薬におけるブレイクスルーとなれば幸いである。

文　献

1) Grünewald, J. *et al.*, *Mol. Biol. Rev.*, **70**, 121（2006）
2) Shimizu, Y. *et al.*, *Nat. Biotechnol.*, **19**, 751（2001）
3) Murakami, H. *et al.*, *Nat. Methods*, **3**, 357（2006）
4) Goto, Y. *et al.*, *Nat. Protocols*, **6**, 779（2011）
5) Hartman, M. C. T. *et al.*, *Proc. Natl. Acad. Sci. USA*, **103**, 4356（2006）
6) Robertson, S. A. *et al.*, *J. Am. Chem. Soc.*, **113**, 2722（1991）
7) Kawakami, T. *et al.*, *Chem. Biol.*, **15**, 32（2008）
8) Goto, Y. *et al.*, *RNA*, **14**, 1390（2008）
9) Goto, Y. *et al.*, *ACS Chem. Biol.*, **3**, 120（2008）
10) Ohta, A. *et al.*, *Chem. Biol.*, **14**, 1315（2007）
11) Nemoto, N. *et al.*, *FEBS Lett.*, **414**, 405（1997）
12) Roberts, R. W. *et al.*, *Proc. Natl. Acad. Sci. USA*, 94, 12297（1997）
13) Hayashi, Y. *et al.*, *ACS chem. Biol.*, **7**, 607（2012）
14) Yamagishi, Y. *et al.*, *Chem Biol.*, **18**, 1562（2011）
15) Morimoto, J. *et al.*, *Angew. Chem. Int. Ed.*, **51**, 3423（2012）
16) Hershko, A. *et al.*, *Annu. Rev. Biochem.*, **67**, 425（1998）
17) Pickart, C. M. *et al.*, *Annu. Rev. Biochem.*, **70**, 503（2001）
18) Hoeller, D. *et al.*, *Nat. Rev. Cancer*, **6**, 776（2006）

4 シクロプロパンの立体的および立体電子的特性に基づくペプチドミメティックの創製

水野　彰[*1], 周東　智[*2]

4.1　シクロプロパン型ペプチドミメティックの開発

　生理活性ペプチドは医薬開発上有用であるが，ペプチド骨格に由来する代謝的不安定性・低吸収性などの薬物動態学的な欠点により，ペプチドそのものを医薬として用いることは通常困難である。これらの欠点を克服すべく，生理活性を維持しつつペプチド骨格を非ペプチド骨格へと置き換えたペプチド模倣体（ペプチドミメティック）の開発研究が精力的に展開されてきたものの[1]，汎用性に優れる方法論は知られていない。特に，医薬の多くが標的とするGタンパク質共役型受容体（GPCR）を狙ったペプチドミメティックの開発は重要で，創薬研究上の意義は大きい。ペプチドミメティックの開発においては，生理活性ペプチドが標的分子に結合する際の三次元構造（活性配座）を効果的に模倣する骨格が鍵となる。しかし，GPCR－ペプチドリガンドの結合様式は極めて多様であり，模倣するべきペプチドの活性配座は多くの場合不明である。私達は，ペプチドのとりうる多様な三次元構造を系統的に模倣できるペプチドミメティック骨格を開発すれば，ペプチドの活性配座を効率的に探索でき，汎用性の高いGPCRリガンド開発の方法論になるであろうと考えた。

　私達は従来からシクロプロパンの構造特性に着目し，リガンドの配座を三次元多様的に制御する方法論を研究してきた[2]。シクロプロパンは最小のシクロアルカンであるため標的タンパク質と結合する際に立体障害になりにくく，置換基をシス形及びトランス形に固定できる（*cis/trans*-restriction; 図1-a）。さらに，シス位置換基間の強力な立体反発，すなわちシクロプロパン歪みにより，シクロプロパンに隣接するsp^3炭素の配座を制御できる（cyclopropylic strain; 図1-b）。また，シクロプロパン環特有の電子供与性立体電子効果から，sp^2炭素が隣接する場合には二等分配座を優先してとることが知られている（bisected-conformational preference; 図1-c）[3]。これら3つの立体的および立体電子的特性を有機的に活用することによって広領域な配座制御が可能と考え，テトラペプチド構造にシクロプロパンを組み込んだシクロプロパン型ペプチドミメティックを設計した（図2）。本ミメティックには3つの連続する不斉点に基づく8種の立体異性体が存在する。各立体異性体は上述したシクロプロパンの構造特性に起因してそれぞれ固有の三次元構造を備え，全体として多様な三次元構造を呈示する化合物群を形作るものと推論した。

　まず，本ミメティックの三次元多様性を検証するため，基本骨格を有するモデル化合物A－Dを合成し，X線結晶構造解析によりそれぞれの三次元構造を決定した（図3）。その結果，推論し

[*1]　Akira Mizuno　北海道大学　大学院薬学研究院
[*2]　Satoshi Shuto　北海道大学　大学院薬学研究院　教授

た通り各モデル化合物においてシクロプロパン歪みによる配座制御が観察されるとともに，シクロプロパンに隣接するアミド結合部では二等分配座が優先していることが判明した．さらに，テトラペプチドの両末端α炭素に相当する炭素間の距離（d値）を計測したところ，5.5から9.6Åまで幅広い値をとることが分かった．すなわち，本ミメティックが，βターンのような屈曲した構造からβストランドのような伸展した構造までのペプチドの多様な三次元構造を模倣できることが示唆された（図4）．なお，各立体異性体の三次元構造的特徴，すなわち主鎖の配向（*cis/trans*）と伸展度合い（folded/extended）に基づき，それぞれ*trans*-folded，*trans*-extended，*cis*-folded，

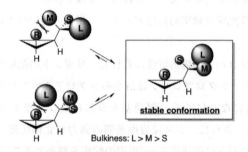

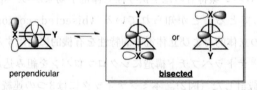

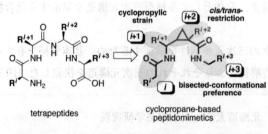

図1 シクロプロパンの3つの立体的および立体電子的特性

図2 シクロプロパン型ペプチドミメティックの設計

第2章　ペプチド医薬の基礎

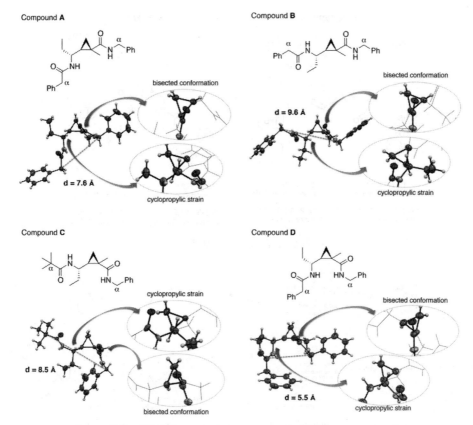

図3　X線結晶構造解析により決定したモデル化合物A−Dの三次元構造

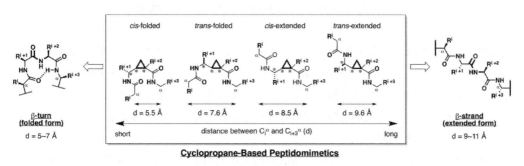

図4　シクロプロパン型ペプチドミメティックの三次元多様性

cis-extendedと以下呼称する（各々に対応する鏡像異性体が存在するので合計8種類の三次構造となる）。

4.2　メラノコルチン受容体リガンドの設計・合成

　開発したシクロプロパン型ペプチドミメティックが，実際に生理活性を有する非ペプチドリガンド創製に有用であるかを明らかにするために，メラノコルチン受容体（MCR）リガンド創製

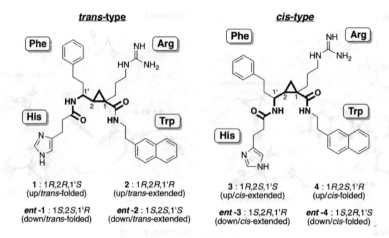

図5 設計したMCRリガンド

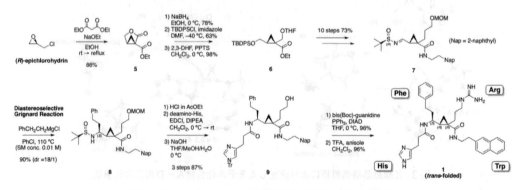

スキーム1 trans-folded型MCRリガンド1の合成経路

を計画した。MCRは様々な生理機能を担うGPCRであり，メラノコルチンと呼ばれるペプチドホルモン群を内因性リガンドとする。MCRとメラノコルチンの結合にはHis-Phe-Arg-Trpの連続する4残基が重要であるとの報告に基づき，新規MCRリガンドを設計した（図5）。すなわち，これら4つのアミノ酸残基側鎖に相当する官能基を，図2および図4に示すミメティックのR^iからR^{i+3}にそれぞれ配置した。

設計したMCRリガンドのうちの1つ，trans-folded型標的化合物1の合成経路をスキーム1に示す。(R)-エピクロロヒドリンから誘導した光学活性tert-ブタンスルフィニルイミン7に対するジアステレオ選択的Grignard反応[4]を鍵行程として，標的化合物1を合成した（総工程数20，総収率14％）。さらに，ここで確立した合成経路に基づき，他の7種の立体異性体（2-4及びent-1-4）を合成した。

4.3 メラノコルチン受容体リガンドの構造活性相関と最適化

設計・合成したMCRリガンド（1-4, ent-1-4）は，MCRのサブタイプの1つである

第2章　ペプチド医薬の基礎

MC4Rに選択的であった．トランス形の方がシス形に比較して親和性が高く，中でも，*ent*-1と*ent*-2が最も高い親和性を有していたが，両者の間に明確な活性差は確認されなかった（表1）．両者とも主鎖中央部はシクロプロパン環によりトランス形に固定されているものの，1'位の立体配置の違いによってN末端側の主鎖配向が異なり，*ent*-1は主鎖が屈曲した*trans*-folded型，*ent*-2は主鎖が伸展した*trans*-extended型をとると考えられる．

　ent-1と*ent*-2の活性に差がないのは，これらは想定通りの三次元構造をとるものの，リガンドのPhe及びHis側鎖に相当する部分の立体的自由度が大きくMC4Rによる認識が曖昧であるのが原因と推論した．そこで，両部分に修飾を加えたリガンド10－15を設計・合成し，MC4R親和性を評価した．親和性そのものは低下したが，期待通り1'位ジアステレオマー間で活性差が生じた（表2）．各誘導体において*ent*-2誘導体よりも*ent*-1誘導体の方が一貫して高いMC4R親和性を示したことから，*ent*-1がMC4Rとの結合に有利な三次元構造を有する，すなわち，*trans*-folded型の三次元構造がHis-Phe-Arg-Trp配列のMC4R結合配座を模倣していることが示唆された．

　最適な立体異性体を選別できたため，*ent*-1をリード化合物として用い，さらなる高活性MC4Rリガンドの創製を目指した．複数の誘導体を合成しMC4R親和性を評価したところ，Hisに相当する部位に疎水性官能基を導入した場合に親和性の顕著な向上が観察された．その結果，4-phenylbutanoyl基を導入した誘導体16がリード化合物である*ent*-1と比較して10倍高い活性を示した．さらに，ヒト血清中での安定性を検討した結果，天然のテトラペプチド（Ac-His-Phe-Arg-Trp-NH$_2$）と比較して極めて安定であることが確認された（図6）．

　以上，私達はシクロプロパンの立体的および立体電子的特性に基づき，多様な三次元配置に配座を制御可能なペプチドミメティックを考案した．さらに，本ミメティックをMCRリガンド開

表1　合成したMCRリガンドのMC4Rに対する親和性（K$_i$値，μM）

mimetic	hMC4R
1	0.88 ± 0.09
2	0.68 ± 0.10
ent-1	0.38 ± 0.05
ent-2	0.37 ± 0.04
3	4.02 ± 0.60
4	3.25 ± 0.13
ent-3	0.84 ± 0.07
ent-4	4.55 ± 0.35

ent-1 (*trans*-folded)

ent-2 (*trans*-extended)

表2 ent-1 及び ent-2 誘導体の MC4R に対する親和性（K_i 値, μM）

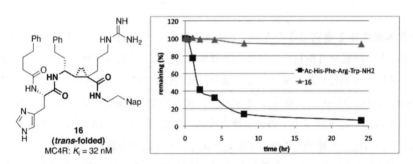

図6 高活性 MC4R リガンド 16 の構造と 37℃におけるヒト血清中での安定性

発に応用することによって，標的分子との結合に最適な三次元構造を効率的に探索可能であり，高活性なリガンド創出へと展開できることを示した。現在，本創薬方法論を多様な GPCR に適用し，その汎用性を検証している。

文　　献

1) 最近の総説として，R. M. J. Liskamp *et al.*, *ChemBioChem.*, **12**, 1626 (2011)
2) 例えば，Shuto, S. *et al.*, *J. Org. Chem.*, **61**, 915 (1996)
3) Wilcox, C. F. *et al.*, *J. Am. Chem. Soc.*, **95**, 8192 (1973)
4) Ellman, J. A. *et al.*, *Chem. Rev.*, **110**, 3600 (2010)

5 未知の生理活性ペプチドの探索および機能解析の研究
－モデル生物を利用して－

井田隆徳[*1], 児島将康[*2], 加藤丈司[*3]

5.1 はじめに

　生理活性ペプチドは幅広い生理現象に深く関わっており，その研究は科学的な重要性とともに副作用が少なく新たな薬効を持った医薬品につながることが期待されている。すなわち新規生理活性ペプチドを発見することは，新たな生理機能の解明のみならず創薬へとつながる。内在性生理活性ペプチドの大部分は，7回膜貫通のGタンパク質共役型受容体（GPCR）に結合して，細胞内のGタンパク質を活性化する。GPCRは神経系，循環器系，免疫系，消化器系，代謝系などの調節による生体の恒常性の維持，さらには生殖，発生，成長そして感覚受容などの種々の重要な生体機能の調節に関与する。GPCRのリガンドとして，ペプチドをはじめとする非常に多彩な物質が同定されているが，内在性リガンドがまだ不明のGPCRはオーファンGPCRと呼ばれており，約180種類が存在する。全世界での販売額の上位を占める医薬品のうち半数以上はGPCRをターゲットとしているため，オーファンGPCRの内在性リガンド探索は世界中の研究者によって活発に行われている。しかし近年，ホ乳類オーファンGPCRに対する新規生理活性ペプチドの発見は減少している。

　そこで私たちは，新たな試みとしてモデル生物であるショウジョウバエをペプチド探索対象とし，得られた情報を基にホ乳類の新規生理活性ペプチドの発見につなげていく戦略を考えた。その理由は，ショウジョウバエではホ乳類と同様にデータベースが充実していること，遺伝子組換えが比較的容易で機能解析を行いやすいこと，時計遺伝子*per*や自然免疫に重要なToll-like receptorなどショウジョウバエでの多くの発見がホ乳類に応用されていること，等であり，まずショウジョウバエにおいて新規生理活性ペプチドを発見し，その情報を足がかりとしてホ乳類の新規生理活性ペプチドを発見し，創薬を目指したいと考えた。本稿では，これまでの研究成果の一例として，新たに単離同定したペプチドdRYamide-1およびdRYamide-2について，探索方法と機能解析の結果を紹介する。

5.2 探索方法

　ホ乳類オーファンGPCRのうち，リガンドが生理活性ペプチドであると考えられる受容体は約50～100種類存在すると推測されている。これらのペプチド性受容体と推測されるものをターゲ

[*1] Takanori Ida　宮崎大学　IR推進機構　特任助教
[*2] Masayasu Kojima　久留米大学　分子生命科学研究所　遺伝情報研究部門　教授
[*3] Johji Kato　宮崎大学　フロンティア科学実験総合センター　生理活性物質探索病態解析分野　教授

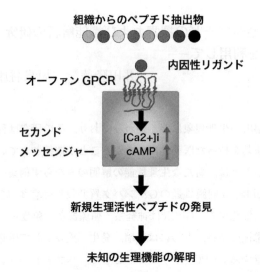

図1　オーファン受容体を用いた生理活性ペプチドの探索の概略図

ット受容体とし，それらの受容体に類似するショウジョウバエオーファンGPCRをデータベース上から選択した。ターゲットとしたショウジョウバエオーファンGPCRのcDNAを発現ベクターに組み込み，CHO細胞にトランスフェクトし，G418にてスクリーニング後，受容体の安定発現細胞株を得た。この受容体安定発現細胞株にショウジョウバエから抽出したペプチドサンプルを添加し，細胞内カルシウムやcAMPの変化を測定するアッセイ系を構築した（図1）。ショウジョウバエ400gをボイルにてプロテアーゼを失活させた後，ペプチドを抽出，ゲル濾過の各フラクションの一部を凍結乾燥し，アッセイに使用した。活性のあるゲル濾過フラクションをイオン交換クロマトグラフィーさらに逆相クロマトグラフィーによる展開を繰り返し，最終的にシングルピークとして単離した。単離したペプチドをアミノ酸シークエンサー，マススペクトロメトリーにより，ペプチドの構造を決定した。

5.3　新規ペプチドの同定と機能解析

ホ乳類のneuropeptide Y（NPY）ファミリー受容体に類似するショウジョウバエ受容体drosophila NPY - like receptorを安定的に発現するCHO細胞に対して，ショウジョウバエゲル濾過サンプルfr51-54が細胞内カルシウム上昇活性を示した。fr51-54を各種高速クロマトグラフィーで展開し，アッセイを繰り返すことにより，drosophila NPY - like receptorに作用するペプチドの探索を試みた。その結果，2種類の新規生理活性ペプチドを同定することができた（図2）。両ペプチドともC末端部が$SRY-NH_2$となっており，この部位が活性中心と想定された。実際，アミド基のないペプチドを合成したところ活性は認められず，アミド基を含むC末端部の構造が活性に重要であることが判明した。これら2種類の新規ペプチドを，drosophilaの頭文字とC末構造に基づいて，dRYamide-1, dRYamide-2と名付けた[1]。cDNAデータベースで検索したと

第2章 ペプチド医薬の基礎

PVFFVASRY-NH$_2$ dRYamide-1

NEHFFLGSRY-NH$_2$ dRYamide-2

図2 新規生理活性ペプチド，dRYamide-1，dRYamide-2の構造
2個のフェニルアラニンとC末端SRYアミド配列が共通している。

ころ，dRYamide-1，dRYamide-2は同一の前駆体から切り出されており，そのプロセッシングのパターンはホ乳類と同様であった。

　次に，drosophila NPY-like receptor発現CHO細胞を用いてアッセイを行ったところ，マウス脳の抽出物に細胞内カルシウム上昇活性がみとめられたことから，活性を有するペプチドを精製単離した。構造解析の結果，neuropeptide Y（NPY）と neuropepitde FF（NPFF）が同定された。そこで合成したdRYamide-1およびdRYamide-2，マウスNPYファミリーペプチド，マウスNPFFをdrosophila NPY-like receptor発現CHO細胞に添加し，細胞内カルシウム上昇活性を比較検討した。図3Aに示すように，合成dRYamide-1とdRYamide-2は，両者とも非常に高い活性を示した。意外なことにNPFFは，NPYファミリーペプチドよりも強力な細胞内カルシウム上昇活性を示し，dRYamide-1やdRYamide-2に匹敵する活性がみとめられた（図3C, D）。C末端部がアルギニン-フェニルアラニン-アミド基（RFアミド）の構造をもつ生理活性ペプチドが知られており，それらのなかには重要な生理作用を発揮するペプチドも多く含まれている。マウスNPFFも，ホ乳類に多く存在するいわゆるRFアミドペプチドファミリーに属する。チロシンとフェニルアラニンは構造が類似しており，さらに，6番目のフェニルアラニンがdRYamideと一致しているので，強い活性を示した可能性がある（図3B）。drosophila NPY-like receptorが，ホ乳類のNPYファミリーペプチドまたはNPFFのどちらの受容体に相同するのかは，ここまでの研究や系統樹（図4）からも不明である。今後，dRYamideがホ乳類におけるNPYまたはNPFFのどちらに近いのか検討を行う必要がある。NPYファミリーペプチドは，ホ乳類において摂食行動を調節する非常に重要なペプチドである。また，NPFFは痛覚の調節などに関与するため，dRYamideがどのような生理作用を有するかは大変興味深い。生理作用を検索する目的にて，クロキンバエにdRYamideを投与したところ，摂食行動のモチベーションの指標と考えられる吻伸展反射が強く抑制された。この結果は，将来，dRYamideが有害昆虫の駆除などに応用できる可能性を示唆している。

　次にdRYamideのホ乳類への応用を試みた。マウスNPYファミリー受容体およびNPFF受容体発現CHO細胞を構築し，dRYamide-1，dRYamide-2を添加したがいずれも細胞内カルシウム上昇活性，cAMPの上昇あるいは抑制効果を示さなかった。しかし，マウス腹腔内にdRYamide-2を投与したところ，有意な摂食行動の抑制，腸管運動の抑制効果を示した。さらにラット静脈内にdRYamide-2を投与すると，胃迷走神経遠心路の発火頻度が上昇し血圧と心拍数も増加した。通常，副交感神経系の亢進により血圧と心拍数は共に低下するので，逆の反応が

ペプチド医薬の最前線

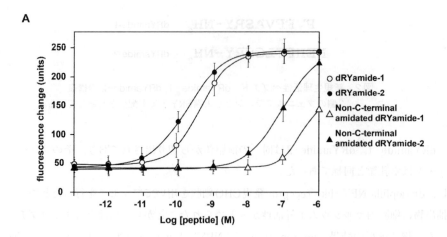

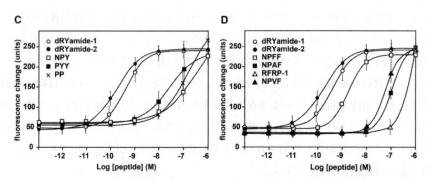

図3 drosophila NPY-like receptorに対する各種ペプチドの細胞内カルシウム上昇活性
(A)dRYamide-1, dRYamide-2が強い活性を示したのに対し，C末端アミドがないペプチドは弱い活性しか示さなかった。
(B)各種ペプチドのアミノ酸配列とdrosophila NPY-like receptorに対するEC50
NPY: neuropeptide Y, PYY3-36: peptide YY3-36. PP: pancreatic polypeptide, NPFF: neuropeptide FF, NPAF: neuropeptide AF, RFRP-1: RFamide-related peptide-1, NPVF: neuropeptide VF
(C)(D)NPYファミリーペプチドよりもNPFFの方が強いカルシウム上昇活性を示した。
Biochem. Biophys. Res. Commun (2011) より引用

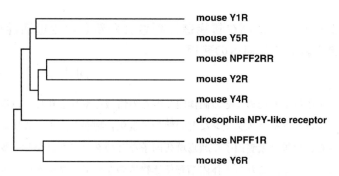

図4　drosophila NPY‑like receptor とマウス NPY，NPFF 受容体との関係

観察されたことになる。ラットにおける dRYamide の実験結果については，非特異的反応の可能性も否定できないが，未知のメカニズムが関与している可能性もあり大変興味深い。今後，dRYamide がホ乳類のどの受容体に作用し，効果を発揮したのかを解明できれば，新たな創薬の可能性・展望が開けてくるかもしれない。

5.4　まとめ

　ホ乳類新規生理活性ペプチドの発見に向けて，モデル生物であるショウジョウバエを用いて探索を行い，ホ乳類への応用を検討した。ショウジョウバエでは dRYamide 以外にも新規生理活性ペプチドを発見できたが[2]，ホ乳類での発見にはまだ至っていない。しかし発見したショウジョウバエ新規生理活性ペプチドが，ラット，マウスにおいて生理作用を有する可能性を見いだした。今後のさらなる研究により閉塞気味であるホ乳類での新規生理活性ペプチドの発見，機能解析，そして創薬へと展開していくことが期待される。

文　　献

1) T. Ida *et al., Biochem. Biophys. Res. Commun.,* **410**, 872（2011）
2) T. Ida *et al., Biochem. Biophys. Res. Commun.,* **414**, 44（2011）

6 クリプタイド:タンパク質構造に隠された新しい生理活性ペプチドとその生体機能および創薬への適用

向井秀仁[*1], 木曽良明[*2]

6.1 はじめに

　生命体は恒常性を維持するため,その個体内で多くの情報をやりとりしている。この情報のやりとりは,アセチルコリンやヒスタミンなどの低分子量化合物から,インスリンやグルカゴンなどのペプチド,さらには神経栄養因子や腫瘍壊死因子などのタンパク質など,多種・多様な化学物質によって担われている。これら生体内情報伝達物質のなかでペプチドは,ホルモンやサイトカイン,神経伝達物質,あるいは神経調節物質として,消化吸収,血圧ならびに血糖調節,生体防御,利尿作用や体温維持,さらには運動および摂食や情動などの行動調節など,多様な生体調節機構において中心的役割を担っている。これら生体調節に関わるペプチド,すなわち「生理活性ペプチド」の存在を明らかにし多様な機能を解明することは,我々のからだが営む"いのち"の不思議を解き明かすことにつながるばかりでなく,様々な医薬開発に直結する。このため我が国においても,生理活性ペプチドの同定に多くの研究者が携わり,ニューロキニンやボンベシン,心房性利尿ペプチドやグレリンなどが生体組織から抽出・精製され,同定されている[1〜4]。

　近年,リボゾームで合成,小胞体やトランスゴルジネットワークで成熟化し,分泌小胞に蓄えられ刺激により分泌されるという,古典的な生理活性ペプチド[5,6]以外にも,様々な活性を持つ内因性ペプチドの存在が報告されるようになってきており,その概念は大きく変わりつつある。すなわち最近我々は,今まで単なる代謝産物だと考えられてきた,タンパク質や生理活性ペプチドの生合成や成熟化ならびに代謝の段階で,同時に産生される多種・多様な断片化ペプチドの中に高い生体機能を持つものが存在することを発見し,それらを総称して「クリプタイド」と命名した[7〜16]。これらの事実は,生体には今まで考えられてきた以上に多数の生理活性ペプチドが存在し,様々な生体調節に関与するばかりでなく,疾病発症の原因ともなっている可能性を示している。そこで本稿では,このタンパク質構造に隠された新しい生理活性ペプチド,クリプタイドの発見および生体調節について概説するとともに,その創薬への適用について解説する。

6.2 生理活性ペプチドの生合成

　一般的に生理活性ペプチドは,生物活性を持たない前駆体タンパク質として生合成された後,プロセッシングペプチダーゼにより切断されてはじめて機能を持つ成熟体となる[6]。これら成熟化活性ペプチドは,その情報を目的の組織・細胞に伝達した後速やかにプロテアーゼにより切断され不活化される[6,9]。機能タンパク質もまた同様に,生合成された後プロテアソームや様々なプロテアーゼにより切断され不活化される[9,17]。これら生理活性ペプチドや機能タンパク質の生

[*1] Hidehito Mukai　長浜バイオ大学　バイオサイエンス学部　ペプチド科学研究室　准教授
[*2] Yoshiaki Kiso　長浜バイオ大学　バイオサイエンス学部　ペプチド科学研究室　客員教授

第2章　ペプチド医薬の基礎

合成，成熟化および代謝の過程では，同時に多くの断片化ペプチドが生成されるが，長い間これら断片化ペプチドが新たな生理活性を持つとは考えられず，その生体機能を体系的に解明しようとする試みは行われなかった。我々の研究グループも当初，このような断片化ペプチドの系統的な機能解析を目的として研究を始めた訳ではなく，存在するはずである未同定の生理活性ペプチドの探索を目的として研究を開始した。

6.3　タンパク質に隠された一群の新しい生理活性ペプチド，クリプタイドの発見

　生体防御を担う白血球のひとつである好中球は通常血流中に存在しているが，微生物の侵入や組織傷害が起こるとただちに感染・傷害箇所に浸潤し，活性酸素の産生による殺菌や有毒物質の貪食などを行ってその生体機能を発揮する[18〜20]。またインターロイキン6や腫瘍壊死因子などの炎症性サイトカインを産生し，マクロファージなど他の白血球を動員することにより異物や毒素，細菌の除去を行っている[21]。このように好中球は生体の防御における第一の矢として大きな役割を果たしているが，その機能によりしばしば疾病を引き起こす原因となる。すなわち，心筋梗塞に伴う虚血・再灌流状態において，大量の好中球が迅速に心臓に浸潤し回復不可能なダメージを与える[22〜24]。このような虚血・再灌流時における好中球の迅速な浸潤は，心臓ばかりでなく肺や膵臓，肝臓などでも認められる。またリュウマチにおいても，好中球の浸潤が認められる。このような好中球の浸潤を誘起する物質として，微生物由来ペプチドであるfMLFなどの外因性ホルミルペプチド，補体由来成分であるC5a，また炎症部位で合成・産生されるインターロイキン8などのケモカインの存在も知られている[25〜29]。しかし，上述したように好中球の傷害部位への浸潤は非常に迅速であり，しかも微生物感染を伴わない組織傷害部位にも迅速に浸潤することから，ケモカインや外因性ホルミルペプチド，補体由来成分ではない好中球遊走因子の存在が予測されていた。1982年，ニューヨーク州立大学ストーニーブルック校のHarvey Carpは，ミトコンドリア破壊産物が好中球の遊走・活性化を惹起すること，ミトコンドリアATPアーゼなど，ミトコンドリア遺伝子産物であるアミノ末端がホルミル化されたタンパク質が好中球を活性化することを見出し，初期の好中球浸潤を惹起する物質と考えていた[30]。しかしCarpはミトコンドリア破壊産物中の活性化物質を直接的に同定しておらず，この好中球浸潤を引き起こす物質は永く不明であった。

　そこで我々は，迅速な好中球浸潤を起こす物質は健康な組織に存在するはずだと考え，心筋梗塞時の虚血・再灌流により急激で大量の浸潤が認められる心臓から好中球活性化ペプチドの単離・精製を試みた（図1）。すなわち，健康なブタ心臓を抽出組織とし，まず新鮮な心臓を採取後直ちにスライスし，沸騰水中で処理することで内因性プロテアーゼを失活させた。その後，スライスした心臓を1M酢酸中でワーニングブレンダーを用いてホモジェナイズした。さらに60％アセトン中で変性タンパク質を沈殿・除去しペプチドを抽出した。この抽出物を好中球様に分化したHL-60細胞からのβ-ヘキソサミニダーゼ分泌活性を指標に，陽イオンクロマトグラフィー，ゲルろ過クロマトグラフィー，調製用逆相高速液体クロマトグラフィー（HPLC），陽イオン交

換HPLC(図2),分析用逆相HPLC,マイクロ逆相HPLCを用いて活性ペプチドを純品となるまで精製し,質量分析法とエドマン法により精製した3つのペプチドの全構造を決定した。その結果,これらはすべて好中球活性化ペプチドとしては新規の配列であること,一つはミトコンドリア・チトクロムcオキシダーゼサブユニットⅧ,二つ目はチトクロムb,三つ目はチトクロムcの部分配列ペプチドであることが明らかとなった(図3)。そこで,それぞれをマイトクリプタイド-1(MCT-1)[10],マイトクリプタイド-2(MCT-2)[11],マイトクリプタイド-CYC(MCT-CYC)[13]と命名した。さらにこれらマイトクリプタイドは,好中球様分化HL-60細胞のみならずヒト末梢血中の好中球も活性化することが明らかとなった。

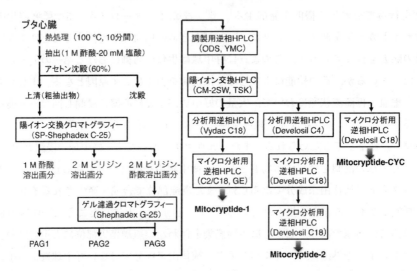

図1 好中球活性化クリプタイド,マイトクリプタイド-1,マイトクリプタイド-2ならびにマイトクリプタイド-CYCの単離・精製プロトコール

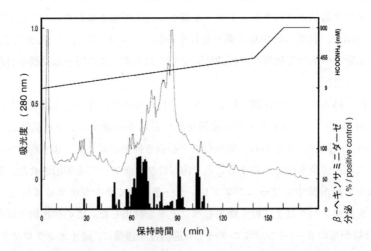

図2 陽イオン交換HPLC(TSK-CM2SWカラム)を用いた好中球活性化ペプチドの精製

第2章　ペプチド医薬の基礎

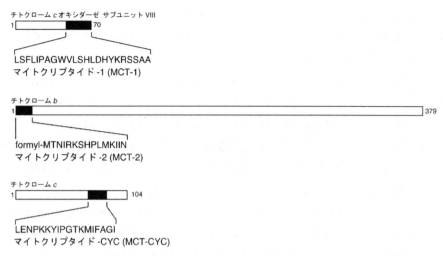

図3　ブタ心臓から単離・精製した新しい3種のマイトクリプタイドのアミノ酸配列とそれらの親タンパク質における存在部位

このように3種のミトコンドリアタンパク質由来の新規好中球活性化ペプチド，MCT-1，MCT-2およびMCT-CYCを同定したが，同様の活性を示す精製画分が多数存在した（図2）。そこで，それらについてさらに構造を解析したその結果，活性画分に含まれるペプチドのほとんどがミトコンドリアタンパク質由来であることが明らかとなり，好中球の機能がミトコンドリアタンパク質由来の多数のペプチドにより調節されていることが示唆された。そこで我々は，このようなタンパク質に隠された，もとのタンパク質と全く異なる機能を持つ活性ペプチドを，総称してクリプタイドと命名した[9〜16]。我々のクリプタイドの発見につづき最近では，好中球をはじめとした免疫細胞を活性化するペプチドばかりでなく，細胞増殖や創傷治癒への関与が考えられるペプチドなど，様々な生物活性を持つものが報告されている[31〜36]。

6.4　新規クリプタイドの系統的探索と創薬への適用

このように，生体には未だ同定されていない新しい生理活性ペプチド，クリプタイドが多数存在することが明らかとなり，それらを系統的・網羅的に同定することが重要になってきた。それではどうすれば効率的にそれらを同定できるであろうか。

ヒトゲノム配列が明らかとなった今，最近進歩が著しい発現クローニング法や遺伝子ノックアウト法，過剰発現法をはじめとした分子生物学的手法を用いることによって，タンパク質の網羅的な機能解析，すなわちプロテオーム研究が世界中で進行している。これに対し生理活性ペプチドは，生物活性を持たない前駆体タンパク質として生合成された後，プロテアーゼによる切断を受けてはじめて活性を持つ成熟体となることから，その同定にプロテオーム解析で用いられる分子生物学的手法を適用できない。このため生理活性ペプチドの同定は，現在でも主に化学的に同定することにより行われており，質量分析法をはじめとしたペプチド構造解析技術が飛躍的に進

歩した現在においても，多大な労力と時間が必要であるのが現状である。

最近，一般的な生理活性ペプチドの特徴（シグナルペプチドの存在，トリプシン様酵素による塩基性アミノ酸残基，特に塩基性アミノ酸残基ペア（Arg-Arg, Arg-Lys, Lys-Arg, Lys-Lys）におけるペプチド鎖の切断，既知生理活性ペプチドとの配列相同性等）により生理活性ペプチドを予測・同定しようとする試みが行われている。しかし，いくつかの活性ペプチドは同定されているものの，系統的あるいは網羅的同定技術としては未だ確立されていない。また，ランダムペプチドライブラリーから活性ペプチドを同定する試みも行われ，様々なタンパク質に結合するペプチド，いわゆる「ペプチドアプタマー」の開発には一定の成果をあげているものの，内因性活性ペプチドの同定にはなかなか結びついていないのが現状である。

そこで我々は，まず特定の生物活性を示すペプチドが持つ物理化学的特徴を収集・整理・解析し，これに基づいて内因性新規活性ペプチドをゲノムやcDNAの配列，あるいはタンパク質データベースに登録されたアミノ酸配列から予測する手法の確立に取り組んでいる[9, 15, 16, 37]。そして，活性を持つと予測したペプチドは化学合成し，目的とする生物活性の有無を検証することで，新規活性ペプチドの同定を行っている。

実際には，ミトコンドリアタンパク質由来の断片化ペプチドに，好中球を活性化するものが多数存在することが明らかとなったことから，まずタンパク質データベースであるSwiss-Protからヒトミトコンドリアタンパク質配列情報を収集し，続いてこれらから産生されるペプチドを，ミトコンドリアに存在するプロテアーゼであるミトコンドリアプロセッシングペプチダーゼや，カスパーゼ，トリプシン様酵素などの切断特異性から予測した。

次にこれらミトコンドリアタンパク質から産生される可能性のあるペプチドのうち，好中球を活性化すると考えられるペプチドを予測した。我々が精製・同定した好中球活性化ペプチドMCT-1およびMCT-CYCについて好中球細胞における機能解析を行ったところ，これらペプチドはG_{i2}サブクラスのGタンパク質を経由して細胞内に情報を伝達すること，精製したG_iタンパク質を直接活性化することが明らかとなった[9, 14, 16]。MCT-1やMCT-CYCは，G_iタンパク質を直接活性化することが知られているスズメバチ毒であるマストパランと同様に，細胞膜との結合により両親媒性ヘリックス構造を形成すると考えられること[38～43]，さらにマストパランは，活性は低いものの好中球を活性化することから，マストパランの構造活性相関から明らかとなったGタンパク質を直接活性化するペプチドの物理化学的特徴を持つものが，好中球を活性化するのではないかと考えた（詳細は文献9，37参照）。そして，これらGタンパク質を直接活性化する，すなわち好中球を活性化することが期待されるペプチドを化学合成し，好中球様分化HL-60細胞からのβ-ヘキソサミニダーゼ分泌を指標にその活性を確認することで，現時点で約50種類の新規活性ペプチドの同定に成功している（同定したペプチドのうち数種の構造を図4に示した）。

このように，Gタンパク質を直接活性化するペプチドの多くが，実際好中球を活性化することが明らかとなった。マストパランのような正電荷を持つ両親媒性ペプチドによって活性化される

第2章　ペプチド医薬の基礎

マイトクリプタイド
　-9: MLATRVFSLVGKRAISTSVCVR
　-10: MSVLTPLLLRGLTGSARRLPVPRAK
　-11: MAAQCVRLARRSLPALALSLRPSPRLL
　-12: MAVVGVSSVSRLLGRSRPQLGRPM

図4　ミトコンドリアタンパク質由来断片化ペプチドデータベース
から同定したマイトクリプタイドのアミノ酸配列

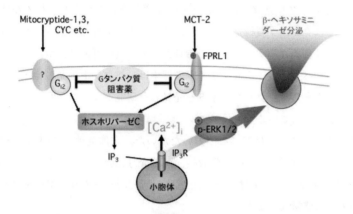

図5　マイトクリプタイドによる好中球活性化機序とGタンパク質を標的とした創薬の概念
FPRL1：ホルミルペプチド受容体ホモログ1，G_{i2}：G_{i2}-タイプGタンパク質，p-ERK1/2：リン酸化細胞外シグナル調節キナーゼ-1/2，IP_3：イノシトール1,4,5-三リン酸，IP_3R：IP_3受容体

細胞として，好中球ばかりでなく，肥満細胞や膵β細胞なども知られていることから[41〜45]，我々はこのような細胞もクリプタイドにより活性化される可能性が高いと考え検討を行っている。このようなGタンパク質を直接活性化するペプチドは，アミノ酸配列に類似性はないものの，その物理化学的特徴に類似性があるため，同様の特徴を持つペプチドが蓄積することにより，その作用を発揮する可能性が考えられる。実際我々はこれらペプチドの「蓄積効果」を，世界で初めて好中球様細胞で確認し，この新しい情報伝達をaccumulative signaling と命名している[15, 16, 37, 46]。

このような正電荷を持つ両親媒性ペプチドの蓄積は，リュウマチや劇症肝炎，虚血傷害など，多くの病態の原因となっていることが考えられる。現在創薬上での一般的な考え方は，特定のGタンパク質共役受容体（GPCR）に対する選択性の高い刺激薬や阻害薬を開発することであるが，もしこのような蓄積効果が本当の病因であった場合，特定のGPCRに対する薬剤では効果が限定されると考えられる。このような場合，Gタンパク質自体を阻害する薬剤であれば，好中球活性化に関与するGPCRであるFPR，FPRL1，CXCRなど，同一の作用をもたらすGPCRの機能をすべて阻害することができることから，高い効果が期待される（図5）。すなわち，Gタンパク質，特に好中球で発現が顕著であるG_{i2}サブクラスのGタンパク質は有望な創薬ターゲットとして期

待される。我々は既にこのG_{i2}サブクラスのGタンパク質の活性化を拮抗阻害するペプチドを報告しており[39, 47, 48]，今後このペプチドをリード化合物にして，実際に細胞レベルで効率的でしかも特異的にG_{i2}サブクラスのGタンパク質を阻害するペプチド性薬剤を開発してゆきたいと考えている。

6.5 おわりに

　最近，ペプチド創薬に対しメガファーマをはじめとして世界中の製薬会社が改めて注目し，糖尿病に対する薬剤であるグルカゴン様ペプチド-1誘導体をはじめとして様々な薬剤の開発が行われている。本稿ではタンパク質構造に隠された新しい生理活性ペプチド，クリプタイドの薬剤としての可能性および創薬ターゲットとしてのGタンパク質の可能性について概説した。多数存在する新しい生理活性ペプチド，クリプタイドの探索は，ペプチド創薬の様々な場面において重要性を増してくると考えられ，クリプタイドを発見した研究グループとして我々は，なお一層の貢献をしていければと考えている。

　本稿を終えるにあたって，本研究にご協力いただいた，宗像英輔　筑波大学名誉教授，下西康嗣　大阪大学名誉教授，高尾敏文　大阪大学教授，西義介　長浜バイオ大学教授，深水昭吉　筑波大学教授，若松馨　群馬大学教授，木村博一　国立感染症研究所チームリーダーをはじめとした多くの共同研究者の方々に感謝致します。

文　献

1) 宗像英輔, 化学と生物, **22**, 854-866（1984）
2) 松尾壽之, ファルマシア, **19**, 161-165（1983）
3) 向井秀仁, 宗像英輔, 化学と生物, **28**, 152-161（1990）
4) Munekata, E, *Comp. Biochem. Physiol. C*, **98**, 171-179（1991）
5) Yonath, A., *Peptide Science*, **2010**, 6-9（2011）
6) Tooze, S. A. *et al.*, *Trens Cell Biol.*, **11**, 116-122（2001）
7) Mukai, H. *et al.*, *Peptides: The Wave of the Future*, **2001**, 1014-1015, American Peptide Society（2001）
8) Mukai, H. *et al.*, *Peptide Revolution: Genomics, Proteomics and Therapeutics*, **2003**, 553-555, American Peptide Society（2004）
9) Ueki, N. *et al.*, *Biopolymers (Pept. Sci.)*, **88**, 190-198（2007）
10) Mukai, H. *et al.*, *J. Biol. Chem.*, **283**, 30596-30605（2008）
11) Mukai, H. *et al.*, *J. Immunol.*, **182**, 5072-5080（2009）
12) Seki, T. *et al.*, *Biochem. Biophys. Res.Commun.*, **404**, 482-487（2011）
13) Hokari, Y. *et al.*, *Prot. Pept. Lett.*, **19**, 680-687（2012）

第2章　ペプチド医薬の基礎

14) 向井秀仁, ペプチドニュースレター, **41**, 1-2 (2001)
15) 植木暢彦, 向井秀仁, 化学と生物, **44**, 728-730 (2006)
16) 向井秀仁, 木曽良明, 若松 馨, 生化学, **82**, 524-532 (2010)
17) 田中啓二, 生化学, **73**, 1115-1128 (2001)
18) Springer, T. A., *Cell*, **76**, 301-314 (1994)
19) Lay, K., *Cardiovasc. Res.*, **32**, 733-742 (1996)
20) Murphy, P. M., *Annu. Rev. Immunol.*, **12**, 593-633 (1994)
21) Sampson, A. P., *Clin. Exp. Allergy*, **30**, 22-27 (2000)
22) Romson, J. L. *et al.*, *Circulation*, **67**, 1016-1023 (1983)
23) Korthuis, R. J. *et al.*, *Am. J. Physiol.*, **254**, H823-H827 (1988)
24) Vinten-Johansen, J., *Cardiovasc. Res.*, **61**, 481-497 (2004)
25) Schiffmann, E. *et al.*, *Proc. Natl. Acad. Sci. USA*, **72**, 1059-1062 (1975)
26) Marasco, W. A. *et al.*, *J. Biol. Chem.*, **259**, 5430-5439 (1984)
27) Becker, E. L., *J. Exp. Med.*, **135**, 376-387 (1972)
28) Fernandez, H. N. *et al.*, *J. Immunol.*, **120**, 109-115 (1978)
29) Baggiolini, M., Walz, A. *et al.*, *J. Clin. Invest.*, **84**, 1045-1049 (1989)
30) Carp, H., *J. Exp. Med.*, **155**, 264-275 (1982)
31) Heimann, A. S. *et al.*, *Proc. Natl. Acad. Sci. USA*, **104**, 20588-20593 (2007)
32) Pimenta, D. C., Lebrun, I., *Peptides*, **28**, 2403-2410 (2007)
33) Dylag, T. *et al.*, *Peptides*, **29**, 473-478 (2008)
34) Gomes, I. *et al.*, *FASEB J.*, **23**, 3020-3029 (2009)
35) Gelman, J. S., Fricker, L. D., *AAPS J.*, **12**, 279-289 (2010)
36) Samir, P., Link, A. J., *AAPS J.*, **13**, 152-158 (2011)
37) 向井秀仁, 木曽良明, 遺伝子医学 MOOK, **21**, 298-304 (2012)
38) Higashijima, T. *et al.*, *J. Biol. Chem.*, **265**, 14176-14186 (1990)
39) Mukai, H. *et al.*, *J. Biol. Chem.*, **267**, 16237-16243 (1992)
40) 向井秀仁, 若松 馨, 蛋白質・核酸・酵素, **46**, 423-428 (2001)
41) Mukai, H. *et al.*, *Biochem. Biophys. Res. Commun.*, **362**, 51-55 (2007)
42) Mukai, H. *et al.*, *Protein Pept. Lett.*, **15**, 931-937 (2008)
43) Mukai, H. *et al.*, *Biochem. Biophys. Res. Commun.*, **375**, 22-26 (2008)
44) Komatsu, M., Aizawa, T. *et al.*, *Endocrinology*, **130**, 221-228 (1992)
45) Komatsu, M., McDermott, A. M. *et al.*, *J. Biol. Chem.*, **268**, 23297-23306 (1993)
46) Mukai, H. *et al.*, *Peptides*, **2008**, 570-571, European Peptide Society (2009)
47) Mukai, H. and Higashijima, T., *Regul. Pept.*, **46**, 338-339 (1993)
48) Vitale, N., *et al.*, *J. Biol. Chem.*, **268**, 14715-14723 (1993)

7 ウイルスの変異に学ぶ抗HIV活性ペプチドのデザイン

大石真也[*1]，藤井信孝[*2]

7.1 はじめに

　HIV-1の宿主細胞への感染は，2つのエンベロープタンパク質を介する吸着・融合プロセスを経て成立する。まず，ウイルス粒子表面のgp120は，宿主細胞膜上に発現しているCD4およびケモカイン受容体（CXCR4もしくはCCR5）を認識して結合する。これに伴い，もう1つのエンベロープタンパク質gp41のN末端領域が宿主細胞に結合し，gp41のN末端側のαヘリックス領域（N-terminal heptad repeat：N-HR）とC末端側に位置するαヘリックス領域（C-terminal heptad repeat：C-HR）の逆平行型のコイルドコイル構造からなる6-helix bundleを形成することで，ウイルス膜と宿主細胞膜の膜融合が成立する[1]。

　このN-HRもしくはC-HRの配列を有するペプチドは，ウイルスgp41の対応する配列に結合して強力な抗HIV活性を示すことから，ペプチド性抗HIV剤としての研究・開発が行われてきた（図1）。例えば，Trimeris社により開発されたenfuvirtide（T-20, Fuzeon®）は，従来の逆転写酵素阻害剤やプロテアーゼ阻害剤への耐性ウイルスに対しても効果を示し，治療薬としての有効性が高い[1]。また，抗HIV活性を高めるとともに血中滞留性を向上した各種C-HR由来ペプチドが報告されている。一方で，T-20の長期投与を受けた患者において，新たな薬剤耐性ウイルスが検出されることが課題となっている。

7.2 膜融合阻害剤に対する薬剤耐性変異の獲得とこれに基づく分子設計

　HIV-1 gp41のC-HRの部分配列に相当するT-20の耐性に関わる変異は，薬剤が作用するN-HRのLeu33-Leu45領域において認められ，その代表的なアミノ酸置換はV38AおよびN43Dである[2]。これによりウイルスN-HRへのT-20の結合親和性が低下し，薬剤耐性に至るものと考えられる。一方，N-HRに変異を有する多くのT-20耐性株にはC-HRに二次変異S138Aが認められ，両方の変異を持つウイルス株に対するT-20の感受性はさらに低下すると報告された。これらの変異は，gp41がコイルドコイル構造をとる際に相互作用する位置に生じていることから，付加的な変異の導入によりウイルス自身のC-HRとの結合を回復させて耐性が増強されたものと想定される。著者らは，これらの薬剤耐性獲得プロセスをもとに，T-20およびC-HR由来ペプチドC34に関する構造化学的アプローチを含む構造活性相関研究を展開し，T-20耐性株に有効な新たなHIV-1膜融合阻害剤の開発研究を行った[3]。

　まず，T-20耐性株の変異部位（Ser138）にアミノ酸置換を導入したT-20誘導体について，HIV-1野生株，および，T-20耐性株（V38A, N43D, N43D/S138A）に対する抗HIV活性を評価した（表1）。HIV-1野生株に対する作用は，脂肪族炭化水素側鎖を有するアミノ酸（Ala, Ile,

---

[*1] Shinya Oishi　京都大学　大学院薬学研究科　医薬創成情報科学専攻　講師
[*2] Nobutaka Fujii　京都大学　大学院薬学研究科　医薬創成情報科学専攻　教授

第2章　ペプチド医薬の基礎

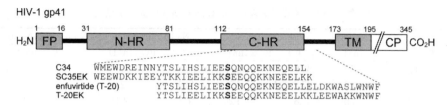

図1　HIV-1 gp41の構造と膜融合阻害剤の配列

表1　S138X変異を導入したenfuvirtide（T-20）誘導体の抗HIV活性

X	EC_{50} (nM)			
	WT	V38A	N43D	N43D/S138A
A	0.6	3.6	3.5	3.2
D	210	>1000	>1000	>1000
E	283	>1000	>1000	>1000
F	9.4	203	393	478
G	1.3	65	141	185
H	210	>1000	>1000	>1000
I	0.5	4.9	2.9	2.4
K	708	>1000	>1000	>1000
L	0.7	13	2.9	2.2
M	0.7	4.4	1.7	1.2
N	19	>1000	>1000	>1000
P	446	>1000	>1000	>1000
Q	34	>1000	>1000	>1000
R	362	>1000	>1000	>1000
S	2.4	23	49	84
T	0.9	39	161	124
V	0.4	31	22	23
W	29	>1000	>1000	>1000
Y	25	516	>1000	>1000

Leu, Met, Val）にSer138を置換したT-20誘導体において高い抗HIV活性が認められた。一方，芳香族アミノ酸（Phe, Tyr, Trp）置換では活性の向上が認められず，また，この他の水溶性アミノ酸への置換では，Thr置換を除いて著しい活性の低下が認められた。さらに，3種類のT-20耐性株に対する作用においても同様の傾向が認められ，特にAla, Ile, Leu, Met置換を導入したT-20誘導体では，これらの薬剤耐性株への高い活性を維持していた。以上のように，ウイルスgp41 C-HRに見られるアミノ酸変異の位置への適当な修飾が，T-20耐性株に対する新たな膜融合阻害剤の分子設計指針となることが示唆された。

続いて，これらのSer138部位の代表的なアミノ酸置換について，N-HR/C-HR結合親和性と抗HIV活性の相関について評価した。Ser138をコードするコドン（TCG）からの1塩基変異により得られる5種類のアミノ酸置換を導入したC34誘導体［Ala（GCG）; Thr（ACG）; Pro（CCG）; Trp（TGG）; Leu（TTG）］を化学合成し，各ペプチドの抗HIV活性を評価した。ま

表2 S138X 変異を導入した C34 誘導体の抗 HIV 活性

X	wild-type		V38A mutant		N43D mutant		N43D/S138A mutant
	T_m (℃)	EC_{50} (nM)	T_m (℃)	EC_{50} (nM)	T_m (℃)	EC_{50} (nM)	EC_{50} (nM)
S	53.7	7.3	42.8	15	35.6	23	19
A	59.6	2.0	47.3	1.7	40.0	2.0	1.3
L	57.8	1.5	47.8	1.2	46.8	0.5	0.4
T	49.6	2.6	39.5	4.8	—	32	24
W	48.6	>1000	44.1	>1000	31.4	>1000	>1000
P	47.8	46	45.3	436	—	250	176

た，N36との等量混合物のCDスペクトル測定により，温度変化に伴う222nm付近のモル楕円率変化をもとにN36/C34結合親和性（複合体安定性）の指標となるαヘリックス相転移温度（T_m値）を算出した（表2）。HIV-1野生株のアミノ酸配列に対応するN36との複合体安定性評価では，AlaおよびLeu置換においてT_m値の上昇が認められ，また，抗HIV活性の向上が見られた。T-20耐性変異を有するN36との複合体安定性評価においても同様に，C34$_{S138A}$およびC34$_{S138L}$が他の誘導体と比較して高いT_m値と抗HIV活性を維持した。これらのことから，ウイルスの耐性獲得プロセスで見られるアミノ酸置換が，薬剤耐性株に対する膜融合阻害剤のデザインに有用であることが示唆された。

このデザインの妥当性をX線結晶構造解析と自由エネルギー計算に基づいて評価した[4]。HIV-1野生型の6-helix bundle構造（N36/C34：PDB code 1AIK）とS138A変異を有する6-helix bundle構造（N36/C34$_{S138A}$）はほとんど同一であり，138位側鎖のN-HRに対する結合親和性が複合体の熱力学的安定性（抗HIV活性）に直接的な影響を及ぼしていることが示唆された。このため，それぞれの構造に対して分子力学計算およびPBSA（Poisson-Boltzmann Surface Area）モデルを用いて自由エネルギー計算を行ったところ，S138A置換によりC-HRペプチドの脱溶媒和エネルギーが増大し複合体構造形成に有利に作用していることが示唆された。

7.3 構造化学的知見に基づく相互作用部位の最適化へのアプローチ

著者らは，gp41の6-helical bundle複合体構造に基づいてC-HR由来ペプチドのαヘリックス構造の安定性を高めることで，強力な抗HIV活性を示す修飾ペプチドSC34[5]，SC34EK[5]，SC35EK[5]およびT-20EK[6]を見いだしている（図1）。これらは，T-20およびC34のアミノ酸残基のうち，N-HRとの相互作用面の残基を保存する一方で，それ以外の残基をLysもしくはGluに置換したペプチドで，水性溶液への極めて高い溶解性を示す。また，これらのペプチドは，gp41 N-HR配列中にT-20もしくはC34への耐性変異を有するウイルス株に対しても強力な抗HIV活性を示した[6,7]。一方，薬剤耐性誘導実験において得られたSC34およびSC34EKに対する薬剤耐性株は，gp41配列中に12アミノ酸の変異を有しており，野生株と比較して顕著なウイルス複製能の低下が認められた[8]。著者らは，これらの有望な抗HIV膜融合阻害剤をリード化合物として，さらなる構造最適化について検討を行った。

第2章 ペプチド医薬の基礎

表3 S138X 変異を導入した T-20EK 誘導体および SC35EK 誘導体の抗 HIV 活性と 6-helical bundle の安定性，およびアフィニティーセレクションにおけるペプチドの回収率

X	T-20EK$_{S138X}$			SC35EK$_{S138X}$		
	EC$_{50}$ (nM)	T_m (℃)	Recovery rate (%)	EC$_{50}$ (nM)	T_m (℃)	Recovery rate (%)
A	0.34	80.1	10.0	1.2	86.4	11.5
D	330	56.5	1.5	15	59.7	0.0
E	230	61.0	2.2	15	66.2	1.8
F	2.8	64.6	5.8	1.5	72.9	4.0
G	0.38	76.7	9.6	1.9	79.1	11.6
H	35	58.5	3.2	1.9	62.9	2.4
I	0.37	79.7	10.4 [a]	1.3	84.6	11.3 [a]
K	330	50.6	0.8	8.2	53.5	0.0
L	0.44	77.6	10.4 [a]	0.93	83.2	11.3 [a]
M	0.24	79.0	9.9	0.68	84.1	12.5
N	4.8	65.7	3.5	2.2	69.0	4.3
P	44	55.5	0.2	35	56.1	0.1
Q	7.9	60.0	2.2	2.4	65.9	2.1
R	320	49.4	1.5	280	52.3	0.0
S	1.1	78.8	10.0	1.0	81.6	11.5
T	0.39	75.9	10.0	1.8	79.7	11.7
V	0.30	76.0	9.4	1.9	79.9	12.1
W	20	62.0	5.2	3.1	66.4	0.9
Y	5.0	61.1	4.7	1.9	68.0	2.3

[a] Combined yield of S138I and S138L mixtures.

　先の T-20 および C34 配列へのアミノ酸置換と同様に，T-20EK および SC35EK 中の gp41 S138 位に対応するアミノ酸について，Cys を除く天然アミノ酸に置換した各種誘導体を合成し，N54 および N36 との複合体の安定性（T_m 値の算出）と抗 HIV 活性を評価した（表3）。上述の C34 誘導体および T-20 誘導体への 138 位アミノ酸置換効果と同様に，Ala，Ile，Leu，Met 置換を導入した SC35EK 誘導体および T-20EK 誘導体において複合体の安定性の向上が認められ，高い抗 HIV 活性を示した。興味深いことに，C34 や T-20 では活性が消失した各種アミノ酸置換であっても，SC35EK や T-20EK では一定の複合体の安定性と抗 HIV 活性の維持が認められ，アミノ酸置換とヘリックス誘起モチーフの利用は相加的に抗 HIV 活性の向上に役立つことが示唆された。

　次に，著者らは，C-HR ペプチドと N-HR ペプチドから構成される 6-helical bundle 複合体の熱力学的安定性と C-HR ペプチドの抗 HIV 活性との相関に着目し，効率的に高活性ペプチドを選択するためのスクリーニング手法を開発した[9]。すなわち，T-20EK や SC35EK の 138 位を置換した誘導体（T-20EK$_{S138X}$ 及び SC35EK$_{S138X}$）の混合物と His タグで修飾した N-HR ペプチド (His)$_6$-N54 もしくは (His)$_6$-N36 を緩衝液中で混合して平衡状態とした後，その複合体を Ni-NTA で回収した。得られた複合体を 50% 酢酸で解離させた後，LC-MS により定量解析を行い，混合物の初濃度との比較により各置換体の回収率を算出した。その結果，混合物に含まれる

各コンポーネントの回収率はT_m値やEC$_{50}$値と正の相関を示し，このアフィニティーセレクション法により膜融合阻害活性ペプチドの短期間での構造最適化を可能にした（表3）。

7.4 おわりに

近年，短期間で急速な感染の広がりを見せる重症急性呼吸器症候群（SARS）や新型インフルエンザのような感染症に対する創薬研究のあり方が注目されている。このような，重篤な症状を示す患者が指数関数的に増加する感染症に対する治療薬には，高い治療効果や安全性だけでなく迅速な開発・供給が必要とされる。著者らは，ウイルスの塩基配列解析から容易に入手可能なエンベロープタンパク質の配列を利用することで，本法がHIVだけでなくSARSコロナウイルスやネコ免疫不全症候群ウイルス（FIV）に対する膜融合阻害剤の創製にも有効であることを明らかにした[10, 11]。ウイルスの塩基配列・変異情報を化合物の分子設計に有効活用する本アプローチは，ゲノム情報や構造データベースの利用によりさまざまな抗ウイルス薬の創製に適用可能であることから，今後その幅広い応用が期待される。

文　　献

1) T. Matthews *et al.*, *Nat. Rev. Drug Discov.*, **3**, 215（2004）
2) L. Xu *et al.*, *Antimicrob. Agents. Chemother.*, **49**, 1113（2005）
3) K. Izumi *et al.*, *J. Biol. Chem.*, **284**, 4914（2009）
4) T. Watabe *et al.*, *J. Mol. Biol.*, **392**, 657（2009）
5) A. Otaka, *et al.*, *Angew. Chem. Int. Ed.*, **41**, 2937（2002）
6) S. Oishi, *et al.*, *J. Med. Chem.*, **51**, 388（2008）
7) H. Nishikawa, *et al.*, *Int. J. Biochem. Cell Biol.* **41**, 891（2009）
8) K. Shimura *et al.*, *J. Biol. Chem.* **285**, 39471（2010）
9) S. Oishi, *et al.*, *Med. Chem. Commun.*, **1**, 276（2010）
10) M. Ujike, *et al.*, *J. Virol.*, **82**, 588（2008）
11) S. Oishi, *et al.*, *Bioorg. Med. Chem.*, **17**, 4916（2009）

8 TNFペプチドアンタゴニストによる骨吸収抑制作用

青木和広[*1], 大谷啓一[*2]

8.1 はじめに

骨の機能は支持組織として骨格を形成して体を支えることにある。骨は作られてから時間がたつと固くもろくなるので,新しい骨と置き換わる必要があり,その目的のため骨組織は常に吸収と形成を繰り返しながらダイナミックな形態変化を行っている。骨の量と質は厳密に調節されているが,食事中のカルシウムやリン量の変動,運動による負荷の増大や低下,老齢化,閉経に伴うホルモンバランスの崩れ,自己免疫疾患や腫瘍による病変,歯周病,関節リウマチなどの炎症性病変等により影響される。本稿では炎症性病変等による骨吸収・骨破壊の克服を主なターゲットとして開発されつつあるTNFペプチドアンタゴニストの現状を中心に紹介し,骨組織疾患に対応するペプチド薬の将来展望を述べる。

8.2 骨リモデリングと炎症性骨吸収

8.2.1 骨リモデリングと代謝性骨疾患

骨格を構成する骨組織は常に形成と吸収を繰り返しており,その一連の過程を「骨リモデリング」と呼ぶ。骨リモデリングにおいて骨形成を担当する細胞は骨芽細胞(osteoblast)であり,骨吸収を担当するのは破骨細胞(osteoclast)である。さらに最近になり骨組織中に埋め込まれている骨細胞(osteocyte)が骨リモデリング過程の制御に重要な役割を果たすことが明らかになっている。ヒト成人では全体の3~5%の骨表面で常に骨リモデリングが起こっており,骨の種類にもよるが2~7年程度で全ての骨が新しい骨と入れ替わるとされる。骨リモデリングの特徴は破骨細胞による骨吸収が最初に起こり,古くなった骨を除去し,その後に骨芽細胞が出現して吸収された骨を新しい骨で埋め戻す過程を経ることにある。この一連の過程は骨吸収と骨形成に影響する様々な細胞・基質関連因子(カップリング因子)により調節されている[1,2]。骨吸収と骨形成のバランスは厳密にコントロールされており通常は骨量の増大や減少は起こりにくい。しかし閉経による性ホルモンバランスの崩れ,加齢や腎臓疾患などによるカルシウム代謝関連ホルモンの異常などによりこのコントロールは破綻し,骨量が減少して骨粗鬆症に代表される代謝性骨疾患を発症する[3,4]。

8.2.2 炎症性骨吸収と骨形成抑制

関節リウマチでは関節の滑膜組織の炎症に伴い関節破壊や骨減少症が発症することが知られている[5]。歯周病では細菌感染により慢性的な炎症が歯周組織に生じて歯槽骨の破壊が生じる[6]。

[*1] Kazuhiro Aoki 東京医科歯科大学 大学院医歯学総合研究科 生体支持組織学講座 硬組織薬理学分野 准教授

[*2] Keiichi Ohya 東京医科歯科大学 大学院医歯学総合研究科 生体支持組織学講座 硬組織薬理学分野 教授

ペプチド医薬の最前線

炎症部位で産生されるIL（interleukin）-17や炎症性サイトカインであるTNF（tumor necrosis factor）-α，IL-1，IL-6，PG（prostaglandin）E_2などは滑膜線維芽細胞のRANKL（receptor activator of nuclear factor-κB ligand）発現を刺激する[7]。RANKLはTNFファミリーに属するシグナル分子であるが骨芽細胞，骨細胞，滑膜線維芽細胞，活性化したT細胞などの細胞膜上に発現して破骨細胞の前駆細胞に存在する受容体RANK（receptor activator of nuclear factor-κB）に結合する。RANKLシグナルはRANKにTRAF（TNF receptor-associated factor）6等のアダプタータンパクとの結合を促し，下流のNF-κB，c-jun，p38MAPKを作動させ，カルシウムシグナルの上昇が続き，破骨細胞のマスター転写因子とされるNFAT（nuclear factor of activated T cell）c1を誘導する[8]。さらに転写因子AP（activation protein）1の活性化などにより破骨細胞の機能活性に必要な酸性フォスファターゼ，プロトンATPase，MMP（matrix metalloproteinase）13，カテプシンKなどの転写を増大させて破骨細胞の機能を高める。RANKL／RANKによる情報伝達は破骨細胞の分化と機能を促進するキーメカニズムであり炎症性骨吸収においても病態の増悪に重要な役割を果たしている[9,10]。また，炎症性サイトカインはT細胞を活性化してRANKLを発現誘導して破骨細胞の形成を刺激すると同時に，IFN-γを分泌して破骨細胞の分化を抑制する。この正負のバランスが負に傾くと骨破壊が進行すると考えられている（図1）[11,12]。

近年，自己免疫性炎症はInterleukin（IL）-17産生性のヘルパーT細胞サブセット（T_H17細胞）によって引き起こされることが明らかとなった[13]。T_H17細胞は，炎症性サイトカイン環境下にて未感作CD4＋細胞が抗原を認識し，活性化することで分化が誘導される。T_H17細胞が産生す

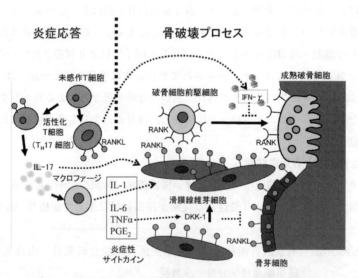

図1　関節リウマチによる破骨細胞の形成と骨吸収・骨破壊
関節リウマチでは免疫細胞が関わる炎症応答プロセスから骨系細胞が関わる骨破壊プロセスが密接に関連している。詳細は本文「炎症性骨吸収と骨形成抑制」の項目を参照。

第2章　ペプチド医薬の基礎

るIL-17は，血管内皮細胞や上皮細胞，マクロファージなどに働きかけて，炎症応答を惹起する。また，T_H17細胞は関節リウマチにおいて骨破壊性T細胞として機能することから，T_H17細胞分化の制御因子として発見されたIκBζが治療標的になる可能性がある[14, 15]。

炎症性サイトカインは骨芽細胞の分化，機能を抑制して骨形成を阻害する[16, 17]。特にTNFは骨形成阻害因子であるDkk-1（Dickkopf-1）やスクレロスチンの発現を誘導して，Wnt/β-cateninによる骨形成促進効果を減弱する[18]。以上のように，炎症状態における免疫系システムや骨組織細胞の異常は骨吸収促進と骨形成低下を招いて結果的に骨量減少を起こすと考えられる。

TNFあるいはRANKLに対するアンタゴニスト創薬は炎症性の骨量減少を起こす病態への治療戦略として極めて価値あるものであるが，その特異性や効果など改良すべき点も多いと思われる[19]。その中でもこれから述べる低分子量ペプチドアンタゴニストによる骨吸収抑制と骨形成促進は有望な薬物効果としてその応用が期待できる。

8.3　TNF-αペプチドアンタゴニスト
8.3.1　ペプチドアンタゴニスト開発の背景

1997年にペンシルバニア大学のM. I. Greene博士とR. Murali博士らが開発したTNF-αペプチドアンタゴニストは，TNF1型受容体上のTNF-α認識部位から設計されたペプチドである。彼らは，抗体製剤など高分子製剤開発の潮流の中で，高分子製剤の欠点を補うペプチド製剤の開発を始めていた。ターゲットとする分子の立体構造を模倣するペプチドを設計する際に，"aromatically modified exocyclics（AME）"と呼ぶ新しいタイプのペプチド分子構造を考案していた[20, 21]。この分子構造を利用してT細胞上の膜貫通糖タンパクCD4の1つのドメインと構造が類似するペプチドを設計しT細胞の活性をブロックさせる可能性を示し，またHIVタイプ1上の外膜糖タンパクgp120との結合をブロックするペプチドを設計しHIV感染を予防できる可能性を示し，AME構造を利用したペプチド製剤の有用性を示していた[22]。AMEタイプのペプチドは，フェニルアラニンやチロシンといった芳香族残基（aromatic residue）をペプチドの両端に配置するとともに両端に配置した芳香族残基のすぐ隣にシステイン残基を配列させている。この配列により，システイン残基同士がジスルフィド結合して環状構造をつくるため，ペプチドの構造的安定性が高まるとともに，ターゲットとするタンパク分子に対する結合効率の増加がもたらされた。

このようにAMEを用いた新しいアプローチが成功し，TNF-αとTNF受容体との相互作用を抑制するペプチドアンタゴニストの設計に応用された[23]。彼らはまずタンパクデータベースから入手可能なTNF-βとTNF1型受容体（TNFR(I)）との複合体[24]およびTNF-α自身[25]のX線結晶構造解析情報（PDBコード：1TNRおよび1TNF）を用いてTNFR(I)上の3つの重要なリガンド結合領域WP5, WP8, WP9を同定した（図2A）。TNF-βの情報が利用できたのはTNF-βが構造的にTNF-αと非常に似ているためであり，両者は同じ受容体を共有する。WP5

を同定するためには,抗TNF-α抗体のアミノ酸配列[26]も参考にした。彼らは同定した3つのリガンド結合領域それぞれの立体構造に似せて分子量わずか1000程度のAMEタイプのペプチドを設計した(表1)。

設計されたそれぞれのペプチドがTNF-α/受容体間結合をどれだけ阻害するかを,^{125}IでアイソトープラベルしたTNF-αとプレートに固着させた可溶性TNF受容体との結合の抑制実験によりTNF-αアンタゴニストとしての能力を検討した。その結果,WP8を鋳型にして設計されたペプチドは,TNF-α/受容体間結合をほとんど抑制しなかったが,WP5から設計されたものはいくらかの結合抑制効果を示した。WP9を鋳型にしてつくられたペプチドは,WP5を鋳型にしたペプチドよりさらに優れた抑制効果を現した。そのなかでもWP9Qのアスパラギン残基(N)をチロシン残基(Y)におきかえたWP9QY(W9)は最も高い抑制効果を示し,TNF-α/受容体間結合抑制実験において50%抑制濃度(IC50)が約5μMを示した(図2B)。このアッセイにおけるW9 25μMの抑制効果は可溶性TNF受容体[5] 1nMの抑制効果と同程度であった。W9ペプチドの分子量が可溶性TNF受容体(分子量約15万)の約125分の1であることから,同じ重量に対してはモル数ほどの効力差はないと思われる。後述するコラーゲン誘導関節炎(collagen-induced arthritis;CIA)モデルにおいて,W9は明らかな炎症抑制効果が認められるが,抗TNF-α抗体に比べると炎症抑制作用は弱く,関節炎の発症を遅延させることはできない。ただ,骨吸収抑制作用は,同じ投与量でもW9の方が抗TNF抗体よりも強いことが明らかとなっている[27]。

8.3.2 RANKLにも拮抗するTNF-αペプチドアンタゴニスト[28]

米国において抗TNF抗体が抗リウマチ薬として承認された頃,破骨細胞の前駆細胞上および

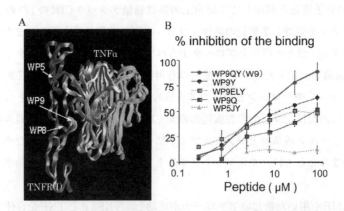

図2 TNF1型受容体(TNFR(I))上のTNF-α結合部位から設計された
ペプチドアンタゴニスト作用(文献23より改変引用)

A. 結晶構造解析情報と抗TNF-α抗体のアミノ酸配列を参考にして同定したTNFR(I)の細胞外ドメイン上にある3つのリガンド認識部位(WP5, WP8, WP9)。TNF-αは2量体として描いてある。B. WP9QYによるTNF受容体とTNF-αとの結合阻害実験 プレートに固定したTNFR(I)と^{125}IでラベルしたTNF-αとが設計されたペプチドにより結合阻害される割合を示す。WP9QY(W9)はWP9を鋳型として設計したペプチド中,最も高い抑制効果を認めた(表1参照)。

第2章 ペプチド医薬の基礎

表1 TNF-α結合領域の立体構造に似せて設計されたペプチド。文献23より改変

TNFR(I)上のリガンド結合領域 （カッコ内はそれぞれのループの位置を示す）	新しく設計されたAMEタイプのペプチド	
WP5 (loop1 of domain2) 60 FTASENH 66	WP5JY WP5J WP5JN	YC ASENH CY FC ASENH CY FC NSENH CY
WP8 (loop2 of domain2) 76 CRKEMGQV 83	WP8JF WP8L	FC RKEMG CY YC RKELGQV CY
WP9 (loop1 of domain3) 107 WSENL 111	WP9Q WP9ELY WP9Y WP9QY (W9)	YC WSQNL CY YC ELSQYL CY YC WSQNY CY YC WSQYL CY

A：アラニン，C：システイン，E：グルタミン酸，F：フェニルアラニン，G：グリシン，H：ヒスチジン，K：リシン，L：ロイシン，M：メチオニン，N：アスパラギン，Q：グルタミン，R：アルギニン，S：セリン，W：トリプトファン，Y：チロシン（文献23より改変）

　成熟破骨細胞上に発現する受容体RANKが，破骨細胞の分化と機能発現に重要であり，そのリガンドであるRANKLの刺激により伝わるシグナルが骨吸収活性を亢進させることが明らかとなった。この受容体RANKは細胞外ドメインにシステインが豊富な構造（cystein-richdomain：CRD）が繰り返されるTNF受容体ファミリーに属する。W9ペプチドの設計の鋳型としたTNF1型受容体上のリガンド認識部位（WP9領域）は，膜から数えて3番目のCRD上に存在し，その最初のループ構造に相当した。興味深いことにFasやCD40，OPG（osteoprotegerin）などRANK以外のTNF受容体ファミリーには，WP9に相当する配列領域は存在しなかった。このことから，我々はTNF受容体上のWP9を鋳型にしてつくられたW9が，TNF-αだけでなくRANKLのアンタゴニストとしても働くのではないかと考えた。実際，W9はマウス骨髄細胞をマクロファージコロニー刺激因子（M-CSF）とRANKLで誘導した破骨細胞形成促進効果を濃度依存的に抑制した。しかもこの効果はTNF受容体欠損細胞を用いた培養系でも同様にRANKL誘導の破骨細胞形成を抑制したことから，W9がRANKLアンタゴニストとして働くことが示唆された。実際，RAW264.7細胞を用いてRANKLの下流シグナルに対する影響を調べてみると，RANKL刺激によるNF-κBの活性化，Erkのリン酸化，JnkやAktのキナーゼ活性を濃度依存的に抑え，その抑制濃度は破骨細胞形成の抑制濃度とほぼ一致した。

　さらに，TNF-αとRANKLに対する結合能力を調べてみた。表面プラズモン共鳴装置を用いた測定ではTNF-αと同程度もしくはそれ以上の結合親和性を示した。興味深いことにOPGとは異なり，W9はRANKとRANKLとの結合を引き離すほどの作用は認められなかった。通常リガンドの刺激を遮断する分子は受容体とリガンドの結合を引き離す干渉作用を示すが，W9の場合は従来考えられていたメカニズムとは異なる機序で受容体以下のシグナルをブロックしている可能性が示唆された。このW9によるRANKLシグナル抑制メカニズムを解明するために，分子

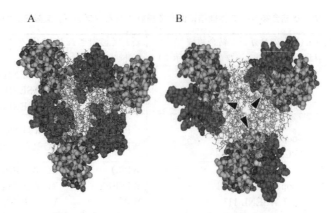

図3　W9ペプチドによるRANKの細胞外構造の変化

分子モデリングにより細胞外のRANKL（スティック状モデル）とRANK（球状モデル）の結合状態を予測した。いずれも3量体で示しており，左がW9ペプチド無し，右がW9ペプチド有りの場合を示す。濃いグレーのRANKの細胞外ドメインがW9ペプチドにより大きく外側にシフトしていることがわかる。明るいグレー部分はW9ペプチドが接するRANK上の場所より細胞膜より遠い分子を示し，濃いグレーの部分は細胞膜に近い分子を示す。詳細は文献28を参照。

モデリング法を用いてRANKの分子構造変化を予測してみた。すると，3量体RANKLと結合するRANK分子は，W9の存在により大きく構造変化を起こすことが明らかとなった。W9は，受容体とリガンドの間に挟まれる形となって，受容体の構造変化を生じさせることによりRANKL/RANKシグナル伝達を阻害する可能性が示唆された（図3）。

8.3.3　W9ペプチドの骨吸収抑制作用

上述のように，培養系でW9による破骨細胞分化抑制作用が明らかとなったため，マウスを用いた動物実験によりW9の骨吸収抑制作用を確認した。まず，短期間で骨吸収を誘導できる低カルシウム食飼育モデルや閉経後骨粗鬆症のモデルである卵巣摘出（OVX）モデルを用いて，W9の骨吸収抑制効果を検討したが，いずれのマウスモデルにおいても2mg/kg/dayの投与量で骨吸収抑制効果を示し，増加した破骨細胞数も減少を示した[28]。さらに，TNF受容体1型および2型両欠損マウスを用いた低カルシウム食飼育実験でも低カルシウム食飼育により骨密度は減少するが，この減少した骨密度はW9により有意に抑制された。尿中の骨吸収マーカーもこれら骨密度の変化を支持した。この培養系と動物を用いた一連の実験により，W9がTNF-αのアンタゴニストとしてだけでなくRANKLのアンタゴニストとしても働く可能性が強く示唆された[28]。

次に我々は，W9が炎症のメディエータであるTNF-αを抑え，かつ破骨細胞の機能と分化を促進するRANKLにも拮抗することから，コラーゲン誘導関節炎（CIA）モデルと歯周病菌 Porphyromonas gingivalis局所投与による炎症性骨吸収モデルを用いてW9の炎症性骨破壊に対する効果を検討した。TNF-αには作用しない抗RANKL製剤とは異なり，4mg/kg/day W9投与により両モデルの炎症症状は明らかに抑制した[27, 29]。CIAモデルでは，W9と同じ4mg/kg/dayの用量で抗TNF-α抗体との効力比較を行った。膝関節近傍の骨量減少に対しては

W9も抗TNF-α抗体も同じように骨量減少を抑制したが,膝関節から少し離れた脛骨近心2次海綿骨領域における骨量減少に対しては,W9は完全に骨量減少を抑制したが,抗TNF-α抗体ではわずかしかブロックできなかった(図4)。このことは抗TNF-α抗体にはRANKL阻害作用がないため,関節から離れた骨量減少に対しては,RANKL拮抗作用を併せ持つW9の方が効率的に抑制できたと考えられた。

8.3.4 ペプチド製剤安定化の工夫

以上述べたW9を用いた動物実験では,ペプチドの投与に浸透圧ポンプを用いて持続的に皮下投与を行った結果である。著者らの初期の実験においては,大量投与(24mg/kg/dayを1日に8回投与)を行わなければW9の明らかな骨吸収抑制効果は現れなかった[28, 30]。これは,W9の生体内半減期が短いためであり,W9のようなペプチド製剤が効力を発揮するためには,半減期を延ばす為の構造的工夫や人工アミノ酸の挿入,もしくは有効な濃度を維持するために徐放性を期待したドラッグデリバリーシステムの開発も必要である。

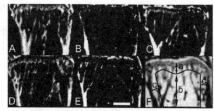

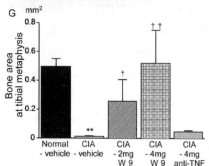

図4 W9ペプチドによる関節リウマチモデルによる骨破壊の抑制

マウスCIAモデルを用いて,4mg/kg/dayの同じ投与量でW9と抗TNFα抗体との効力比較を行った。関節から少し離れた脛骨2次海綿骨部における骨減少に対しては,W9の骨吸収抑制作用が顕著に認められた。文献27参照。

我々はJitsubo社との共同研究により,W9ペプチドのシステイン間を結ぶジスルフィド結合部位に修飾を加えることにより,破骨細胞分化抑制作用を維持したまま半減期が延長できること,さらに動物実験においても,W9の皮下投与では抑制できない低カルシウム食飼育による骨量減少を,修飾したW9の皮下投与により有意に抑制する結果を得ている[31]。

さらに,京都大学秋吉一成博士との共同研究により,ペプチド徐放担体にChoresterol-bearing Pullulan(CHP)ナノゲルを用いると,骨量減少の抑制のために1日8回必要であったW9投与を1日2回に減少させることができた[32]。また,CHPに工夫を加えることにより1日1回の皮下投与でも骨量減少を抑制できることが明らかとなっている(論文投稿準備中)。

8.3.5 W9ペプチドの骨形成促進作用

近年我々はW9がbone morphogenic protein(BMP)誘導の異所性骨石灰化を促進するだけでなく,W9自身も骨芽細胞分化を促進し,頭蓋骨の骨欠損を修復できる能力があることを明らかにした(論文投稿中)。この骨形成促進能力はTNFα欠損マウスやTNF1型受容体欠損マウスを用いた実験によりTNF-αの作用が及ばない環境下でもW9骨形成促進能は発揮されるため,W9骨形成促進作用はTNF拮抗作用に依存しないことが考えられた。さらにRANKL欠損マウス

を用いるとW9の骨形成促進能力が喪失したため，W9の骨形成促進能は，骨芽細胞膜上のRANKLにW9が結合することにより発揮されると想定している（論文投稿準備中）。また，軟骨形成促進作用も報告されているがその詳細なメカニズムは不明である。

8.4 おわりに

カルシトニンやPTHなど生体のホルモンを利用した骨関連ペプチド製剤では，血中半減期が短くても作用を表すものもある。しかし，ほとんどの骨関連ペプチド製剤は，何らかの修飾あるいは担体を含め製剤的な工夫をしなければ，臨床応用まで行き着かないと思われる[33]。高分子製剤の問題点を克服するために開発されたTNF-α拮抗ペプチドであるW9は，炎症を抑え，骨吸収を抑制し，骨形成まで促進する作用を持ち合わせたペプチドである。炎症性骨吸収が亢進する関節リウマチ患者に対する治療薬としてW9をひな形に多くのペプチド製剤が開発されることを期待する。

謝辞

W9研究は米国ハーバード大学歯学部R. Baron博士，ペンシルバニア大医学部M. I. Greene博士，Cedars-sinai Medical CenterのR. Murali博士，新潟薬科大 石黒正路博士，オリエンタル酵母古屋優里子博士，保田尚孝博士との共同研究である。

文　献

1) Eriksen, E. F., *Rev. Endocr. Metab. Disord.* **11**, 219-227（2010）
2) Sims, N. A. & Gooi, J. H., *Semin. Cell Dev. Biol.* **19**, 444-451（2008）
3) Raisz, L. G. & Rodan, G. A., *Endocrinol. Metab. Clin. North Am.* **32**, 15-24（2003）
4) Frenkel, B. *et al.*, *J. Cell Physiol.* **224**, 305-310（2010）
5) Romas, E. & Gillespie, M. T., *Rheum. Dis. Clin. North Am.* **32**, 759-773（2006）
6) Teng, Y. T. *et al.*, *J. Clin. Invest.* **106**, R59-R67（2000）
7) Lam, J. *et al.*, *J. Clin. Invest.* **106**, 1481-1488（2000）
8) Takayanagi, H. *et al.*, *Dev. Cell.* **3**, 889-901（2002）
9) Suda, T. *et al.*, *Endocr. Rev.* **20**, 345-357（1999）
10) Takayanagi, H. *et al.*, *Arthritis Rheuma.* **43**, 259-269（2002）
11) Kong, Y. Y. *et al.*, *Nature* **402**, 304-309（1999）
12) Takayanagi, H. *et al.*, *Nature* **408**, 600-605（2000）
13) Korn, T. *et al.*, *Annu. Rev. Immunol.* **27**, 485-517（2009）
14) Sato, K. *et al.*, *J. Exp. Med.* **203**, 2673-2682（2006）
15) Okamoto, K. *et al.*, *Nature* **464**, 1381-1387（2010）
16) Tomomatsu, N. *et al.*, *J. Bone Miner. Res.* **24**, 1770-1781（2009）

17) Nakachi, H. *et al., Eur. J. Pharm.* **679**, 132-138（2012）
18) Diarra, D. *et al., Nature Med.* **13**, 156-163（2007）
19) Redlich, K. *et al., Nature Reviews Drug Discovery* **11**, 234-250（2012）
20) 青木和広, 大谷啓一, 日本臨牀 **63**, 1620-1626（2005）
21) Zhang X *et al., Nature Biotechnology* **14**, 472-475（1996）
22) Zhang X *et al., Nature Biotechnology* **15**, 150-154（1997）
23) Takasaki W *et al., Nature Biotechnology* **15**, 1266-1270（1997）
24) Banner DW *et al., Cell* **73**, 431-445（1993）
25) Eck MJ, and Sprang SR, *J. Biol. Chem.* **264**, 17595-17605（1989）
26) Döring E *et al., Mol. Immun.* **31**, 1059-1067（1994）
27) Saito, H. *et al., Arthritis & Rheumatism* **56**, 1164-1174（2007）
28) Aoki K. *et al., J. Clin. Invest.* **116**, 1525-1534（2006）
29) Suzuki Y. *et al., J. Periodontal. Res.* **41**, 81-91（2006）
30) Kojima T. *et al., J. Med. Dent. Sci.* **52**, 91-99（2005）
31) Kono, Y. *et al.*, PCT/JP2012/054899 Feb 28（2012）WO2012/121058 Sep 13（2012）
32) Alles, N. *et al., Eur. J. Pharm. Sci.* **37**, 83-88（2009）
33) Aoki, K. *et al., Advanced Drug Delivery Reviews* **64**, 1220-1238（2012）

9 膜透過性アルギニンペプチドの細胞内移行機序と薬物送達

二木史朗*

9.1 膜透過ペプチドを用いた細胞内送達法

　ペプチドは，生体内の生理活性タンパク質の配列に発想を得た様々な構造のデザインが可能であり，また，それにより多彩な生理活性が期待できることから医薬品としての大きなポテンシャルを有している。しかし，ペプチドは一般に親水性が高く，生体膜を容易に通過しないために，細胞内でその相互作用や活性が発現する場合には，これらを効率的に細胞内に送達する方法論が必要となる。

　これまでに，脂質や疎水性分子と結合させたり，リポソームなどを内包させることによりペプチドを細胞内に透過させるアプローチなどが報告されてきたが，十分な細胞内送達効率が得られない場合も多く，また，疎水基との修飾やリポソーム化により膜傷害性と細胞毒性が高まる例も多いため，ペプチドを簡便かつ効率的に細胞内に送達できる方法論の確立が待たれている。

　一方，近年，ヒト免疫不全ウイルス1型（HIV-1）のTatタンパク質由来のTATペプチドやオクタアルギニン（R8）をはじめとするアルギニンに富む塩基性ペプチド（アルギニンペプチド）が細胞膜を通過することが見いだされ，これらのペプチドと細胞内に導入したいペプチドやタンパク質を連結することで，効率的な細胞内送達が達成出来ることが報告されてきた[1,2]（図1）。Drosophilaの転写因子AntennapediaのDNA結合領域由来のペプチドpenetratin，あるいはハチ毒メリチンと神経ペプチドガラニンとのキメラ配列を持つTP-10など，必ずしもTATやオリゴアルギニンと配列の類似性を持たない様々なペプチドが同様の膜透過性と細胞内送達能を持つことが報告され，これらのペプチドはCPP（cell-penetrating peptide），あるいはPTD（protein transduction domain）と総称されるようになった[1,2]。また，ペプチド・タンパク質に限らず，小分子薬物，オリゴ核酸とその誘導体，リポソームや高分子ポリマー，量子ドット等のナノ粒子

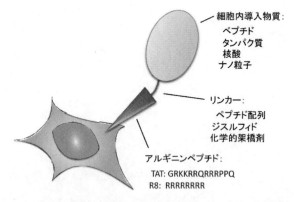

図1　アルギニンペプチドを用いたタンパク質・ペプチドの細胞内導入

---

　*　Shiroh Futaki　京都大学　化学研究所　教授

第2章　ペプチド医薬の基礎

といった様々な物質が細胞内に効率的に送達出来たことが報告されてきており，その薬物送達への応用性と，効率的な膜透過を可能とする機序に興味が持たれている[1~3]。

　CPPを用いたペプチド・タンパク質の細胞内導入には，細胞内に導入したいペプチド・タンパク質のN末端側あるいはC末端側のいずれかに，必要に応じて適当なペプチド鎖あるいはリンカーを介してCPPを連結するアプローチが最も一般的である（図1）。リンカーとしてはジスルフィドや化学的架橋剤などを用いることが出来る。つまり，CPPと細胞内導入ペプチド・タンパク質が何らかの形で化学的に連結されておれば，結合様式や結合位置はあまり問題にならない場合が多い。これらの架橋体を細胞培養液に添加すると，20mer程度のペプチドならば数分～数十分程度で，分子量数万のタンパク質でも数時間で細胞内への導入が認められる。共有結合でなくても，アルギニンペプチドと導入物質とが安定な複合体を形成する場合も細胞内の送達が促進される場合が多い。しかし，CPPと導入分子の間に何らかの相互作用がない場合は，効果が見られない場合がほとんどである。方法の簡便さと効率の良さに加え，導入時の細胞膜損傷性や細胞毒性が問題になることが少ないことも膜透過ペプチドを用いる細胞内導入法が注目されている理由の一つと考えられる。CPPの中では，アルギニンペプチドが，汎用されるものの一つであるため，本稿では，アルギニンペプチドの細胞内移行機序とその応用例に関して紹介する。

9.2　アルギニンペプチドの細胞内移行機序

　アルギニンペプチドの細胞内移行機序に関しては，これらと連結したペプチド・タンパク質の物性によりある程度の影響を受けることが言われている[4, 5]。たとえば，20mer程度のペプチドとアルギニンペプチドとの架橋体は，条件を選べばかなりの割合で直接細胞膜（形質膜）を透過しうる。しかし，分子量が大きくなるにしたがい，エンドサイトーシスを介した生理的取り込み経路による細胞内取り込みが主経路になる。クラスリンエンドサイトーシスやカベオラエンドサイトーシスといった典型的なエンドサイトーシスに加え，アルギニンペプチドが細胞と相互作用することによりマクロピノサイトーシスと呼ばれる特殊なエンドサイトーシス経路が活性化されることが，その効率的な細胞内移行を達成する理由の一つであると考えられている[2, 5]。マクロピノサイトーシスとは，上皮細胞増殖因子（EGF）などの外的刺激に応じて，細胞骨格タンパク質であるアクチンが重合し，細胞膜を細胞の外側に突出させるとともに，これらが膜融合し，細胞外液を内包する脂質小胞（マクロピノソーム）を細胞内に能動的に取り込む機序である。クラスリンエンドサイトーシスやカベオラエンドサイトーシスのエンドソームの直径が100nm程度であるのに較べ，マクロピノサイトーシスで取り込まれるマクロピノソームは直径1μmを超える場合も多いとされるため，ナノ粒子の細胞内取り込みなどにも有利な取り込み経路と考えられる[6]。アルギニンペプチドが細胞表面の硫酸化糖鎖（プロテオグリカン）と相互作用することにより，マクロピノサイトーシスが誘導されることが示唆されており，アルギニンペプチドと連結されたペプチドやタンパク質はプロテオグリカンとの相互作用を保ったままマクロピノソーム内に移送される。プロテオグリカンとの相互作用により細胞表面に引き寄せられるとともに，能動

75

的なエンドサイトーシスによる積極的な細胞内取り込みが活性化されることが，アルギニンペプチドの効率的細胞内取り込みを説明する理由の一つと考えられる[2,5]。

アルギニンペプチドとともにマクロピノサイトーシス，あるいは他のエンドサイトーシスにより細胞内に取り込まれたペプチド・タンパク質は，細胞内でエンドソーム膜を通り抜け，サイトゾルへと達することで所望の生理活性を得ることが出来る。アルギニンペプチドのエンドソームからの脱出様式の詳細は不明であり，この脱出機序を理解し，より効率的にこれを行うことで，導入したペプチド・タンパク質の細胞内での活性を高めることが期待される。

9.3 アルギニンペプチドの応用

アルギニンペプチドを使っての細胞内の分子相互作用に関わるペプチド・タンパク質の導入により，さまざまな細胞機能のコントロールに成功した例が報告されている。導入効率は導入するペプチド・タンパク質の物性や導入条件にもよるが，一般に分子量の小さい20mer程度のペプチドの導入は極めて容易であり，これにより細胞内のタンパク質相互作用を調整することにより，例えば細胞周期調節やアポトーシス誘導が行えたことが報告されている。一般に分子量の増加により，細胞内取り込み後のエンドソーム脱出効率の低下が認められるものの，細胞内導入により，分子量2～3万，あるいはそれ以上のタンパク質の活性が得られた例も数多く報告されている[4]。また，遺伝子やsiRNA，アンチセンス核酸の導入法としても注目されている[7]。著者らはアルギニン修飾リポソームを用いた培養細胞への遺伝子導入により，アデノウイルスに匹敵する高い遺伝子導入効率が得られたことを報告している[8]。さらに，このリポソームを塗布することにより，マウス皮膚において毛根細胞を賦活化するタンパク質の遺伝子導入・発現にも成功した[8]。

細胞レベルだけではなく*in vivo*レベルでの研究も行われている。Tsienらは，マトリックスメタロプロテイナーゼ（MMT）の切断配列を有するリンカーを介してアルギニンペプチドとポリグルタミン酸を連結したペプチドを用いて，ガン細胞へのターゲティングを報告している[9]。ガン細胞周辺では細胞外にMMTが高濃度で放出されているとされており，ガン細胞に到るまでには，負電荷を有するグルタミン酸がアルギニンペプチドと相互作用し，その細胞内移行性を抑止するが，MMTによりリンカーが切断されることで，アルギニンペプチドが遊離し，選択的にガン細胞に導入されるデザインである。彼らはこの手法を手術時のガン組織の可視化に応用し，ガン組織の除去に有用であったことを報告している[10]。

著者らは，最近，担ガンマウスを用いて2merから16merの範囲の様々な長さのオリゴアルギニンのガン組織への集積性を調べたところ，D体のアルギニン8mer（r8）がガン組織に集積を示すことを見いだした[11]。尾静脈注射での投与後24時間後もr8とコンジュゲーションした抗ガン剤モデルとしての蛍光団の顕著なガン組織への残存が認められた。実際にドキソルビシンとr8とのコンジュゲートを担癌マウスに投与したところ，ドキソルビシン単体ではガン組織の増殖を防ぐのに6mg/kgの投与が必要であったのに対し，r8とのコンジュゲートはドキソルビシン量にして4mg/kgの投与で同等の活性が得られた。さらに，6mg/kgのドキソルビシン投与により顕

著なマウスの体重減少が認められたのに対し，r8ドキソルビシンコンジュゲートを投与したマウスにおいてはこれが認められず，r8とのコンジュゲーションにより副作用の低減が図れる可能性が示唆された[11]。

9.4 おわりに

アルギニンペプチドを用いた細胞内導入は，ユニークな特性を有する薬物送達法として注目されるとともに，この効率的な細胞への物質取り込みや，膜透過を可能にする機序に関しても，研究が進められている。アルギニンペプチドの細胞内への移行様式は単一のものではなく，様々な条件によって変化しうることが最近明らかとなってきており，これらの移行様式や細胞との相互作用を詳細に検討することをきっかけとして，新しい細胞応答の概念が見いだされるかも知れない。実用面のみならず細胞機序の基礎的理解と言う観点からもこの分野の研究がますます発展することを期待したい。

文　　献

1) S. Futaki, *Biopolymers*, **84**, 241 (2006)
2) I. Nakase et al., *Adv. Drug Deliv. Rev.*, **60**, 598 (2008)
3) A. El-Sayed et al., *AAPS J.*, **11**, 13 (2009)
4) G. Tünnemann et al., *FASEB J.*, **20**, 1775 (2006)
5) A. T. Jones and E. J. Sayers, *J. Control. Rel.*, in press (2012)
6) S. D. Conner and S. L. Schmid., *Nature*, **422**, 37 (2003)
7) I. Nakase et al., *Acc. Chem. Res.*, in press (2012)
8) I. A. Khalil et al., *Gene Ther.*, **14**, 682 (2007)
9) E. S. Olson et al., *Proc. Natl. Acad. Sci. USA*, **107**, 4311 (2010)
10) Q. T. Nguyen et al., *Proc. Natl. Acad. Sci. USA*, **107**, 4317 (2010)
11) I. Nakase et al., *J. Control. Release*, **159**, 181 (2012)

10 ファージライブラリによるヒト抗体特異的アフィニティペプチドの探索と抗体検出，精製技術への応用

畠中孝彰[*1]，杉村和久[*2]，伊東祐二[*3]

10.1 はじめに

我々はこれまでに，ファージディスプレイ（ファージ提示）法を利用したライブラリ技術（ファージライブラリ）を用いて，種々の標的分子に対する特異的結合分子を見いだしてきた[1~4]。本稿では，まずファージライブラリについて概略を説明し，このシステムを使ったランダムペプチドライブラリからの特異的リガンドの設計について，ヒトイムノグロブリンIgA，IgGを認識する機能性ペプチドを例に，その応用を含め紹介する。

10.2 T7ファージ提示法によるランダムペプチドライブラリ

ファージ提示法とは，バクテリオファージのコートタンパク質遺伝子に，外来遺伝子を融合・挿入することによって，外来遺伝子産物であるタンパク質／ペプチドを，外部分子と相互作用できる形でファージ表面に提示する技術である。我々は，ペプチドの提示に，T7ファージ提示系[5]を用いており，この提示用ベクターはNovagenよりT7Selectベクターとして入手可能である。T7ファージは，抗体ライブラリ等に用いられるM13ファージ（繊維状ファージ）とは異なり，宿主である大腸菌内（サイトプラズム）で生成され，溶菌により放出される。このため，M13ファージの様な提示分子のペリプラズムへの分泌・膜透過過程がなく，提示分子に偏りが生じにくいといった特徴を持つ。また，大腸菌への感染からファージ回収が，わずか2時間程度で完了するため，バイオパンニングと呼ばれる特異的結合ファージの選別に要する時間を大幅に短縮することができる。より詳細なファージ提示システムの特徴については，成著を参照願いたい[6,7]。

このシステムを用いて，$X_3CX_{7-10}CX_3$や$CX_{7-10}C$（CはCysを，XはNNKなどの混合ヌクレオチドにより発生させた20種類のランダムなアミノ酸配列を示す）といった分子内ジスルフィド結合によって環状構造を有するランダムペプチドライブライリを構築し，そこから標的分子に結合するファージを単離・同定することで，特異的結合ペプチドのデザインを行うことができる。

10.3 ヒトIgA結合ペプチドのデザイン

近年，ヒトIgAが，腸管などの粘膜免疫において生体防御の主要な役割を担っているだけでなく[8]，血液中の免疫細胞の中で最も多い好中球をIgAレセプター（Fc α レセプター，CD89）を

---

*1 Takaaki Hatanaka　鹿児島大学　大学院理工学研究科　博士後期学生
*2 Kazuhisa Sugimura　鹿児島大学　大学院理工学研究科　化学生命・化学工学専攻　教授
*3 Yuji Ito　鹿児島大学　大学院理工学研究科　生命化学専攻　教授

第2章　ペプチド医薬の基礎

表1　ファージライブラリより単離・同定されたIgA結合ペプチド配列

Library	Clone	Sequence 1　　5　888 10　　15
		a b c
XCX9CX	A-1	S T F C L L G Q K - D Q S Y C F T I
XCX8CX	A-2	H M R C L H Y K - - G R R V C F L L
XCX8XCX	A-3	K T M C L R Y N - - H D K V C F R I
XCX10CX	A-4	L V L C L V H R T S K H R K C F V I
		＊　　　　　　　　＊

＊は4つのクローン間で完全に保存されていたCys以外のアミノ酸を示す。

介しエフェクター細胞として機能させ，癌細胞に対する細胞傷害活性を誘導することが報告された[9,10]。このことは，現在，抗体医薬の主軸であるIgGに加え，IgAも次世代の抗体医薬としての可能性があることを示唆している[11]。そこで，我々は，IgAの抗体医薬化に向け，未だ確立されていないIgAの精製システムの構築を目標に，ヒトIgAに特異的なアフィニティリガンドのデザインを試みた。

10.3.1　ファージライブラリによるIgA結合ペプチドの単離・同定

バイオパンニングと呼ばれるファージライブラリから標的分子に特異的に結合するファージを分離する手法により，IgAに結合するT7ファージを濃縮した。クローン化後，結合活性を指標にスクリーニングを行い，結合ファージの単離と，塩基配列からIgA結合ペプチド配列の解析を行った。得られた4種の配列（表1）は互いに相同性は低いものの，Cysの周辺ではLeu5やPhe14の共通配列を含む類似性が見られた。このうち，最も結合力の高かったA2クローンについて合成ペプチドを調製し，IgAに対する親和性と特異性を解析した結果，親和性はK_d値で1.3μMと弱く，また，他のタンパク質に対して非特異的な結合を示すなど，精製用リガンドとして機能が不十分であることがわかった。

10.3.2　IgA結合ペプチドの親和性の増強

A2ペプチドの親和性を改善するために，まず，部分ランダムペプチドライブラリ（二次ライブラリ）を作製し，結合に必須な残基の同定を試みた。二次ライブラリでは，A2ペプチド遺伝子のコドンを，元の塩基70％とその他の塩基10％の混合塩基で合成し（ただし，Cys4，Cys13のコドンは固定），部分的にA2配列をランダム化したライブラリを作製した。このライブラリを用いて，バイオパンニングを行い，得られたクローンの配列解析を行った。その結果，図1に示した様に，固定したCys4，Cys13以外にも，Leu5，Tyr7，Gly9，Val12が完全に保存されており，これらの残基が結合活性に大きく寄与していることが示された。

次に，保存されていた残基（Leu5，Tyr7，Gly9，Val12）を固定し，それ以外を完全にランダム化したライブラリ（3次ライブラリ）を作製し，再度IgAへのバイオパンニングを厳しい洗浄条件下で行った。得られたクローン中，最も結合力の高かったA2-3aファージ由来の合成ペプ

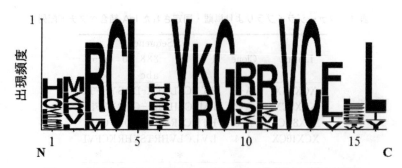

図1 二次ライブラリから得られたIgA結合ペプチドのペプチド配列
配列間で完全に保存されたアミノ酸の出現頻度を1として，各座位での出現頻度の高いアミノ酸を1文字表記で示した．文字の大きさは各アミノ酸の出現頻度の高さに対応する．

表2 A2-3aペプチド変異体のIgAに対する親和性

Peptide	Sequence 1　5　10　15	K_d (μM)	$\Delta\Delta G$ ($\Delta G_{mutant} - \Delta G_{A2-3a}$) (kcal/mol)
A2	HMRCLHYKGRRVCFLL	1.3	+0.53
A2-3a	SDVCLRYRGRPVCFQV	0.53	0
A2-3a(S1H)	H	0.36	−0.23
A2-3a(D2M)	M	0.15	−0.73
A2-3a(R6A)	A	0.33	−0.27
A2-3a(Q15A)	A	0.27	−0.38
A2-3a(V16L)	L	0.44	−0.10
Opt-1	HMVCLAYRGRPVCFAL	0.033	−1.6（−1.7）
Opt-2	HMVCLSYRGRPVCFSL	0.016	−2.1
Opt-3	HQVCLSYRGRPVCFST	0.072	−1.2

チドは，A2ペプチドの約2.5倍（K_d：530 nM）の親和性を示した．さらに，3次ライブラリから得られた29種類のIgA結合ペプチドの配列情報を基に，親和性の向上のためのアミノ酸置換を合成ペプチドを用いて検討した．表2に示したように，5つの置換により親和性の向上が確認され，これらの置換を組み合わせた結果，33 nMのK_d値を有する高親和性ペプチドOpt-1が得られた（表2）．興味深いことに，個々のA2-3aアミノ酸置換体（S1H, D2M, R6A, Q15A, V16L）の結合の自由エネルギー（$\Delta\Delta G$）の総和（−1.7 kcal/mol）は，ほぼOpt-1の結合エネルギー上昇分（−1.6 kcal/mol）に対応することから，これらの変異では加成性が成り立つことが分かった．さらに，Opt-1ペプチドの親水性を上昇させるように，Ala6SerとAla15Serの置換を導入したOpt-2ペプチドは，Opt-1の約2倍（K_d：16 nM）の親和性を示し，ライブラリ技術と合成ペプチドのアミノ酸置換の検討により，元のA2ペプチドに比べ，約100倍近い親和性の増強を達成した．

第2章 ペプチド医薬の基礎

10.3.3 親和性上昇メカニズム

このような結合特性の機構を明らかにするために，構造的な見地からの解析を行った．図2Aには，A2, A2-3a, Opt-2ペプチドのCDスペクトルを示すが，親和性の上昇に伴い，2次構造（αヘリックス）の含量が増加していることが分かる．つまり，親和性の増加には，高次構造の強化が深く関わっていることが示唆された．図2BにIgAとペプチド複合体の分子シミュレーションの構造（韓国スンミョン女子大学Sihyun Ham教授との共同研究による）を示した．Opt-1ペプチドは，Met2からTyr7にかけてαヘリックス構造を有しており，CDの結果を反映するものであった．また，シミュレーション構造は，2次ライブラリより同定された結合に重要な残基についてもその役割を明確にした．すなわち，Tyr7は，IgA-Fcの313番目のGluと水素結合の形成に，Gly9はペプチドのターン構造に寄与しており，Leu5, Val12は，IgA-FcのCH2／CH3間の溝にある疎水性表面と疎水性相互作用をしていることが示唆された（図2B）．

さらに，SPR解析によるペプチドとIgAの結合における熱力学的パラメータの測定を行ったと

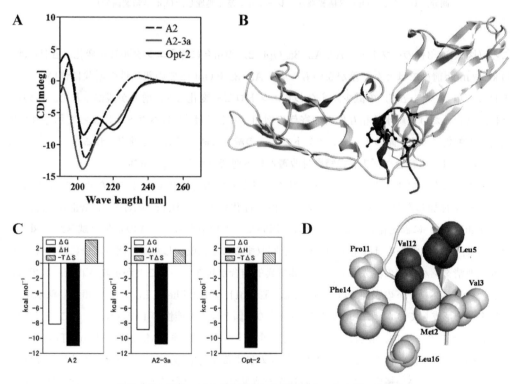

図2 IgA結合ペプチドの構造ならびに結合エネルギーの特性
A：IgA結合ペプチドのCDスペクトル（pH7.4，室温），B：分子シミュレーションによるOpt-1ペプチドとIgA-Fcとの複合体モデル（濃灰色はペプチドを，黒は結合に重要な残基であるTyr7, Gly9, Leu5, Val12を示す），C：ペプチドとIgAの結合の熱力学パラメータの解析（BIAcoreT200によって得られた5-35℃における結合定数からVan't Hoffプロットにより算出した），D：Opt-1ペプチド表面の疎水性残基の分布（疎水性クラスターを形成するアミノ酸側鎖を灰色で，特に，結合に重要な側鎖を濃灰色で示した）．

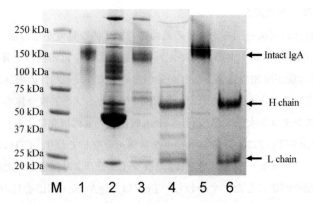

図3　IgA結合ペプチドカラムによる血清からのIgAの精製
NH_2-PEO_4化Opt-1あるいはOpt-3ペプチドを固定化したカラムに，ヒト血清をアプライ，洗浄後，pH2.5にて結合画分を溶出させ精製した．溶出画分について，SDS-PAGEを行い，タンパク染色を行った（レーン1：IgA標品，レーン2：ヒト血清，レーン3：Opt-1カラム精製画分，レーン4：還元処理したOpt-1精製画分，レーン5：Opt-3精製画分，レーン6：還元処理したOpt-3精製画分）．

ころ（図2C），3種のペプチド（A2, A2-3a, Opt-2）の結合に伴うエンタルピー変化（ΔH）は，11 kcal/mole前後でほとんど差がないものの，A2-3aやOpt-2での親和性の増強に伴い，エントロピー項（$-T \cdot \Delta S$）の減少，すなわちエントロピー変化ΔSの増大が観察された．このことは，結合における疎水性相互作用の寄与の増加，もしくはCDスペクトルによって示された2次構造の強化による主鎖のチェーンエントロピーの減少の結果であると推定される．

10.3.4　ヒトIgA結合ペプチドの特異性改善とヒト血清中からのIgA精製

デザインしたペプチドのアフィニティリガンドとしての有用性を検討するため，アミノPEGリンカーを付加したOpt-2ペプチドを，NHS活性化カラム（HiTrap NHS-activated column, GE Healthcare）に固定化し，このカラムを用いてヒト血清からのIgAの精製を試みた（図3）．その結果，ヒト血清からほぼ定量的にIgAを回収することに成功したが，回収画分にはIgA以外の他の血清タンパク質の混入も見られ，非特異的結合が起きていることが示唆された．図2Dに示したOpt-1ペプチドの表面では，Met2, Leu5, Pro11, Val12, Phe14, Leu16の側鎖が，疎水性クラスターを形成しており，これが非特異的吸着の原因となる可能性が示唆された．そこで，この疎水性クラスターの内，Met2, Leu16を親水性アミノ酸へ置換（Met2Glu, Leu16Thr）したOpt-3ペプチドを作製した．このペプチドカラムによる血清中IgAの精製を行った結果，非特異吸着が見られず，高い純度（94％）でのIgAの精製が確認されたことから，Opt-3ペプチドは，IgA精製用アフィニティリガンドとして十分に使用可能であることが分かった．

10.4　IgG結合ペプチド

現在，抗体医薬として用いられているヒトIgGは，ほとんどがプロテインAカラムを用いて精

第2章 ペプチド医薬の基礎

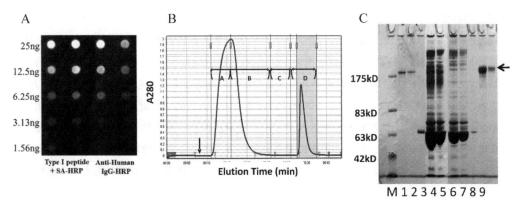

図4 TypeⅠペプチドによるヒトIgG抗体の検出と精製
A：ニトロセルロース膜にヒトIgG$_1$抗体をブロットし，ブロッキング後，ビオチン化TypeⅠペプチドとHRP標識ストレプトアビジン，もしくはHRP標識抗ヒトIgG抗体で検出した。B：HiTrap-NHS活性化カラム（GE Healthcare）に，NH$_2$-PEO$_4$化TypeIペプチドを固定化したカラムを用いて，ヒト血清からIgGの精製を行った。血清をアプライし，カラム洗浄後，pH3.0にて結合画分を溶出した。C：各画分をSDS-PAGE後，タンパク染色を行った（レーン1, 2：IgG1標品，レーン3：HSA，レーン4, 5：ヒト血清，レーン6-9：図Bの各溶出画分（A-D）由来のサンプル。右の矢印は，IgGのバンドの位置を示す。

製されている[12]。従来から，このプロテインAに代わる低分子の親和性リガンドの探索が行われてきたが[13～16]，我々もファージライブラリを利用することで，これまでに，ヒトのIgGを特異的に認識する2種類の低分子ペプチド（TypeⅠ，TypeⅡ）を見いだした。最後にこれらのペプチドの特性について紹介したい。

ランダムペプチドファージライブラリから，ヒトIgGに対するバイオパンニングによって最初に得られたTypeⅡペプチド（CTGYWPKAWGLC）は，興味深いことに，正常なヒトIgGには反応せず，酸性処理によるコンホメーション変化により生じた分子種（酸変性構造体）を特異的に認識した[2]。これまでの研究から，この酸変性構造体は高い凝集傾向を有すること，TypeⅡペプチドは抗体溶液中の酸変性構造体の検出や除去に利用可能であることが示されており，現在，このペプチドを用いた酸変性構造体の生成機構や物性解析の研究を進めている。

一方，TypeⅠペプチドは，バイオパンニングの際に，TypeⅡペプチドを共存させ，酸変性構造体への結合を抑えた条件下で得られたペプチドであり，正常なヒトIgGを認識する。当初得られたTypeⅠペプチド（GPDCTYTNGNLVWCTFH）の親和性は，K_d値で14μMであったが，上記のIgA結合ペプチドと同様な手法で改良を加え，親和性をK_d値で10nMへと1000倍以上，上昇させることに成功した。この高親和性ペプチドを用いたヒトIgGの検出系（図4A）や，ペプチド固定化カラムによるヒトIgGの精製法（図4B, C）を確立しており，現在，そのシステムの最適化を検討している。

10.5 おわりに

以上述べてきたように，我々は，T7ファージ提示システムによるペプチドライブラリを使って，ヒトIgG並びにIgA特異的ペプチドのデザインに成功した。ここで示した手法は，標的分子に結合するペプチドリガンドのデザイン・改良のための有効な方法論を提示している。一方で，天然のアミノ酸からなるペプチドライブラリに留まらず，人工的な架橋試薬によって環状化されたペプチドファージライブラリ[17]や，リボゾーム提示法による非天然型のアミノ酸の導入が可能な環状ペプチドライブラリ[18]が近年開発されている。このような伸展したペプチドライブラリによる，より高機能性のアフィニティリガンドやペプチド性医薬品の開発にも大きな期待が寄せられている。

文　献

1) K. Sakamoto, et al., *J. Biol. Chem.*, **281**, 24472（2006）
2) K. Sakamoto, et al., *J. Biol. Chem.*, **284**, 9986（2009）
3) S. Muraoka, et al., *J. Biochem.*, **145**, 799（2009）
4) M. Maeda, et al., *mAbs*, **1**, 453（2009）
5) K. G. Alan Rosenberg, et al., *Innovations*, **6**, 1（1996）
6) 伊東祐二ほか，生物物理, **48**, 294（2008）
7) 橋口周平ほか，生化学, **82**, 710（2010）
8) S. Fagarasan, et al., *Nature reviews*, **3**, 63（2003）
9) M. Dechant, et al., *J. Immunol.*, **179**, 2936（2007）
10) J. Zhao, et al., *Oncol. Res.*, **17**, 217（2008）
11) T. Beyer, et al., *J. Immunol. Methods*, **346**, 26（2009）
12) P. L. Ey, et al., *Immunochemistry*, **15**, 429（1978）
13) G. Fassina, et al., *J. Mol. Recognit.* **11**, 128（1998）
14) M. Krook, et al., *J. Immunol. Methods*, **221**, 151（1998）
15) R. Li, et al., *Nat. Biotechnol.* **16**, 190（1998）
16) W. L. DeLano, et al., *Science*, **287**, 1279（2000）
17) C. Heinis, et al., *Nat. Chem. Biol.*, **5**, 502（2009）
18) T. Kawakami, et al., *Nat. Chem. Biol.*, **5**, 888（2009）

11 脳腫瘍治療を目的としたp53p-Ant含有マイクロスフェア製剤の設計

尾関哲也[*1], 田上辰秋[*2]

11.1 はじめに：脳腫瘍（グリオーマ）に対する現在の治療法とその問題点

　原発性脳腫瘍は，脳組織の中で異常細胞が増殖してできる疾患であり，神経膠腫（グリオーマ），髄膜腫，下垂体腺腫，神経鞘腫などに分類されるが，グリオーマは原発性腫瘍の中で約3分の1を占める発症率の高い腫瘍であり，さらに悪性度も高いとされている。グリオーマの発症は，50歳がピークであるが，成人のみならず，小児においても発症する疾患である。グリオーマは，細胞分裂能力を持つ神経膠細胞がなんらかの突然変異により腫瘍細胞に変化するとされており，グリオーマはしばしば異常増殖により周囲の組織を破壊し，脳機能を低下させるため，患者は言語障害や身体障害を引き起こし，最終的には死に至る。

　脳腫瘍の第一選択治療法は，外科的切除であるが，グリオーマを外科的手術により完全に除去することは難しい。その理由としてグリオーマのもつ正常脳組織に対する浸潤が挙げられる。正常組織との境界は不鮮明であり，外科的手術で腫瘍を全て取り除くことは非常に困難である。また他の治療法として放射線治療が挙げられ，外科的切除と併用されているが，正常組織への傷害性・副作用が高いため，治療には限界がある。

　また，抗癌剤による脳腫瘍への治療法もしばしば行われているが，一般的な腫瘍に対する治療法と比較し，非常に障壁が高いとされている。これは脳腫瘍が脳組織という特殊な場所に存在しているためであり，全身性投与を行った場合薬物は血液能関門（BBB）を通過する必要があるためである。脳組織中の脳腫瘍に必要量の抗癌剤を到達させるためには，大量の抗癌剤を投与しなければならず，抗癌剤の他臓器への非特異的な分布による副作用は避けられない。そのため，脳腫瘍のための新規治療アプローチが期待されている[1]。

11.2 脳腫瘍に対するLocal drug delivery system：PLGAマイクロ粒子／TGPデバイスの開発

　このような背景により，脳組織へのLocal drug delivery systemが開発されてきた。これは，脳腫瘍部位に抗癌剤を放出させるためのデバイスを直接埋め込む方法である。もっとも開発が進んでいるものとしてGliadel Wafer（カルムスチン含有ウェハー）が知られており，実用化には至っていないものの現在臨床試験において治療効果が得られている[2]。これらの利点としては，外科的切除と併用できる（腫瘍を除去した後にデバイスを埋め込む）こと，BBBの問題を回避できるため全身性投与と比較し送達効率が大きく改善することである。

　これまで我々は，温度感受性ポリマーであるThermoreversible gelation polymer（TGP，Mebiol® Gelという商標名としても知られる）に乳酸／グリコール酸共重合体（PLGA）マイク

[*1] Tetsuya Ozeki　名古屋市立大学　大学院薬学研究科　薬物送達学分野　教授
[*2] Tatsuaki Tagami　名古屋市立大学　大学院薬学研究科　薬物送達学分野　特任講師

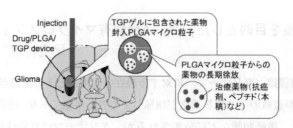

図1 Localized drug delivery system using drug／PLGA／TGP

ロ粒子を分散させたデバイスの開発を行ってきた（図1）。TGPは室温においてゾル溶液であるが，37度付近（体温）になるとゲル化する性質を持つ。あらかじめ，薬物（抗癌剤）を封入したPLGAマイクロ粒子を調製しておき，これをTGP溶液に分散させて，脳内に投与することで，PLGAマイクロ粒子を投与部位周辺に留まらせることができる。PLGAマイクロ粒子からは，抗癌剤が長期間（一ヶ月以上）にわたり徐放されるため，長期にわたり腫瘍成長を抑制し続けることが期待できる。これまで我々は，カンプトテシン封入PLGA／TGP，ビンクリスチン封入PLGA／TGPの有用性を脳腫瘍ラットグリオーマモデル，臨床に近いモデルとして脳腫瘍除去モデルに対して示している[3〜5]。

11.3　p53-Antペプチド含有PLGAマイクロ粒子／TGPデバイスによる脳腫瘍治療

我々は抗癌剤に代わる新しい治療アプローチとしてp53p-Antペプチドを用いた検討を行った。p53p-Antはがん抑制タンパク質であるp53のC末端活性部位であるp53ペプチド（p53p）と細胞膜透過性ペプチドであるAntennapedia（Ant）を融合させたペプチドである。つまり，p53p-Antは細胞膜透過性ペプチドであるAntの作用で細胞内に取り込まれ，p53pの作用でがん細胞に細胞死を誘導することが予想されており，すでに幾つかの文献でその有用性が示されている[6]。

我々は，PLGAマイクロ粒子／TGPデバイスに関する検討をさらに発展させるためp53-Antペプチドと抗癌剤であるシスプラチンをそれぞれPLGAマイクロ粒子に封入し，その徐放性について検討を行った。その結果ペプチド，シスプラチンともに徐放性を示した。特にペプチドに関してはシスプラチンよりも徐放した。これは分子量の違いによるものであると考えられる。PLGAマイクロ粒子の溶液中における経日変化を示した（図2）。この図よりPLGAが徐々に崩壊しており，そのことにより内部の薬物が徐放していることが示唆された。

次にp53p-Antがラットグリオーマ細胞株（C6細胞），そしてラットグリオーマモデルに対して有効であるか生存期間について検討を行った（図3）。検討の結果，*in vitro*において，p53p-Ant溶液を添加したところ，非常に強い殺細胞効果とアポトーシス誘導効果を示した。しかし，*in vivo*におけるラットグリオーマモデルにおいてはp53p-Ant／PLGA／TGPのみでは顕著な治療効果を示すことができなかったが，シスプラチンを封入したPLGAマイクロ粒子／TGPを併用したところ，顕著な治療効果を示すことに成功した。

第2章　ペプチド医薬の基礎

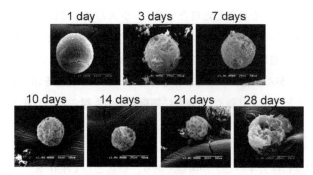

図2　SEM images of p53p-Ant PLGA microspheres following dispersed into PBS at 37℃

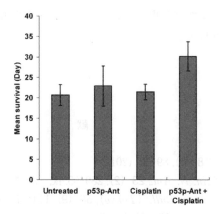

図3　Mean survival of C6 glioma-inoculated rat after the treatment of drug／PLGA／TGP formulation

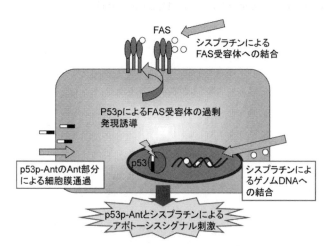

図4　Estimated mechanism of enhanced apoptotic stimulation combined with p53p-Ant and cisplatin

p53p-Antとシスプラチンを併用した場合アポトーシスがさらに促進されると予想されるメカニズムを示した（図4）。がん細胞に対するcisplatinの作用機序は，主にDNA鎖に架橋を形成することであるが，がん細胞にアポトーシスを引き起こすFas受容体に作用することも報告されている[7]。p53p-Antは，がん細胞にFas受容体を介したシグナル経路を活性化させる働きもあり，cisplatinと併用することで，より強くC6細胞に細胞死を引き起こしたと考えられる。

11.4　おわりに

　原発性脳腫瘍は完全に除去することが困難であり，依然として生存率，予後が悪く，新規の治療アプローチが望まれている。本稿で紹介した，インプラント型の長期薬物徐放デバイスは脳腫瘍患者の生存率を改善する方法として大きく期待が持てる。また，抗癌剤単独では薬剤耐性などの問題があるため，異なるタイプの新規医薬品であるペプチドと併用することは，腫瘍を治療する上で有効な戦略になると思われる。

文　　献

1) Zhou J, *et al., Cancer J.,* **18**（1），89-99（2012）
2) Nagpal S., *Neurosurg. Clin. N. Am.,* **23**（2），289-95, ix,（2012）
3) Ozeki T, *et al., Chem. Pharm. Bull.*（*Tokyo*），**58**（9），1142-7（2010）
4) Ozeki T, *et al., Int. J. Pharm.,* **427**（2），299-304（2012）
5) Ozeki T, *et al., Biol. Pharm. Bull.,* **35**（4），545-50（2012）
6) Bykov VJ, *et al., Nat. Med.,* **8**（3），282-8（2002）
7) Senatus PB, *et al., Mol. Cancer Ther.,* **5**（1），20-8（2006）

12 ラミニン由来活性ペプチドを用いた機能性高分子複合体の開発

保住建太郎[*1], 野水基義[*2]

12.1 概要

　細胞外マトリックスは細胞外の空間を充填するだけでなく，個体の発生や細胞の分化，組織の修復，あるいはがんの増殖・転移など生命にとって重要な生物活性を示すことから，構成成分の機能や作用メカニズムの解明が注目されている。また細胞外マトリックス分子は巨大な多機能分子であることから，その機能の解明には分子そのものだけでなく，酵素分解物，組換えタンパク質，ペプチドなどを用いた研究が広く行われてきた。例えば，フィブロネクチンはコラーゲンやフィブリンと結合することで超分子マトリックスの構成を担う一方で，Arg-Gly-Asp (RGD) 配列を介してインテグリン$\alpha v \beta 3$, $\alpha 5 \beta 1$と結合するほかに，11種類のインテグリンや3種類のシンデカンなど様々な受容体と結合することが判っている。

　基底膜はうすいシート状の細胞外マトリックスで上皮や内皮組織の直下，筋細胞や脂肪細胞あるいは血管内皮細胞の周囲などほとんどの組織に存在し，IV型コラーゲンやラミニンなどからなっている。ラミニンはα，β，γ鎖からなるヘテロ三量体の糖タンパク質で，基底膜の生物活性に重要な役割を果たしている。現在までに5種類のα鎖，3種類のβ鎖，3種類のγ鎖が同定され，それらの組み合わせによりラミニン-111からラミニン-523の19種類のラミニンアイソフォームが知られている[1]。ラミニンは多くの受容体と相互作用することが知られているが，中でもインテグリンファミリーやシンデカンファミリーとの結合が細胞接着に深く関与している。

　これまで，筆者らは様々な生物活性を有しているラミニンをターゲットに，合成ペプチドを用いた網羅的なスクリーニングを行うことで数多くの生物活性配列を同定してきた。全ラミニン鎖のアミノ酸配列を網羅した2000種類以上の合成ペプチドから細胞接着，細胞の遊走，創傷治癒，血管新生などの生物活性を示すペプチドを100種類以上同定した[2]。例えば，最も古くから研究されているラミニンアイソフォームであるラミニン-111の網羅的なスクリーニングでは，673種類の合成ペプチドを種々の細胞を用いて評価することにより，約60種類の細胞接着活性ペプチドを同定した（図1）。これらのペプチドは，特異的な受容体と結合することで様々な生物活性を示した。AG73（RKRLQVQLSIRT）はシンデカンを介した強い細胞接着活性を示し，細胞の遊走，がん細胞の浸潤，マトリックスメタロプロテアーゼ（MMP）の放出，肺へのがん転移，唾液分泌腺様構造の形成，血管新生，神経突起伸長活性などを示した。EF1（DYATLQLQEGRLHFMFDLG）は，$\alpha 2 \beta 1$インテグリンを介して細胞と接着し，アクチンストレスファイバーの形成を伴った強い細胞伸展活性を示した。また，A99（AGTFALRGDNPQG）はRGD配列を含み，$\alpha v \beta 3$インテグリンを介して細胞接着・伸展・遊走活性や，神経突起の伸長活性を示すことがわかった。他にも，$\alpha 6 \beta 1$インテグリン，ジストログリカン，CD44などの

[*1] Kentaro Hozumi　東京薬科大学　薬学部　病態生化学教室　講師
[*2] Motoyoshi Nomizu　東京薬科大学　薬学部　病態生化学教室　教授

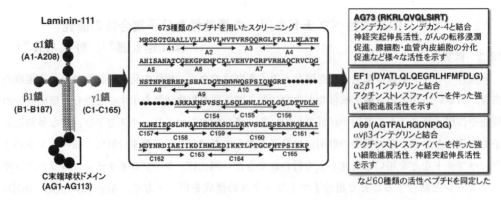

図1　ラミニン-111を網羅する673種類の合成ペプチドから約60種類の活性ペプチドが同定された

受容体と特異的に結合する活性ペプチドが同定されている。本稿ではこれらのラミニン由来活性ペプチドを用いて医薬分野や医用材料分野への応用をめざした機能性高分子複合体の開発について概説する。

12.2　ラミニン由来活性ペプチドを用いた機能性高分子複合体

　基底膜の機能は，IV型コラーゲンを中心とした細胞外骨格構造の維持に関与する物理機能と，ラミニンなどを介した細胞膜受容体との結合に代表される生物機能の2つからなると考えられる。そこで筆者らは，基底膜の物理機能を高分子多糖で，生物機能をラミニンペプチドで模倣したペプチド-高分子複合体による機能性高分子複合体の構築を目的に研究を行ってきた（図2）。AG73を高分子多糖のキトサンやアルギン酸に固定化したAG73-キトサンとAG73-アルギン酸を作成したところ，いずれもシンデカンを介した強い細胞接着活性，神経突起の伸長活性，血管新生活性などを示した[3]。また，AG73の細胞接着活性は高分子多糖に固定化することで上昇することがわかった。EF1を固定化したEF1-キトサンとEF1-アルギン酸は，$α2β1$インテグリンを介した強い細胞接着・伸展活性を示した。以上のように，ラミニン由来活性ペプチドを高分子多糖に固定化することで活性ペプチドの機能を保持あるいは向上させ，細胞表面受容体特異的に細胞に作用する機能性高分子複合体を開発することができた。さらに高分子多糖であるアガロースにAG73を混合したAG73混合アガロースゲルも強い細胞接着活性を示した[5]。ペプチド混合アガロースは容易にゲル状に加工できることから，組織工学向けの3次元培養ゲルとしての有効性が期待される。また，細胞接着を促進する基材として汎用されているコラーゲンにAG73を混合したAG73混合コラーゲンは，コラーゲンのみに比べ強い細胞接着活性を示した[4]。細胞は主に$α2β1$インテグリンを介してコラーゲンに接着するが，AG73はシンデカンを介して細胞に接着する。AG73混合コラーゲンへの細胞接着は，異なる2つの細胞表面受容体を介した細胞接着が誘導され，相乗効果によって細胞接着活性が向上したと考えられる。

第2章 ペプチド医薬の基礎

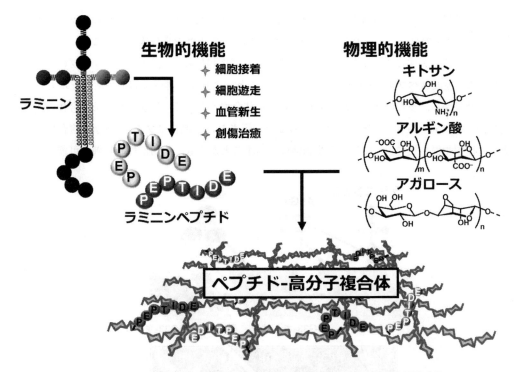

図2 ラミニン由来活性ペプチドと高分子多糖を用いたペプチド-高分子複合体

12.3 ラミニン由来活性ペプチドを混合した機能性高分子複合体

　AG73混合コラーゲンの結果で示されたように2種の異なる受容体のリガンドを機能性高分子複合体上に提示することにより，細胞接着活性を相乗的に促進できることがわかってきた。筆者らは以前，活性ペプチドと組換えタンパク質を組み合わせることで，ラミニンの細胞接着が複数の受容体を介していることを証明した[6]。AG73部位とEF1部位はラミニン-111の同じ球状ドメイン（LG4ドメイン）に存在する。AG73はシンデカンを介して非常に強く速い細胞接着活性を示すが，細胞伸展活性を示さない。EF1はインテグリンを介して強い細胞伸展活性を示すが，細胞接着活性は比較的遅い。そこで，LG4ドメイン中のAG73とEF1の配列に変異を導入したLG4組換えタンパク質を作成して検証したところ，LG4ドメインにとってAG73配列は細胞接着活性に，EF1配列は細胞伸展活性に重要な配列で，2つの活性配列が存在することで強い細胞接着・伸展活性を示すことがわかった。そこで，われわれはAG73とEF1を混合固定したAG73/EF1-キトサンを作製した[7]。AG73/EF1-キトサンはAG73-キトサンやEF1-キトサンより強い細胞接着・伸展，神経突起の伸長活性を示した。また，AG73とA99を混合したAG73/A99-キトサンの生物活性も異なる細胞表面受容体との相乗作用によって促進された。

　最近，筆者らが60種類のラミニン-111由来活性ペプチドそれぞれを固定化したペプチド-キトサンを作製し，その生物活性を検証したところ，29種類のペプチド-キトサンが生物活性を持つことがわかった[8]。次に，受容体や生物活性の違いから29種類のペプチド-キトサンを6つのグ

ループに分け，そのうち線維芽細胞に対し接着活性を示した5グループの中から各々最も強い活性を持つ5種類のペプチドを混合した5種混合ペプチド-キトサンを作成したところ，細胞接着活性が飛躍的に増強することがわかった．同様に，神経突起伸長活性を持つ4グループのペプチドを用いた4種混合ペプチド-キトサンも混合することにより強い神経突起伸長活性を示した．これらの結果から，多数の異なる細胞表面受容体と結合することで，機能性高分子複合体の生物活性を相乗的に向上させることが可能であることが示された．混合ペプチド-高分子複合体はペプチドの種類や混合比によって異なる生物活性を示すことからも，生物活性の制御が可能な医用材

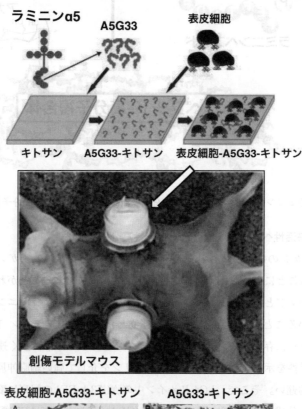

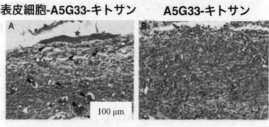

図3 表皮細胞-A5G33-キトサンを用いた創傷部への細胞移植
　ヌードマウスの創傷部にヒト表皮細胞-A5G33-キトサンおよびA5G33-キトサンを0日目，3日目，6日目に移植し，13日目に創傷部を観察した．ヒト表皮細胞-A5G33-キトサンを移植した創傷部にはヒト表皮細胞が完全に定着し，表皮細胞がなかったときに比べ肉芽の形成が抑制された．（矢印：コラーゲン線維，矢頭；血管，＊；移植片）

料の開発へと繋がることが期待される。

12.4 ラミニン由来活性ペプチドを用いた機能性高分子複合体の創傷治療材料としての応用

　ラミニンα5鎖は成体基底膜に最も広範かつ安定的に発現しているラミニンα鎖で，創傷部の新生基底膜にも強く発現していることから，創傷部新生基底膜の安定化に寄与していると考えられている。そこで，ラミニンα5鎖由来の活性ペプチドA5G33（ASKAIQVFLLAG）を用いて，表皮細胞-ペプチド-高分子複合体シートを作製し，ヌードマウス創傷部への表皮細胞移植を試みた（図3)[9]。ヒト表皮細胞をA5G33-キトサンに播種したところ，ほとんどが2時間以内に接着しヒト表皮細胞-A5G33-キトサンが調製できた。調製したヒト表皮細胞-A5G33-キトサンをヌードマウス創傷部に移植したところ，移植7日後にはヒト表皮細胞が創傷表面に完全に定着し，コラーゲン線維と新生血管を含む肉芽が形成された。一方，キトサンのみを移植した場合は，様々な細胞が混雑し肥厚した肉芽が形成された。また，移植されたヒト表皮細胞はヒト表皮細胞マーカーのインボクルリンやサイトケラチン-1の発現が確認され，移植ヒト表皮細胞の角化が見られた。これらの結果から，ラミニンペプチド-高分子複合体は創傷部に表皮細胞を移植し，肉芽形成を抑制可能な生体適合性創傷治癒材料として有用であることが示された。

12.5 まとめ

　ラミニンペプチドを高分子材料に固定した機能性高分子複合体は，*in vitro*では異なる活性をもつペプチドを混合することで強い生物活性を示し，*in vivo*では細胞移植シートとして応用できることが示された。これまで基底膜の模倣を目指した実験として，マトリゲルなど生物由来細胞外マトリックスを用いた研究が数多く行われてきた。一方で，組織工学や再生医療への応用を視野に入れ合成ペプチドや組換えタンパク質を用いて基底膜を模倣した材料の開発も行われている。ラミニン由来活性ペプチドを用いた機能性高分子複合体は，ペプチドによるラミニンの分子解剖から得られた複数の活性ペプチドを混合して，異なる受容体に同時に作用するラミニンの機能の再構築をめざしたもので，人工基底膜の創製につながるとともに，組織特異的な医用材料として組織工学や再生医療の分野での応用が期待される。

文　　献

1) Scheele S. *et al.*, *J. Mol. Med.*, **85**, 825-836（2007）
2) 片桐文彦，野水基義，生化学，**82**, 463-473（2010）
3) Yamada Y. *et al.*, *Chemistry*, **17**, 10500-10508（2011）
4) Yamada Y. *et al.*, *Biomaterials*, **32**, 4237-4235（2011）
5) Yamada Y. *et al.*, *Biomaterials*, **33**, 4118-4125（2012）

6) Hozumi K. *et al.*, *J. Biol. Chem.*, **281**, 32929-32940 (2006)
7) Hozumi K. *et al.*, *Biomaterials*, **30**, 1596-1603 (2009)
8) Hozumi K. *et al.*, *Biomaterials*, **33**, 4241-4250 (2012)
9) Masuda R. *et al.*, *Wound Repair Regen.*, **17**, 127-35 (2009)

13 糖タンパク質の合成とその糖鎖機能解明への応用

北條裕信[*1], 松田純子[*2]

13.1 はじめに

 生体内に存在するタンパク質の約半分は,糖鎖を持つ糖タンパク質として機能している。これらタンパク質上の糖鎖はレクチンなど他のタンパク質との相互作用を介して,細胞の増殖や分化,がん化,またウイルス感染など種々の生命現象に関与することが知られている。このため,糖鎖機能に基づいた新しい疾患治療薬の開発が期待されている。インフルエンザの治療薬,タミフルやリレンザはそれが実現された良い例であるといえる。

 しかし,多くの場合,糖タンパク質の持つ糖鎖の不均一性により,糖鎖構造とその機能の関係を明らかにすることは困難なのが現状である。このことが糖タンパク質糖鎖研究の進展,また新薬の開発を阻害する大きな原因となっている。そこで我々は,糖タンパク質の効率的な化学合成法を確立し,得られた均一な糖鎖を持つ糖タンパク質を用いて糖鎖機能にせまろうと考えている。ここでは,筆者らが最近行ってきた脂質結合性の糖タンパク質であるサポシンC(図1)の合成とその活性評価について記述する。

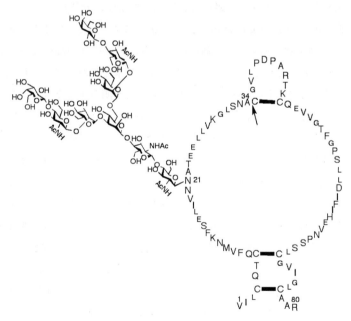

図1 合成した複合型糖鎖を持つサポシンC1の構造
↓はセグメント縮合位置を表す。

[*1] Hironobu Hojo 東海大学 工学部 生命化学科 教授
[*2] Junko Matsuda 東海大学 糖鎖科学研究所 教授

13.2 サポシンCの酵素-化学合成

　サポシンA, B, C, Dは，リソソーム性グリコシダーゼの活性化因子として知られる糖タンパク質であり，リソソーム内でのスフィンゴ脂質の分解に関わっている。前駆体タンパク質のプロサポシン（PSAP）に直列に並んでコードされており，リソソーム内でのプロテアーゼによる限定分解を経て4種類のサポシンが生成される。各サポシンは構造的に極めて相同性が高く，いずれも疎水性アミノ酸に富む約80個のアミノ酸からなり，3つのジスルフィド結合，N-結合型糖鎖をもつ。各サポシンは生体内において，特定のリソソーム性グリコシダーゼを活性化するとされており，サポシンCは，グルコシルセラミドβ-グルコシダーゼ（GCase）によるグルコシルセラミドの分解に関与する。サポシンCの欠損症は，GCaseの遺伝的欠損を病因とするゴーシェ病に類似し，グルコシルセラミドが細胞内に蓄積して，細網内皮系や神経系に深刻な機能障害を引き起こすことが知られている[1,2]。サポシンCがGCaseとともにグルコシルセラミドを分解するメカニズムについては，サポシンCは基質との相互作用のみではなく，酵素タンパク質であるGCaseに働きかけることで活性化タンパク質としての機能を発揮すると推測されているが，まだ未解明の点が多い。そこで我々は，サポシンCの機能解明を推進すべく，均一な糖鎖を持つサポシンC1の化学合成研究を進めてきた。

　基本的な合成戦略として，ペプチド鎖をAla^{34}-Cys^{35}で2つに分割してそれぞれを固相法により合成し，その後Native chemical ligation（NCL）法[3]により縮合してサポシンCに導く方法をとることとした。予備実験の結果，C末端側ペプチドはFmoc（9-fluorenylmethoxycarbonyl）法により容易に合成することができた。これに対して，N末端側のセグメントは，疎水性アミノ酸が多いせいか水系溶媒に対する溶解性が極めて悪いことが明らかとなった。このため，サポシンCの合成を達成するためには，N末端セグメントの溶解性向上が必須であった。

　ペプチド鎖の溶解性が低下する主な原因は，ペプチド鎖の高い疎水性によりβ-シート構造による多量体形成が起こるためであるとされている。木曽らは，ペプチド鎖の会合を抑制する方法としてO-acyl isopeptide法[4]を開発した（図2）。この方法は，一部のSer, Thr残基において，ペプチド鎖を側鎖水酸基に結合し，エステル結合を持つペプチド（構造1）を目的のペプチドの前駆体とするものである。アミノ基のプロトン化によりイソペプチド構造が維持されている限り分子間の規則正しいβ-シート形成が抑制され，このペプチドは高い溶解性を有する。しかも，ペプチドを中性条件下に置くだけでnativeなペプチド（構造2）を再生することができる。

　そこでN-末端側ペプチド中にO-acyl isopeptide構造を導入し，その溶解性を向上させて，サポシンCの合成を達成することとした[5]。その逆合成ルートを図3に示す。イソペプチド結合はAla^{22}-Thr^{23}で形成させることとした。またライゲーション後にEndo-M（Endo-β-N-acetylglucosaminidase from *Mucor hiemalis*）による糖鎖伸長を行うため，Asn^{21}には還元末端糖であるGlcNAcを導入した。ペプチド2は，NAC法[6]を利用したFmoc法によりチオエステル体として合成し，HPLCによる精製後，3.3%の収率で得ることができた。C末端ペプチド3は，Fmoc法により収率15%で得た。またEndo-Mによる糖転移を行うための複合型糖鎖オキサゾリ

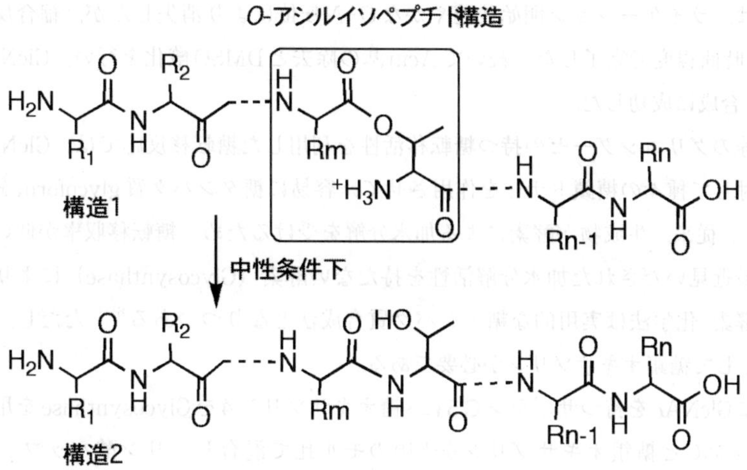

第2章 ペプチド医薬の基礎

O-アシルイソペプチド構造

図2 木曽らによるO-アシルイソペプチド法[4]

NativeなペプチドをD（構造B）の一部のSer/Thr残基でペプチド鎖をアミノ基から側鎖水酸基に転位しておくと（構造A），分子間でのβ-シート構造の形成が抑制され，溶解性が飛躍的に向上する．

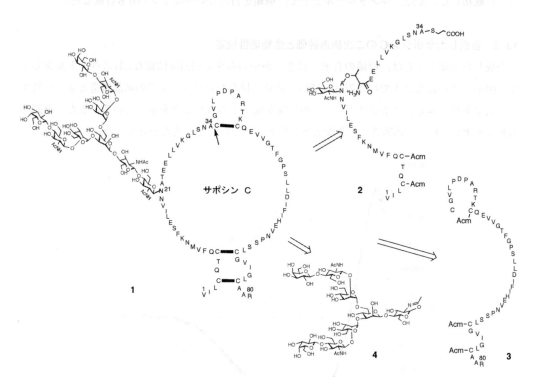

図3 複合型糖鎖を持つサポシンC1の逆合成

ン4は，我々がこれまで開発してきたベンジル保護を用いる糖鎖合成戦略に基づき合成した．
つぎにペプチド2, 3をNCL法によりリン酸緩衝溶液（pH 8.0）中で縮合した．アシルイソペ

プチド結合は，ライゲーション開始後速やかな *O-N* 転位により消失したが，縮合反応は効率よく進行し，3時間程度で完了した．続いて Acm 基の除去と DMSO 酸化を行い，GlcNAc を持つサポシン C5 の合成に成功した．

Endo-M 等のグリコシダーゼの持つ糖転移活性を利用した糖転移反応では，GlcNAc を持つタンパク質に対して種々の糖鎖ドナーを作用させて，容易に糖タンパク質 glycoform を合成することができる[7]．従来，生成物が酵素による加水分解を受けるため，糖転移収率が低い点が問題であったが，最近見いだされた加水分解活性を持たない酵素（Glycosynthase）によりこの問題も解決され，酵素-化学法は実用的な糖タンパク質合成法となりつつある[8]．ただし，この方法では，ドナーとして糖鎖オキサゾリンが必要である．

そこで次に GlcNAc を持つサポシン C5 に 8 糖オキサゾリン 4 を Glycosynthase を用いて転移させた．サポシン C と糖鎖オキサゾリンを 1:10 のモル比で混合し，リン酸バッファー中室温で Glycosynthase を作用させて糖転移反応を行った．1時間後さらに等量のオキサゾリンを加え，さらに 3 時間反応させた．その結果，転移収率 65% で複合型 9 糖を持つサポシン C1 を合成することに成功した．また，コントロールとして，糖鎖を持たないサポシン C6 も合成した．

13.3 合成したサポシン C の二次構造評価と生物活性検定

合成したサポシン C は，糖鎖の有無，長さにかかわらず α-helix に富む CD スペクトルを示した（図4）．この結果はすでに報告されている糖鎖を持たないサポシン C の結晶構造とよく一致する結果であり，本方法によるサポシン C の合成が成功であったことを示している．また，糖鎖の有無はサポシン C の立体構造に大きな影響を与えていないことが明らかとなった．

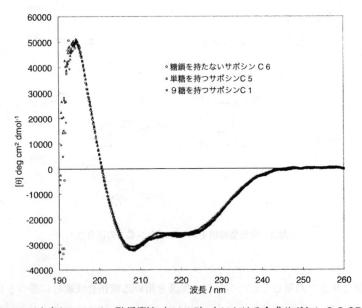

図4　50mM NaCl を含む 5mM リン酸緩衝液（pH 4.5）中における合成サポシン C の CD スペクトル

第2章　ペプチド医薬の基礎

表1　GCase 活性に及ぼす合成サポシン C の影響

	GCase 活性[1] (nmol/hr/ng GCase)
PS のみ	0.0704 ± 0.007
PS + 糖鎖を持たないサポシン C6	$2.59 \pm 0.03^{*}$
PS + GlcNAc を持つサポシン C5	$2.06 \pm 0.04^{*}$
PS + 複合型 9 糖を持つサポシン C1	$2.23 \pm 0.02^{*}$

[1] 数値は平均値 ± SE (n = 3) として表してある。$^{*}P < 0.05$

　さらに，サポシンCの生物活性を解析した（表1）。いずれの合成サポシンCも，ホスファチジルセリン（PS）存在下，4-metylumberiferyl-β-D-glucopyranoside のGCaseによる加水分解反応を30倍程度促進することが明らかとなった。これは，以前報告されている組換えサポシンC（糖鎖を持たない）の活性化能を上回る結果であった。また，人工基質を用いた今回の酵素活性測定方法では糖鎖の有無による活性化能の差は見いだされなかった。しかし，サポシン欠損症の中にはサポシン内のN-結合型糖鎖の認識配列のアスパラギンやスレオニン残基の置換をきたす変異が含まれており，N-結合型糖鎖がサポシンの機能において重要であることが示唆される[1]。今後は，GCaseの活性化因子としての機能に加え，近年指摘されている外来性脂質抗原の提示作用などの新たな機能の生物活性検定を進め，サポシンC，およびその糖鎖の重要性を明らかにして行きたいと考えている。

13.4　おわりに

　O-アシルイソペプチド法をNCL法と組み合わせることにより，疎水性アミノ酸を多く含むポリペプチド鎖の効率的な構築に成功し，複合型糖鎖を持つサポシンCの酵素-化学合成を達成した。この方法を利用すれば他の疎水性糖タンパク質，また将来的には，膜タンパク質の合成が可能となり，化学合成法をベースとした糖タンパク質の機能解明，また創薬研究が進展するのではないかと期待している。

謝辞

Gycosynthaseをご供与いただいた㈱東京化成工業の松崎祐二博士に感謝いたします。

文　　献

1) Sandhoff, K., Kolter, T., Harzer, K.: Sphingolipid activator proteins. In: Scriver CR, Beaudet AL, Sly WS *et al.* (eds), The Metabolic and Molecular Basis of Inherited

Disease. McGraw-Hill, New York, 2001; 3371-33881.
2) Yoneshige, A., Suzuki, K. *et al.*, *J. Neurosci. Res.* **88**, 2118 (2010)
3) Dawson, P. E., Muir, T. W. *et al.*, *Science*, **266**, 776 (1994)
4) Sohma, Y., Sasaki, M. *et al.*, *Chem. Commun.*, 124 (2004)
5) Hojo, H.; Katayama, H. *et al.*, *Tetrahedron Lett.*, **52**, 635 (2011)
6) Hojo, H., Onuma, Y. *et al.*, *Tetrahedron Lett.*, **48**, 25 (2007)
7) Mizuno, M., Haneda, K. *et al.*, *J. Am. Chem. Soc.*, **121**, 284 (1999)
8) Umekawa, M., Huang, W. *et al.*, *J. Biol. Chem.*, **283**, 4469 (2008)

14 HIV侵入阻害剤・腫瘍認識プローブとしてのケモカイン受容体リガンド

野村　渉[*1], 田中智博[*2], 玉村啓和[*3]

14.1　はじめに－ケモカイン受容体CXCR4－

　ケモカイン（chemokine）は，特定の白血球の遊走作用や活性化作用を有する一連のサイトカインとして発見されたものの総称である。CXCR4はCXCサブファミリーに属するケモカインCXCL12/stromal cell-derived factor-1（SDF-1）を内因性リガンドとする7回膜貫通Gタンパク質共役型受容体（GPCR）である[1]。CXCR4はCXCL12と相互作用することで，胎生時の血管形成や心形成，造血，神経形成においてprogenitor cellの遊走や活性化等の重要な作用を示す。また，CXCR4とCXCL12との相互作用は固形がんの転移，血液がんの進行，関節リウマチの炎症などの病態形成に関与し[2〜4]，また，CXCR4はヒト免疫不全ウイルス（human immunodeficiency virus, HIV）の感染の際に第二受容体（コレセプター）[5]として機能していることが報告されている。このように様々な疾病に関与しているCXCR4は創薬のmulti-targetとして注目されている。実際，著者らの研究室においては現在までにCXCR4に対するアンタゴニストの創製を精力的に行ってきている[6〜9]。また，GPCRは多量化することによってシグナル伝達を活性化する可能性が示唆されている[10]。そこで，2量化が機能発現に重要であるCXCR4のリガンドを2価結合型とすることにより，CXCR4発現量に応じた細胞イメージングを可能とし，CXCR4が過剰発現した腫瘍細胞を特異的に認識することに成功した[11]。本稿では，著者らがこれまでに創製してきたCXCR4アンタゴニストと腫瘍認識プローブについて中心に述べたい。

14.2　HIV侵入阻害剤としてのCXCR4アンタゴニスト

　HIVの宿主細胞への侵入に際して，まず，HIV外被タンパク質gp120が細胞表面上の第一受容体である糖タンパク質CD4に結合し，gp120のコンフォメーション変化の後に，gp120は第二受容体（コレセプター）であるCCR5[12]あるいはCXCR4[5]に結合する。CCR5およびCXCR4はGPCRに属するケモカイン受容体である。CCR5はHIV感染の初期に主流になるマクロファージ指向性HIV-1（R5-HIV-1）が主に使用するコレセプターであり，CXCR4はHIV感染の後期に主流になるT細胞指向性HIV-1（X4-HIV-1）が主に使用するコレセプターである。gp120のCD4，CCR5あるいはCXCR4に対する結合により，もうひとつの外被タンパク質gp41のN末端側が露

---

* [*1] Wataru Nomura　東京医科歯科大学　生体材料工学研究所　メディシナルケミストリー分野　講師
* [*2] Tomohiro Tanaka　東京医科歯科大学　生体材料工学研究所　メディシナルケミストリー分野　博士研究員
* [*3] Hirokazu Tamamura　東京医科歯科大学　生体材料工学研究所　メディシナルケミストリー分野　教授

出し，標的細胞の細胞膜にアンカリングする．アンカリングの後，3量体のgp41のN末端側のhelix領域とC末端側helix領域が逆平行に結合し，6量体を形成することでHIVの膜と標的細胞の膜が近づき膜融合を引き起こす[13]．

そこで，玉村は以前所属していた京都大学大学院薬学研究科の藤井信孝教授のもとで，コレセプターCXCR4阻害剤の創製に取り組んだ．CXCR4を抗エイズ薬のターゲットとすることは，もう一つの主要なコレセプターであるCCR5の阻害剤Maraviroc（Pfizer Inc.）[14]が臨床使用されたことにより妥当であると考えられる．HIVのコレセプター指向性を考えると，HIV感染直後の前期からエイズを発症する後期に移行するに従って，R5指向性の株（R5-HIV-1）からX4指向性の株（X4-HIV-1）が主流になっていく．このことから，CCR5阻害剤だけでなく，CXCR4阻害剤も必要と思われる．1980年代後半から，カブトガニの血球由来の防御ペプチドpolyphemusinの構造活性相関研究を精力的に進め，18残基からなる侵入阻害ペプチドT22を見出した（図1）[15]．CXCR4のコレセプターとしての同定以来，T22はCXCR4アンタゴニストであることが証明された[16]．構造最適化により14残基からなる強力なCXCR4アンタゴニストT140を見出した[6]．その生体内安定型高活性誘導体は現在，臨床試験（phase II）中である[17,18]．また，T140のファルマコフォアのアミノ酸残基を基にしたライブラリーを構築し，T140と同等のアンタゴニスト活性を有する環状ペンタペプチドFC131を創出した[7]．これらのリード化合物をもとにさらに低分子のペプチドミミックも見出しており[19]，非ペプチド性のCXCR4アンタゴニストである二核亜鉛錯体[20]やその誘導体[21]も創出している．2000年代初頭に，CXCR4とCXCL12の相互作用が種々の固形がんの転移や血液がんの進行，関節リウマチの炎症等に関与することが明らかにされた[22]．それに伴って順次，T140誘導体ががん転移阻害活性，白血病の進行の阻害活性，抗関節リウマチ作用を有することを明らかにした[22~24]．また，他の研究者からもAMD3100（Genzyme Corp.）やKRH-1636（Kureha Chemical & Daiichi Sankyo Co. Ltd.）等種々の有用なCXCR4アンタゴニストが報告されたが，紙面の関係上，これらについては他の総説を参照さ

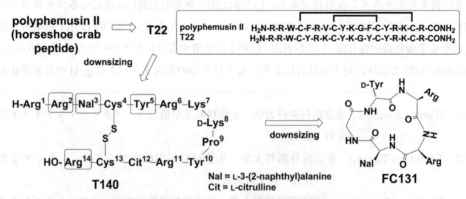

図1　カブトガニの血球由来の防御ペプチドpolyphemusinを基にしたペプチド性CXCR4アンタゴニストの創製（T140中で囲んでいるアミノ酸は活性に重要なファーマコフォア）

れたい[25]。一つ重要なこととして，CXCR4アンタゴニストの開発においては，CXCR4はCXCL12との相互作用により生理的に重要な作用を示すことから，アンタゴニストの副作用を十分検討する必要がある。

14.3　腫瘍認識プローブとしての2価型CXCR4リガンド

まず，著者らはT140誘導体のD-リジン残基に蛍光基を導入した分子によって細胞表面のCXCR4イメージングが可能であることを見いだしている[26]。また，GPCRは多量化することによってシグナル伝達を活性化する可能性が示唆されており[10]，細胞膜表面でのGPCRの多量化状態を検出することは重要である。CXCR4も種々のがん細胞で過剰発現しており[27]，その2量化ががんの悪性度，転移性に関与することが報告されている。そこで，著者らが創製したCXCR4リガンドを基にして，細胞表面上でのCXCR4の2量化状態の解析とCXCR4発現が亢進しているがん細胞を特異的に検出する蛍光イメージングを行うことを目的として2価型リガンドを創製した。一般に2価型リガンドは単量体と比較して結合の相乗的効果によって高い結合親和性を示す。これまでに創製されたGPCRの2価型リガンドは，リガンドユニット間をつなぐリンカー部分においてアルキル鎖，もしくは水溶性を向上させるためにポリエチレングリコール鎖を用いたものがほとんどであった[28〜30]。これらの構造は柔軟であり，2量化状態にある標的タンパク質に対して，その構造に適合するような長さのリンカーを有するリガンドを作製することが困難であった。

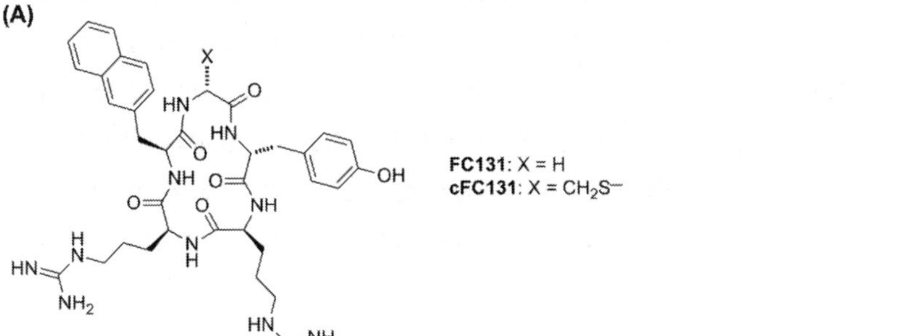

図2　(A)CXCR4リガンドFC131とコンジュゲート用誘導体cFC131；(B)ポリプロリンリンカーを有する2価型CXCR4リガンド（n=6-27）；(C)ポリプロリン-PEGリンカーを有する2価型CXCR4リガンド（m=3-18）

そこで著者らのグループでは比較的堅固な構造を有するポリ-L-プロリン鎖を用いることによって，リガンドユニット間の距離を一定に固定化する構造をもつリガンドを創製することにした（図2）。これまでにポリ-L-プロリン鎖を活用した機能性分子はいくつか報告されているが，リガンド間の距離をポリプロリンによって固定化するという報告はなく，著者らの行った研究が第1報である[11]。

14.4 2価型CXCR4リガンドの合成と結合活性評価

CXCR4リガンドとしてペンタペプチドFC131のグリシンをD-システインに置換したD-Cys-FC131（cFC131）を合成した（図2）。リンカーはFmoc型固相合成法によって，6-27残基のポリプロリンリンカーを合成し，ペプチドの両末端にクロロアセチル基を導入した。また，ポリプロリンリンカーの両末端にポリエチレングリコール（PEG）を導入したリンカーも同時に合成した。そして，各リンカーに対してcFC131を導入し，結果的に2～8nmの長さをカバーするリンカーを持つ2価型リガンドを合成した。それらのCXCR4結合活性を評価したところ，ポリプロリンリンカーおよびポリプロリン－PEGリンカーを持つリガンドの両方において5.5～6.5nmの長さのリンカーで最大の結合活性を示すことが明らかになった。すなわち，2量体を形成しているCXCR4における結合ポケット間の距離がその長さに相当すると考えられる。ロドプシンの構造を利用してCXCR4の2量体の会合様式を推定すると，膜貫通ヘリックス（transmembrane region: TM）4とTM5が介した会合様式となり，FC131の結合ポケット間の距離と上述のリンカー長が一致するということが明らかになった。最近になってCXCR4のX線結晶構造が報告されたが，この報告では結晶中においてはTM5とTM6が細胞質で相互作用する会合様式をとっていた[31]。しかし，GPCRの会合様式としてはTM4とTM5を介する会合様式が一般的であると考えられており，また結晶構造解析に用いられたCXCR4には大幅なアミノ酸変異が導入されていることから，細胞膜表面での会合様式を反映していない可能性が高いと思われる。この2価型リガンドを用いた解析によって得られたTM4とTM5の会合様式は信頼性の高いものである。

14.5 2価型リガンドを用いたCXCR4イメージング

この2価型リガンドを利用して，CXCR4のイメージングを行った。具体的には，最適な2価型リガンドのポリプロリンリンカー部位に赤色蛍光基であるテトラメチルローダミン（TAMRA）を導入することにより，細胞表面上でのCXCR4に対する結合が可視化できるかどうかを検討した。まず，CXCR4のC末端にEGFPを融合したタンパク質を強制発現したHeLa細胞を用いて共焦点レーザー顕微鏡により観察した。その結果，2価型リガンドにおいては，リガンド由来の赤色蛍光とCXCR4の存在を示すEGFP由来の緑色蛍光との共局在が見られ，CXCR4のイメージングを行うことが可能であることが示された（図3）。コントロールである単量体リガンドと比較することにより，2価型リガンドの選択性が確認された。次に，CXCR4の発現量が亢進しているが

第2章　ペプチド医薬の基礎

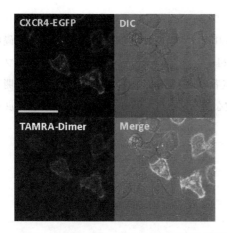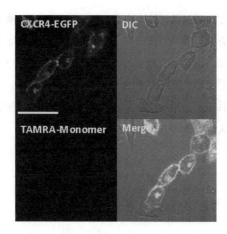

図3　CXCR4-EGFP融合タンパク質を強制発現したHeLa細胞を用いた分子イメージング
（口絵参照）

2価型リガンドを用いた場合（左，25 nM）は，単量体リガンドを用いた場合（右，50 nM）と比較してより明瞭なCXCR4との共局在が見られる。リガンドはいずれもTAMRA標識している。Barは50 μmの長さを示す。

ん細胞においてイメージングが可能であるかどうかを調べるために，ヒト肺がん由来のA549と，成長因子FGFを除いて培養を行うことでCXCR4の発現がほとんど見られないヒト血管上皮細胞HUVECを用いたイメージングを行った[32]。A549では単量体と比較して2価型リガンドで強い蛍光が検出でき，HUVECにおいてはバックグラウンド蛍光も確認されなかったため，非特異的な結合もほとんどないことが示された[11]。この分子イメージング実験においては，25 nMという非常に低いリガンド濃度を用いているにも関わらず，明瞭な分子イメージングが可能であったため，これまで細胞におけるイメージングで主役となっている抗体（μMオーダーレベルで使用）などと比較しても優れたイメージング性能を有していることが明らかとなった。さらに，CXCR4の発現量が異なる3種類の細胞（CXCR4発現量の多い順にJurkat, HeLa, K562）を用い，フローサイトメトリーで定量的なCXCR4結合活性解析を行った。単量体を用いた結合解析では各細胞に対する結合量に差はなかったが，2価型リガンドではCXCR4の発現量に比例して結合量が増大した[11]。このことは細胞表面でCXCR4発現量が増大すると，2量化または多量化して存在するCXCR4の割合が増えるということを示唆している。

14.6　まとめ

ケモカイン受容体CXCR4は，HIVの感染，固形がんの転移，血液がんの進行，関節リウマチの炎症などの病態形成に関与し，創薬標的として注目されている。著者らはHIV侵入阻害剤を中心に，ペプチド性，非ペプチド性のCXCR4アンタゴニストを創製してきた。また，最近ポリプロリンリンカーを用いて2価型CXCR4リガンドのユニット間を適切な距離に固定化する手法を見出した。これは他のGPCRリガンドにも広く応用が可能であると考えられる。従って，本法に

よってX線結晶構造が未だに解かれていない種々のGPCRに関してその会合状態の推定やリガンド結合部位間の距離の推定が可能になると期待される。本稿においてはペプチド医薬の基礎研究として，前半では種々の阻害作用を持ったCXCR4アンタゴニストを，後半では腫瘍認識プローブとしての2価型CXCR4リガンドを紹介した。後者の2価型リガンドは診断薬としての展開が期待されるが，現在，がん転移阻害剤としても有望なデータを得ている。今後，双方への発展も視野に入れて進めている。

文　献

1) T. Nagasawa *et al., Proc. Natl. Acad. Sci. USA*, **91**, 2305 (1994)
2) T. Koshiba *et al., Clin. Cancer Res.*, **6**, 3530 (2000)
3) T. Kijima *et al., Cancer Res.*, **62**, 6304 (2002)
4) T. Nanki *et al., J. Immunol.*, **165**, 6590 (2000)
5) Y. Feng *et al., Science*, **272**, 872 (1996)
6) H. Tamamura *et al., Biochem. Biophys. Res. Commun.*, **253**, 877 (1998)
7) N. Fujii *et al., Angew. Chem., Int. Ed.*, **42**, 3251 (2003)
8) H. Tamamura *et al., J. Med. Chem.*, **48**, 3280 (2005)
9) T. Tanaka *et al., Org. Biomol. Chem.*, **6**, 4374 (2008)
10) J. Wang *et al., Mol. Cancer Ther.*, **5**, 2474 (2006)
11) T. Tanaka *et al., J. Am. Chem. Soc.*, **132**, 15899 (2010)
12) G. Alkhatib *et al., Science*, **272**, 1955 (1996)
13) D. C. Chan *et al., Cell*, **89**, 263 (1997)
14) D. K. Walker *et al., Drug Metab. Dispos.*, **33**, 587 (2005)
15) 玉村啓和，最新医学, **53**(9), 2040 (1998)
16) T. Murakami *et al., J. Exp. Med.*, **186**, 1389 (1997)
17) H. Tamamura *et al., Org. Biomol. Chem.*, **1**, 3656 (2003)
18) H. Tamamura *et al., Org. Biomol. Chem.*, **1**, 3663 (2003)
19) H. Tamamura *et al., Org. Biomol. Chem.*, **4**, 2354 (2006)
20) H. Tamamura *et al., J. Med. Chem.*, **49**, 3412 (2006)
21) T. Tanaka *et al., ChemMedChem*, **6**, 834 (2011)
22) H. Tamamura *et al., Expert Opin. Drug Discovery*, **3**, 1155 (2008)
23) H. Tamamura *et al., FEBS Lett.*, **550**, 79 (2003)
24) H. Tamamura *et al., FEBS Lett.*, **569**, 99 (2004)
25) H. Tamamura *et al., Curr. HIV Res.*, **3**, 289 (2004)
26) W. Nomura *et al., Bioconjugate Chem.*, **19**, 1917 (2008)
27) F. Balkwill *et al., Semin. Cancer Biol.*, **14**, 171 (2004)
28) H. L. Handl *et al., Bioconjugate Chem.*, **18**, 1101 (2007)

29) Y. Zheng *et al.*, *J. Med. Chem.*, **52**, 247 (2009)
30) R. Panetta *et al.*, *Drug Discov. Today*, **13**, 1059 (2008)
31) B. Wu *et al.*, *Science*, **330**, 1066 (2010)
32) R. Salcedo *et al.*, *Am. J. Pathol.*, **154**, 1125 (1999)

15 ペプチドミクスを活用する生理活性ペプチドの探索

佐々木一樹[*1], 尾崎 司[*2], 南野直人[*3]

15.1 はじめに

ヒトやマウスのようにゲノム解読が進んだ生物では，クロマトグラフィーで分離した試料を質量分析すると，ペプチド群のアミノ酸配列が一斉に明らかにされる。筆者らは，包括的にペプチドを解析するペプチドミクスのプラットフォーム構築からスタートし，創薬標的探索という視点から，内分泌系細胞の分泌顆粒内ペプチドの解析（secretopeptidome解析）を行って新しい生理活性ペプチドの発見に成功した。

15.2 ペプチドミクスとは

遺伝子の発現情報としてのタンパク質全体を解析するプロテオーム解析が一般化しているが，タンパク質から生体内でプロセシングを受けて生じる生理活性ペプチドは，現在のプロテオーム解析技術（プロテオミクス）では対処できない。そこで，ペプチド群の包括的な研究の重要性を示すために，ペプチドミクスという言葉が提唱されている[1]。

液体クロマトグラフィー・タンデム質量分析（LC-MS/MS）は，ペプチドミクスの核となる分析法である。具体的には，微流速の液体クロマトグラフィーで分離したペプチドをタンデム質量分析計に順次導入し，その質量を測定するとともに，個々のアミノ酸レベルに開裂させてアミノ酸配列を決定する。生理活性ペプチド前駆体からプロセシングを受けて生成するペプチドは，質量が大きなものでも1万程度までであり，一般的にタンパク質よりも量が少なく1/1000程度であるため，タンパク質からペプチドを分離して，そのままの分子型でLC-MS/MSを行う。

15.3 神経内分泌腫瘍細胞の分泌顆粒内ペプチドの一斉解析－secretopeptidome解析

LC-MS/MSで同定できるペプチドは，データベースに登録された配列に限定され，同定できる翻訳後修飾も限定される。また，質量分析計の特性によって，相対的に存在量の多い分子・イオン化しやすい分子が同定されやすい。生理活性ペプチドのような分泌ペプチド同定の確率を高めるために，筆者らは，内分泌細胞由来の培養細胞株を解析している。細胞株も正常の内分泌細胞と同様にペプチドホルモンや神経ペプチドなどの生理活性ペプチドを含む分泌顆粒を有している。培養細胞に脱分極刺激を与え，培養上清中に放出されるペプチドを速やかに回収してLC-MS/MSで分析すると，神経細胞・内分泌細胞の分泌顆粒への局在が知られている分泌性タンパク質（生理活性ペプチド前駆体，クロモグラニン類，これらのプロセシングに関与する酵素

[*1] Kazuki Sasaki　国立循環器病研究センター　研究所　分子薬理部　室長
[*2] Tsukasa Osaki　国立循環器病研究センター　研究所　分子薬理部　研究員（現：山形大学　医学部　分子病態学　助教）
[*3] Naoto Minamino　国立循環器病研究センター　研究所　分子薬理部　部長

第2章 ペプチド医薬の基礎

類）に由来するペプチドが効率よく（同定ペプチドの95％以上）同定される。分泌ペプチドの回収スキームとしては，最も効率的でかつ簡便であり，このように脱分極刺激を与えて短時間で培地中に放出されるペプチドの一斉解析を，筆者らはsecretopeptidome解析（secreto-は分泌を意味する接頭辞）と称している[2]。

さらに，この解析の利点は，同定された分泌ペプチド群の切断部位を精査すると，前駆体タンパク質のプロセシングの実態が明らかにできることにある[2]。神経・内分泌細胞で発現する前駆体タンパク質のプロセシングで中心的役割を担う酵素はPC1/3ならびにPC2であり，(R/K)-Xn-(R/K)（Xはシステイン以外のアミノ酸，n = 0,2,4,6）がコンセンサスモチーフである[3]。Secretopeptidome解析で同定されたペプチドの8割は，N末端もしくはC末端がコンセンサスモチーフに合致している。一方，このモチーフに合致しない部位もPC1/3，PC2で切断されることが証明されつつあるが，そのようなプロセシング部位も我々の解析で浮かび上がってきている。特定のアッセイ法に依存しない探索アプローチでは，前駆体タンパク質のプロセシング部位の同定は重要であり，secretopeptidome解析がその一助になっている。

15.4 Secretopeptidome解析から生理活性ペプチド発見までの道筋

分泌顆粒内に局在するペプチドの配列が効率よく同定できるようになったものの，どのペプチドが新しい生理活性ペプチドであるかは不明である。筆者らは，分泌ペプチドのリストから，既知の生理活性ペプチドの特徴を考慮して，候補ペプチドを選択し，以下のような複数のアプローチで生理活性ペプチドの発見に成功している。

15.4.1 Neuroendocrine regulatory peptide (NERP)-1 およびNERP-2

半数近くの生理活性ペプチドのC末端はアミド化されており，その活性に一定の役割を担っている[4]。アミド化酵素活性の高いヒト甲状腺C細胞由来培養株TTを用い，そのsecretopeptidomeを解析したところ，分泌性タンパク質VGFの [281-306]-NH$_2$, [310-347]-NH$_2$に相当する2種類の新しいC末端アミド化ペプチドが同定された。ラット脳内においても，前者は25残基，後者は38残基のアミド化ペプチドとして存在することが確認され，Neuroendocrine regulatory peptide(NERP)-1およびNERP-2と命名した[5]。

VGFは，1985年にラットの褐色細胞腫PC12細胞が神経成長因子に応答して誘導される遺伝子としてクローニングされ[6]，その後，筆者らによってヒト神経芽細胞腫培養株の分化に伴って誘導される遺伝子として再発見されている[7]。神経細胞や内分泌細胞に発現するグラニン系のタンパク質であり，PC1/3ならびにPC2のコンセンサスモチーフが複数認められるため，未知の生理活性ペプチドの前駆体であると予想されていた。実際に，C末端の30残基のペプチド[8]や，その上流のTLQP-21[9]は生理活性ペプチドとして報告されている。しかし，secretopeptidome解析によって，従来は予測されていなかったC末端アミド化ペプチドが発見された意義は大きい。

C末端アミド構造を特異的に認識するペプチド抗体を用いた免疫染色で，中枢の室傍核・視索上核での発現が確認され，かつ，*in situ* hybridizationによって飲水制限下で遺伝子発現が亢進

することから，体液恒常性維持への関与が示唆されている．実際に，ラットの脳室内投与実験では，高張食塩水またはアンジオテンシン-Ⅱの脳室内投与で上昇する血中バソプレシンをNERPが抑制する[5]．この作用はC末端が通常のカルボキシル基のものには認められない．また，NERP-2は，オレキシン産生神経細胞が局在する視床下部外側野にも存在し，脳室内投与によって摂食を亢進させる[10,11]．この作用はオレキシンノックアウトマウスやオレキシン受容体拮抗薬の投与によって抑制されることから，オレキシン依存性であると考えられる．

15.4.2 NERP-3およびNERP-4

TT細胞のsecretopeptidome解析で同定したペプチド群からプロセシング部位を推定し，種間で相同性の高いペプチドを合成した．細胞内カルシウム動員を指標として活性ペプチドをスクリーニングするためにカルシウム感受性発光タンパク質エクオリンのトランスジェニックマウスの組織片を用い，候補ペプチドを添加して発光量の変化を評価した．この系は組織片を使うため，細胞培養の必要がなく，広範な組織，細胞を対象とする一次スクリーニングに有用である．VGF[177-206]，[485-503]に相当するペプチドが，下垂体，視床下部の組織片にカルシウム応答を誘導することが判明し，NERP-3およびNERP-4と命名した[12]．最近，室傍核および視索上核に存在する一部のバソプレシン陽性神経細胞にNERP-3応答性があること，および*in vitro*でNERP-3はラットの下垂体後葉からバソプレシンの分泌を促すことが明らかになった[13]．

15.4.3 AMP-IBP5（Anti-microbial peptide derived from IGFBP-5）

生理活性ペプチド，特に抗菌ペプチドの多くは塩基性アミノ酸を含んでいる．ヒトランゲルハンス島由来の神経内分泌腫瘍培養株のsecretopeptidomeを回収し，陽イオン交換クロマトグラフィーで強塩基性画分を分離して解析したところ，insulin-like growth factor-binding protein

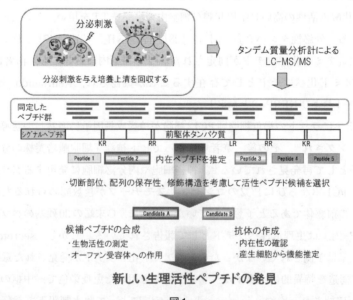

新しい生理活性ペプチドの発見

図1

第2章　ペプチド医薬の基礎

5（IGFBP5）に由来し，分子内ジスルフィド結合を1組有し，22アミノ酸から成るC末端アミド化ペプチドが同定された[14]。このペプチドは塩基性アミノ酸を7残基もち，同定したペプチドの中で等電点が最も高かった。その配列はヒト，マウス，ラット，ブタ，ウシで共通で，ラット脳・腸においても同じ分子型で存在することが確認された。この塩基性ペプチドの抗菌活性を評価したところ，検討した8種の菌のうち6種に対して，既知の抗菌ペプチド（AMP）であるβ-defensin-2より強く，cathelicidinに匹敵する強い抗菌活性を示したので，AMP-IBP5と命名した[14]。このペプチドはcathelicidinとは異なり細胞傷害性をほとんど持たないことから，有害事象の発生の可能性は少ないと考えられる。

15.5　おわりに

質量分析を活用した生理活性ペプチドの新しい探索法について紹介した。これらのペプチドの機能解析と並行し，secretopeptidome解析に端を発して，創薬のシーズとなりうる新しい生理活性ペプチドの発見が促進されることが期待される。本研究は大阪大学蛋白質研究所・高尾敏文教授，宮崎大学医学部・中里雅光教授，昭和大学医学部・塩田清二教授，協和発酵キリン・山崎基生博士との共同研究によるものである。

文　献

1) Clynen, E., *et al.*, *Eur. J. Biochem.*, **268**, 1929-39 (2001)
2) Sasaki, K., *et al.*, *Mol. Cell. Proteomics*, **8**, 1638-47 (2009)
3) Steiner, D. F., *Curr. Opin. Chem. Biol.*, **2**, 31-9 (1998)
4) Eipper, B. A., *et al.*, *Annu. Rev. Neurosci.*, **15**, 57-85 (1992)
5) Yamaguchi, H., *et al.*, *J. Biol. Chem.*, **282**, 26354-60 (2007)
6) Levi, A., *et al.*, *Science*, **229**, 393-5 (1985)
7) Nagasaki, K., *et al.*, *Neurosci. Lett.*, **267**, 177-80 (1999)
8) Hunsberger, J. G., *et al.*, *Nat. Med.*, **13**, 1476-82 (2007)
9) Bartolomucci, A., *et al.*, *Proc. Natl. Acad. Sci. USA*, **103**, 14584-9 (2006)
10) Toshinai, K., *et al.*, *Am. J. Physiol. Endocrinol. Metab.*, **299**, E394-401 (2010)
11) Melis, M. R., *et al.*, *Regul. Pept.*, **177**, 46-52 (2012)
12) Sasaki, K., *et al.*, *J. Proteome Res.*, **9**, 5047-52 (2010)
13) Fujihara, H., *et al.*, *Endocrinology*, **153**, 1377-86 (2012)
14) Osaki, T., *et al.*, *J. Proteome Res.*, **10**, 1870-80 (2011)

16 マイクロ抗体：抗体様分子標的ペプチドの設計

藤井郁雄[*]

16.1 はじめに

21世紀に入るとともにヒトの遺伝子構造の全容が明らかにされた。現在，ゲノムから翻訳されるタンパク質の網羅的な解析が進められて，医薬品のターゲットとなるタンパク質の種類も数も劇的に増えている。このような急速なプロテオーム解析研究にともなって，分子標的医薬の第一候補として注目されているのが抗体医薬である。免疫システムのもつ抗体の多様性を利用すれば，標的タンパク質に特異的に結合する分子標的医薬を意のままに作製することができる。また，抗体のタンパク質工学も急速に進歩してきている。15年前までは，抗原の免疫が唯一の抗体作製法であったが，いまでは，組み換え抗体タンパク質のファージ表層提示ライブラリー法より免疫をすることなく目的とした抗体を取得することができる。

一方，抗体医薬の研究が進むにつれ，その限界も明らかにされてきている。抗体医薬には，以下のような問題点が指摘されている。1) ヒトに対する抗原性を下げるため，ヒト化等が必要である。2) 抗体は，多数のジスルフィド結合を含む巨大タンパク質であるため，細胞内に導入したり，細胞内で機能させたりすることができず，細胞内のタンパク質をターゲットとすることができない。3) 現在の抗体医薬はそのほとんどがモノクローナル抗体であるために生産に膨大なコストを必要とする。さらに，4) 抗体医薬の開発や生産には，特許の制限が複雑に絡み合っている。これらの問題点は，抗体の基本構造に起因するものである。そこで，イムノグロブリン構造を利用せず，目的の標的タンパク質に対して特異的に結合する抗体様物質の開発研究が始まっている[1]。筆者らは，抗体様物質としてヘリックス・ループ・ヘリックス構造をもつ分子標的ペプチドの開発を行っている（図1）。すなわち，分子進化工学の主要技術であるファージ表層提示ライブラリー法を駆使し，立体構造規制ペプチド・ライブラリーから標的タンパク質に結合するペプチドをスクリーニングする。得られるペプチドは，強固な立体構造をもつため生体内の酵素分解に対しても安定であり，低分子量（分子量：3000～5000）であるにもかかわらず抗体と同等の高い結合活性をもつ。以上のことからこの分子標的ペプチドを「マイクロ抗体」と名付けた。本稿では，マイクロ抗体の分子設計およびその機能について紹介する。

16.2 マイクロ抗体の分子設計

抗体タンパク質は，安定なβ-ストランド構造を土台分子として持ち，この土台分子の上に6本のCDR領域（ループ構造）を持つ。CDR部分のアミノ酸を多様に変化させることにより抗体ライブラリーが形成され，免疫により，このライブラリーから抗原に高い特異性と強い結合活性をもつ抗体タンパク質が選別される。そこで，このような性質を模倣するために，筆者らは，土台分子としてヘリックス・ループ・ヘリックス構造を有するペプチドを分子設計し，立体構造

---

[*] Ikuo Fujii　大阪府立大学　大学院理学系研究科　生物科学専攻　生体分子科学分野　教授

第2章 ペプチド医薬の基礎

規制ペプチド・ライブラリーを構築した（図2)[1]。

　このペプチドは3つの領域で構成される（①14アミノ酸残基からなる構造支持領域，②グリシン7残基からなるループ，③同じく14アミノ酸残基からなるライブラリー領域）。2つのヘリックスは，内側に存在するLeu基（Leu^3，Leu^6，Leu^{10}，Leu^{12}，Leu^{23}，Leu^{26}，Leu^{30}，Leu^{33}）の疎水相互作用および側面のGlu基（Glu^2，Glu^9）とLys基（Lys^{22}，Lys^{29}）の静電相互作用により寄り添い，安定なヘリックス・ループ・ヘリックス構造を形成する。一方，ヘリックス外側のアミノ酸は立体構造構築に関わっていない。したがって，外側のアミノ酸（X^{24}，X^{25}，X^{28}，X^{31}，X^{32}）をさまざまなアミノ酸に置換することにより，マイクロ抗体の分子ライブラリーを構築することができる。

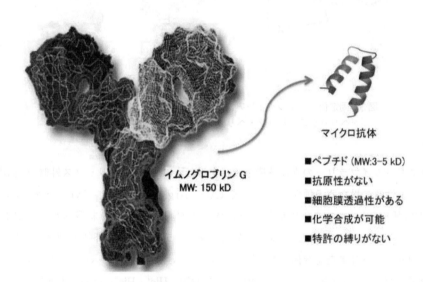

図1　マイクロ抗体：抗体様活性をもつ分子標的ペプチド

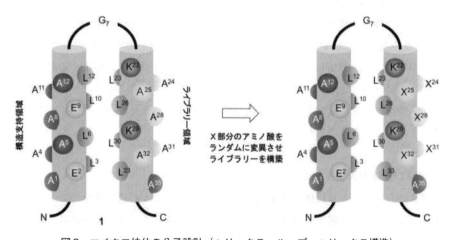

図2　マイクロ抗体の分子設計（ヘリックス・ループ・ヘリックス構造）

ペプチド医薬の最前線

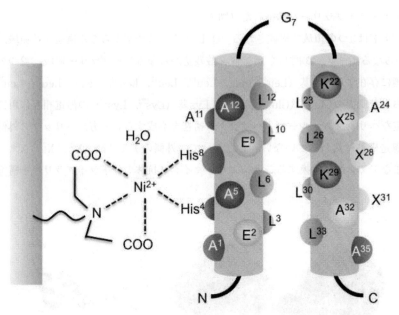

図3 固定化ニッケルイオンアフィニティークロマトグラフィーによる
ヘリックス・ループ・ヘリックス構造の評価

マイクロ抗体ライブラリーの立体構造を確認するために，C末端ヘリックス外側の3箇所（X^{25}，X^{28}，X^{32}）を性質の異なる5種類のアミノ酸（Ala，Arg，Asp，Thr，Tyr）でランダムに変異させた125種（5^3）のペプチド混合物を合成した[2]。その際，N末端ヘリックスにHisを2箇所（$i, i+4$）に導入し，Ni^{2+}-固定化金属アフィニティークロマトグラフィー（IMAC）により，ペプチドの立体構造を評価した（図3）。すなわち，ペプチドがヘリックス・ループ・ヘリックス構造の場合，N末端ヘリックスの2つのHis側鎖（His^4，His^8）は同じ方向に固定されるため，Ni^{2+}イオンに強く結合しペプチドがアフィニティーカラム内にトラップされる。一方，ペプチドがランダムな構造の場合，Ni^{2+}イオンへの結合が弱くカラムから簡単に溶出する。そこで，125種のペプチド混合物についてNi^{2+}-固定化金属アフィニティークロマトグラフィー（IMAC）の挙動を調べたところ，80％以上のペプチドがカラムにトラップされ，溶出するためには酸性バッファー（20mM phosphate，1.0M NaCl，pH4.0）を要した。このことより，C末端ヘリックス側面のアミノ酸をさまざまなアミノ酸に置換しても，マイクロ抗体がヘリックス・ループ・ヘリックス構造を持つことを確認した。

16.3 マイクロ抗体のスクリーニング

上記の結果から，マイクロ抗体をライブラリー化できることが確認できたので，次に，ファージ表層提示ライブラリーの構築を検討した。ファージ表層提示ライブラリー法は，進化分子工学の主要技術の1つで，特にヒト抗体の作製や抗体親和性の改良に汎用されている。これまでに筆

第2章　ペプチド医薬の基礎

者らは，ファージ表層提示抗体ライブラリーを使って，抗体酵素の機能改変に成功している[3,4]。そこで，抗体と同様に，マイクロ抗体にもファージ表層提示ライブラリー法を適用し，マイクロ抗体のスクリーニングに利用することにした。

本ファージ・ライブラリーをマウス顆粒球コロニー刺激因子（G-CSF）受容体に対してスクリーニングした[5]。G-CSFは白血球の1種である好中球の分化・増殖を誘導する糖タンパク質（分子量約1.8-2.2万）で，骨髄移植時の好中球の増加促進剤や抗ガン剤の副作用である好中球減少症の治療薬として使用されている。

ファージ・ライブラリーを，固定化したG-CSF受容体と反応させ，結合しないファージは洗い出して，結合するファージを選択し回収した。最終的に，5回パンニング後，G-CSF受容体結合性ペプチド（マイクロ抗体）の単離に成功した。

得られた受容体結合性ペプチドと天然G-CSFとの間にはアミノ酸配列の相同性はない。しかし，ペプチドがα-ヘリックス構造を持っているため，その立体構造を指標にして天然G-CSFと重ね合わせが可能になる。既に解析されているG-CSF受容体のX-線構造を検討したところ，ペプチドC末端ヘリックスと天然G-CSFのA-ヘリックスに相同性が観測されるとともに，Ala^{35}のArg残基への置換が結合活性を向上させることが示唆された。以上のことを考慮して結合性ペプチドの最適化を行い，高い結合活性（K_d = 214nM）をもつマイクロ抗体（P8-2KA）の取得に成功した。

16.4　次世代抗体としての可能性

生体内におけるマイクロ抗体の安定性を獲得するために，N末端とC末端との間で環化させた。上記の顆粒球コロニー刺激因子（G-CSF）受容体結合性マイクロ抗体（P8-2KA）にジスルフィド結合を導入し，安定なヘリックス構造をもつマイクロ抗体（P8-2KA-disulfide）を合成した。また，N末端にクロロアセチル基を導入後，C末端のシステイン残基と反応させ，チオエーテル結合で環化させたマイクロ抗体（p8-2KA-thioether）を合成した。両マイクロ抗体のCDスペクトルを測定し，$[\theta 222]$における平均楕円率からα-ヘリックス性を比較した。その結果，オリジナルであるP8-2KA（helix 36％）に比べ，環化させたマイクロ抗体はより安定なヘリックス構造を持つことが判明した（P8-2KA-disulfide：helix 59％，p8-2KA-thioether：helix 41％）。また，ヘリックス構造の安定化にともなって，受容体結合活性も向上した（P8-2KA-disulfide：Kd = 3nM，p8-2KA-thioether：Kd = 4nM）。

G-CSFによる細胞増殖実験において，P8-2KA-disulfideおよびp8-2KA-thioetherは強い阻害活性を示した（P8-2KA-disulfide：IC_{50} = 75nM，p8-2KA-thioether：IC_{50} = 90nM）。一方，P8-2KAは，同じアミノ酸配列をもつにもかかわらず，阻害活性が低い（IC_{50} = 50μM）。すなわち，P8-2KA-disulfideやp8-2KA-thioetherは，安定な立体構造をもったため，酵素分解に対する抵抗性を獲得したものと推測された。そこで，マウス血清中での安定性を検討した。

マイクロ抗体にマウス血清を加えた後（500μM），残存のマイクロ抗体をHPLCにより経時的

に追跡した。ペプチドP8-2KAが30時間でほぼ完全に分解させるのに対し，P8-2KA-disulfideは20時間後でも分解されない。また，p8-2KA-thioetherは最も安定であり，15日の半減期を持つことが判明した。以上の結果から，マイクロ抗体は，抗体と同等の結合活性と安定性を示し，分子標的医薬やタンパク質相互作用検証ツールとして十分利用できることが判明した[6]。

16.5 おわりに

従来，低分子医薬品の開発は，酵素阻害剤や神経伝達物質類似化合物をターゲットとしてきたが，それには明白な設計戦略がある。すなわち，酵素阻害剤開発の場合，基質の構造から低分子阻害剤設計の有用な情報を得ることができる。神経伝達物質の場合も同じである。しかし，このような設計戦略は，タンパク質－タンパク質相互作用の阻害剤の設計には使えない。この場合，相互作用に重要な接触部位やアミノ酸残基を知るためには，膨大な数の部位変異操作や時間のかかるタンパク質の構造解析が要求される。さらに，たとえ相互作用の接触部位の立体構造が解ったとしても，その情報から低分子化合物を設計するための信頼できる方法論がないのが現状である。筆者らは，解決策の一つとして，ペプチドの立体構造構築理論とファージ表層ディスプレイ法（分子進化工学的手法）を組み合わせた新しいゲノム創薬手法を提案した。本法が，タンパク質－タンパク質相互作用をターゲットにした次世代抗体医薬や低分子リガンド開発の一助になれば幸いである。

文　献

1) N. Suzuki, I. Fujii, *Tetrahedron Lett.* **40**, 6013（1999）
2) I. Fujii, Y. Takaoka, K. Suzuki, T. Tanaka, *Tetrahedron Lett.* **42**, 3323（2001）
3) I. Fujii, S. Fukuyama, Y. Iwabuchi, R. Tanimura, *Nature Biotechnology.* **16**, 463（1998）
4) N. Takahashi, H. Kakinuma, L. Liu, Y. Nishi, I. Fujii, *Nature biotechnology*, **19**, 563（2001）
5) Y. Takaoka, T. Mizukoshi, H. Shimizu, I. Fujii, *Peptide Science*, 309-312（2001）
6) D. Fujiwara, *Bioorg. Med. Chem. Lett.*, **20**, 1776-1778（2010）

第3章 ペプチド創薬に向けて
― 製剤化・安定化・投与法 ―

1 細胞膜透過ペプチドによるバイオ医薬の経口吸収促進戦略

亀井敬泰[*1], 武田（森下）真莉子[*2]

1.1 はじめに

　生体分子の機能解明や病態関連因子の究明，さらには遺伝子工学・分子生物学技術の進歩に伴うタンパク・ペプチドの安定供給の実現により，薬物治療の中心は従来の低分子医薬から生理活性タンパク・ペプチドを用いたバイオ医薬へと変革しつつある。実際近年の医薬品売上上位を見ても半分程度をバイオ医薬品が占めていることから，それらの疾病治療への貢献度が飛躍的に高まっていることを証明している。しかし，これらバイオ薬物の投与手段は，消化管内での不安定さや生体膜透過性の低さが問題となり，現状では静脈内注射や皮下注射といった非経口ルートに限定されている[1, 2]。病態に直接関与するバイオ薬物治療は極めて有効ではあるが，慢性的かつ頻繁な投与計画を要する疾患の場合，頻回注射による負担が増大してしまう。QOLやコンプライアンスを考慮すると，経口投与などの患者の負担を軽減した簡便かつ非侵襲的な投与剤形の開発が求められる。

　バイオ薬物の経口製剤化を実現するためには，細胞膜や細胞間隙のタンパク質や脂質構造・機能などの生体が本来有する防御機構を破綻させることなく，顕著な消化管薬物吸収促進作用を発揮する技術を確立しなければならない。過去にも様々な手法が考案されそれらの有用性が評価されてきたが，未だに有効性および安全性の両方を満たす技術は確立されていない。本稿では，それらの困難を打破すべく近年筆者らが研究を続けてきた，細胞膜透過ペプチド（Cell-penetrating peptides：CPPs）を利用したバイオ薬物の経口吸収促進手法を紹介する。

1.2 細胞膜透過ペプチド

　細胞膜透過ペプチド（CPPs）とは，細胞内に効率的に移行することのできるアミノ酸残基数20以下程度の短鎖ペプチドの総称である。CPPsは主に塩基性ペプチドと両親媒性ペプチドに分類され，前者にはヒト免疫不全ウイルス（HIV）-1 Tatペプチドや人工塩基性ペプチドであるオリゴアルギニン，後者にはantennapediaのDNA結合ドメイン由来のpenetratinが含まれる。細胞内や核へと送達させたいタンパク質や核酸，微粒子キャリアなどにCPPsをコンジュゲートし，細胞内在化能を付与することによってそれらの細胞内移行効率を顕著に改善させることから，薬

[*1] Noriyasu Kamei　神戸学院大学　薬学部　薬物送達システム学研究室　講師
[*2] Mariko Takeda-Morishita　神戸学院大学　薬学部　薬物送達システム学研究室　教授

表1 本検討で用いた CPPs のアミノ酸配列

Peptides	Sequence
Arginine rich peptides	
Arginine octamer (R8)	RRRRRRRR
Arginine dodecamer (R12)	RRRRRRRRRRRR
HIV-1 Tat (48-60)	GRKKRRQRRRPPQ
HIV-1 Rev (34-50)	TRQARRNRRRRWRERQR
Amphipathic peptides	
Penetratin	RQIKIWFQNRRMKWKK
pVEC	LLIILRRRIRKQAHAHSK
Erns	RQGAARVTSWLGLQLRIGK
RRL helix	RRLRRLLRRLRRLLRRLR
PRL4	PRLPRLPRLPRL
Random composition peptides	
Random peptide	GLSASPNLQFRTV

A：アラニン，E：グルタミン酸，F：フェニルアラニン，G：グリシン，H：ヒスチジン，I：イソロイシン，K：リジン，L：ロイシン，M：メチオニン，N：アスパラギン，P：プロリン，Q：グルタミン，R：アルギニン，S：セリン，T：スレオニン，V：バリン，W：トリプトファン

物送達システム（DDS）研究において汎用されているツールである．各CPPの細胞内移行メカニズムについては依然として明確にはなっていないが，CPPsの種類や目的とする導入薬物（cargo）の大きさ，適用濃度条件などによって，介在経路が大きく変化することが報告されている[3,4]．生理活性タンパク・ペプチドであるバイオ薬物は水溶性かつ高分子量であることから，消化管粘膜透過性が低く血中への吸収性が乏しいため，筆者らはCPPsの性質を利用することにより消化管粘膜上皮細胞内へのバイオ薬物の取込みを増大させ，結果的に血中への薬物の移行を亢進させることを試みた．CPPsを利用した一般的な細胞内導入促進手法においては，薬物やキャリアに対してCPPsの化学的架橋を施しているが，筆者らの提唱したバイオ薬物消化管吸収促進手法においては薬物-CPP間を架橋させず，両分子のphysical mixtureを調製し投与液とした．Physical mixtureは調製が容易なだけでなく，薬物本来の薬理活性や物理化学的特性を修飾しないことから，極めて有用性の高い手法といえる．筆者らが検討に用いたCPPsを表1に示した[5]．

1.3 CPPsによる消化管インスリン吸収性の改善効果

筆者らの検討例の一部として，インスリンをモデルバイオ薬物として用い，その消化管吸収に対する改善ツールとしてのCPPsの有用性を検討した結果を紹介する．インスリンは代表的ペプチド薬物であり，胃内や小腸内での消化分解を受け易く，また粘膜透過性が極めて低いという特徴を有する．従って，インスリンの経口製剤化を実現するためにはいかに分解・透過障壁を克服できるかが重要である．ここでは，小腸粘膜におけるインスリンの低透過性を改善することを目的として，CPPsを用いることにより消化管からのインスリン吸収性・バイオアベイラビリティ

第3章 ペプチド創薬に向けて－製剤化・安定化・投与法－

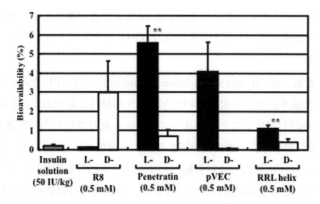

図1 各種CPPs併用によるインスリンバイオアベイラビリティの上昇

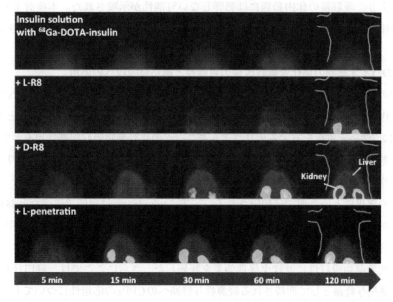

図2 PETイメージングによるCPPs存在下および非存在下小腸投与後の^{68}Ga標識インスリンの体内分布解析

をどの程度向上できるかを検討した。

表1に示した各CPPとインスリンのphysical mixtureをラット回腸ループ内に投与した後，インスリン吸収性の改善が認められたものについて，その結果を図1に示す。本実験では，各CPPに対しL-体もしくはD-体アミノ酸からなる2種類のペプチドについて検討したが，中でも特にD-R8（オリゴアルギニンの一種）およびL-penetratin併用時に最も顕著なインスリンバイオアベイラビリティ上昇作用が認められた[5]。ここでわかるように，CPPsの種類のみならずその立体異性構造も吸収促進効率に影響している。これには，CPPs自身の消化管内における安定性や分解後の各CPPの細胞内在化能の違いが関与していると推察される。図1においては0.5mMの

L-penetratinを用いてバイオアベイラビリティが5.5％まで改善されたが，さらにL-penetratin投与濃度を2.0mMまで増やすことによりインスリンのバイオアベイラビリティを約35％まで到達させることが可能である[5]。

また，陽電子断層撮影法（Positron emission tomography：PET）を用いて，この2種類のCPPs併用投与後の回腸ループから血中へのインスリンの移行と肝臓および腎臓への分布特性を定量解析した結果を図2に示す。この結果より，回腸から吸収された^{68}Ga標識インスリンの速やかな肝臓の通過と最終的な腎臓への集積が認められ，両臓器への分布はCPPs併用により増強することが明らかになった[6]。肝臓および腎臓へのインスリンの分布特性は，インスリンを静脈内投与した場合と同様の結果であった。このことから，回腸投与時に認められた各CPP適用後の肝臓および腎臓への^{68}Ga標識インスリン集積の増大は，CPP併用によるインスリン吸収性増大によるものであり，吸収後の体内動態には影響しない可能性が示唆された。本検討より，CPPsは薬物本来の体内動態には影響しない安全性の高い吸収促進ツールであることが示唆された。

1.4 種々のバイオ薬物の消化管吸収改善の可能性と鼻粘膜吸収への応用

これまでの筆者らの研究結果において，physical mixtureとして投与されたCPPsが消化管薬物吸収促進作用を示すためには，薬物に対する分子間相互作用を示す必要があることを明らかにした[7]。特に，強い正電荷を有するオリゴアルギニンが消化管薬物吸収促進作用を示すためには，薬物側が負電荷を帯びている必要があることを詳細に解析してきた。そのため，オリゴアルギニンはインスリンに対する強力な消化管吸収促進作用を示すことが可能であるものの，その他のバイオ薬物への応用性という面では制限される。一方，penetratinは冒頭で述べたとおり両親媒性ペプチドであるため，薬物との相互作用という点で静電的要因以外に疎水性相互作用の寄与も期待できる。従って，種々のタンパク・ペプチド薬物の消化管吸収への応用に向けて，penetratinを利用し消化管薬物吸収性に及ぼす促進効果を評価した。さらにここでは，経口経路と同様に，有力な非侵襲投与経路として期待される経鼻投与経路へのCPPsの応用性についても評価した。

ペプチド薬物であるグルカゴン様ペプチド-1（GLP-1），exendin-4，さらにタンパク薬物であるインターフェロンの消化管および鼻粘膜吸収に対するL-体もしくはD-体アミノ酸から構成されるpenetratin（L-およびD-penetratin）の促進作用について，ラットを用いて評価した。いずれの薬物もインスリンと同様に粘膜からの吸収性は低く，経口吸収性を改善するためには製剤的工夫が必要である。検討の結果を図3に示す[8]。3種すべての薬物において消化管および鼻腔投与時のバイオアベイラビリティがL-およびD-penetratin併用（0.5mM）により有意な値にまで改善されることが明らかになった[8]。特に鼻粘膜投与時においては8～15％程度の各薬物のバイオアベイラビリティが得られており，penetratinの適用濃度を増やすことによりさらなる吸収性改善が可能であると期待できる。鼻粘膜吸収への応用性に関して得られている知見をさらに付け加えると，L-penetratin 2.0mMをインスリンと併用投与した結果，そのバイオアベイラビリティは50％を超えることを示している[9]。以上の結果から，インスリンのみならず様々なバイオ

第3章 ペプチド創薬に向けて－製剤化・安定化・投与法－

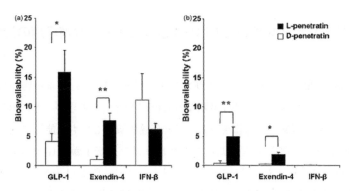

図3 L-およびD-penetratinによるタンパク・ペプチド薬物の鼻粘膜(a)
および消化管粘膜(b)吸収バイオアベイラビリティの改善作用

薬物の経口・経鼻投与開発する上でpenetratinが有用なツールとなる可能性が示唆された。

1.5 おわりに

本稿で紹介した筆者らの一連の研究は，バイオ薬物の経口・経鼻投与製剤化がCPPsによってもたらされることを十分に期待させるものである。ここでは紹介しきれなかったが，我々はその吸収促進メカニズムや粘膜毒性作用の有無についても検討しており，CPPsが安全性を兼ね備えた有力なツールであることを示している[9, 10)]。今後は現実の治療に則した投与計画の考案や，長期投与時の安全性の確立を図り，患者への投与を見据えた検討を進めていきたい。

文　　献

1) Morishita M., *et al.*, *Drug Discov. Today*, **11**, 905-910, (2006)
2) Khafagy ES., *et al.*, *Adv. Drug Delliv. Rev.*, **59**, 1521-1546, (2007)
3) Duchardt F., *et al.*, *Traffic*, **8**, 848-866, (2007)
4) Ter-Avetisyan G., *et al.*, *J. Biol. Chem.*, **284**, 3370-3378, (2009)
5) Kamei N., *et al.*, *J. Control Release*, **132**, 21-25, (2008)
6) Kamei N., *et al.*, *J. Control Release*, **146**, 16-22, (2010)
7) Kamei N., *et al.*, *J. Control Release*, **136**, 179-186, (2009)
8) Khafagy ES, *et al.*, *Int. J. Pharm.*, **381**, 49-55, (2009)
9) Khafagy ES., *et al.*, *J. Control Release*, **133**, 103-108, (2009)
10) Kamei N., *et al.*, *J. Control Release*, **131**, 94-99, (2008)

2 経鼻投与デバイスを用いたGLP-1投与による2型糖尿病の治療開発

中里雅光*

2.1 はじめに

　GLP-1（glucagon-like peptide 1，グルカゴン様ペプチド1）は，下部小腸から大腸の粘膜に存在する内分泌細胞（L細胞，命名は分泌顆粒の直径が400nmと大きいことに由来）で産生されるペプチドで，また延髄孤束核でも産生され，神経伝達物質としても機能している。L細胞では，prohormone convertase（PC）1/3によりプログルカゴン遺伝子からGLP-1が産生されるが，膵臓α細胞ではPC2によりグルカゴンが産生される[1]（図1）。GLP-1のN末端の6アミノ酸が切断されC端がアミド化されたGLP-1（7-36）NH$_2$が生理活性ペプチドとして作用している。GLP-1は分泌されるとすぐにDPP-IV（dipeptidyl peptidase-IV）によりN端から2番目が切断を受け，非活性体となる。GLP-1の主たる生物活性を図2に示す。中でも膵β細胞からのインスリン分泌促進と膵α細胞のグルカゴン分泌抑制は，糖代謝改善に結びつき，世界中で注射用GLP-1アナログや経口DPP-IV阻害薬が2型糖尿病の治療薬として使われている。

　生理活性ペプチドは，消化管および鼻腔や肺の上皮に存在する消化酵素によって分解されるため，注射剤以外の投与法の開発が困難である。近年，ペプチドの非侵襲的送達システムとして，経気道吸収による投与製剤が開発されている。鼻腔粘膜から気道末梢の肺胞のどこまで粒子が到達するかは，主としてその粒子径により決定される。粒子径が20μm以上のものは鼻腔でトラップされる。粒子径が5μm以下では気道に達し，2μm以下では末梢気道である肺胞まで到達

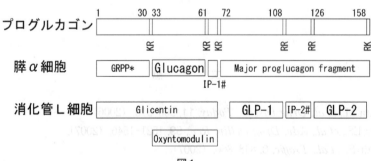

図1
プログルカゴンから生成されるグルカゴン，オキシントモジュリン，GLP-1の関係を示している。膵α細胞ではグルカゴンが産生される。消化管L細胞はPC1/3によりグルカゴンの代わりに，グルカゴンを含むグリセンチンとグリセンリンから切断されて生成されるオキシントモジュリン（グルカゴンのC端側に7アミノ酸が延長したペプチド），GLP-1，GLP-2が産生される。グルカゴンとGLP-1はペプチド構造だけでなく，受容体（7回膜貫通型のG蛋白共役型受容体でcAMPを増加させる）も類似しており，アミノ酸配列は60％の相同性がある。GRPP：glicetin-related pancreatic peptide，IP-1：interventing peptide-1，IP-2：interventing peptide-2，K：リジン，R：アルギニン。プログルカゴン上の数字はN端からのアミノ酸残基数を示す。

＊　Masamitsu Nakazato　宮崎大学　医学部　内科学講座　神経呼吸内分泌代謝学分野　教授

第3章　ペプチド創薬に向けて－製剤化・安定化・投与法－

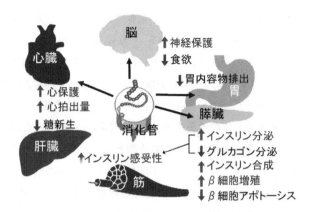

図2　GLP-1の多彩な作用と臨床応用

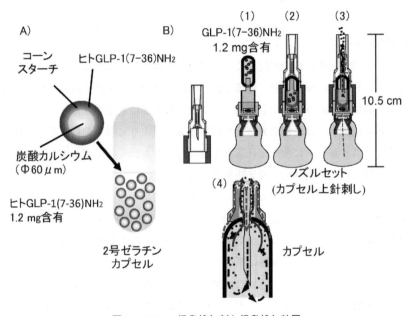

図3　GLP-1経鼻投与剤と経鼻投与装置

(A)直径60μmの炭酸カルシウムの表面にヒト合成GLP-1(7-36)NH₂とでんぷんを混合したものを被膜させる。通常の2号ゼラチンカプセルに1.2mgのGLP-1(7-36)NH₂を充填する。(B)使用方法は，(1)カプセルホルダーにカプセルを装填する。(2)キャップに針が内蔵されており，カプセルホルダーに被せるとカプセル上部に穴が開く。カプセル開口部にある針の部分は先端より径が細く，開口部と針の間には隙間ができる。(3)ポンプゴム球を押圧すると，ノズルから薬剤が散粉される。(4)流路説明。ポンプゴム球を押圧すると，（破線）送気路からの空気が針内を通じてカプセル内に流入し，カプセル内の薬剤が巻き上げられ，（実線）前述のカプセル開口部と針の隙間から放出され，ノズル出口へ散粉され，鼻腔へ届く。

する。ヒトの肺胞全体の表面積はテニスコート一面分あるが，肺胞でのペプチドの吸収に関する詳細なメカニズムはわかっていない。鼻腔粘膜は投与が容易で，粘膜下に血管が非常に発達しているため，吸収には有利で，消化管酵素や胃酸により分解されやすいペプチドの代替投与ルート

として適している[2]。また肺胞に比べて安全性が担保されている。実際にペプチドの点鼻製剤，例えばバゾプレシンやオキシトシンなどはすでに，日常臨床で使用されている。

経鼻吸収製剤は，吸収促進剤の存在下にペプチド含有溶液を鼻腔内に噴霧する形態が通常であるが，GLP-1（7-36）NH_2のように，等電点が酸性から中性を示すペプチドは，酸性ないし中性の領域での溶液中では，安定性が悪く，生物学的利用率は極めて低い（10％以下）。ペプチドの微粉末経鼻吸収製剤の担体として酸性条件下で溶解する物質が良好なものであることが見出され，炭酸カルシウムのような多価金属化合物が組成物として提案されていた[3,4]。平均粒子径60μmの炭酸カルシウムの表面にアミロースとアミロペクチンを種々の割合で含む数種類のデンプンと混合したGLP-1（7-36）NH_2を付着させた経鼻吸収用医薬組成物が開発され，経鼻吸収性が改善された。ヒトリコンビナントGLP-1（7-36）NH_2の安定合成系も確立され[5]，ヒトへの投与可能な経鼻投与GLP-1製剤が開発された（図3A）。

2.2 経鼻投与デバイス

われわれはさらに，従前の鼻腔内投薬装置の問題点を解決した新たな装置を開発した。当該鼻腔内投薬装置は，鼻腔内に挿入可能に形成された噴出ノズル，粉末状又は液体状の薬剤が封入されたカプセルが装填されるカプセル収容部，カプセル収納部に連通されるとともにカプセル内に空気を噴気する押圧ポンプ部，前記カプセル内に空気が出入り可能な給排気孔を形成する穿孔部材，を備え噴出ノズル側のみに前記穿孔部材を設けるとともに，押圧ポンプ部から送気される空気を噴出ノズル側のみに流通させる通気路を設けた（図3B）。

本発明には，①薬剤が封入されたカプセルに，薬剤が噴出する方向にのみ開口を穿孔するようにしたので，カプセル内から漏れ出した粉薬の堆積によって，通気路が閉塞することを防止し，常に適量の薬を安定して投与することができる，②カプセル内の薬剤を無駄なく，効率よく鼻腔内に噴出することができる，③通気路に薬剤が堆積することがなく，装置内部を頻繁に清掃する手間がなくなる，④鼻水などにより通気口が閉塞されて薬剤の噴出に支障をきたすおそれがなくなる，⑤投薬準備操作が簡便になる，などの優れた効果がある。1回目のポンピングで90％以上のカプセル内の粉薬を噴出することが可能であり，設計通りに投与装置内に漏れ出した粉薬は全く認めなかった。5回のポンピングにより容量の99％以上の薬剤が投与できた。

2.3 2型糖尿病に対する経鼻GLP-1投与の医師主導治験

GLP-1（7-36）NH_2を正常者へ経鼻投与後，日本人2型糖尿病の26例（男女とも各13例）に1回1.2mgまたはプラセボを，1日3回毎食直前に点鼻投与した。投与期間は14日間とした。本試験は二重盲検比較試験で実薬が18例，プラセボが8例だった。平均年齢は60.5 ± 6.2歳（標準偏差），治療前HbA1c（NGSP値）は7.6 ± 0.6％。平均BMIは26.3 ± 4.6であった。医師主導治験として医薬品医療機器副作用総合機構の承認を受けて実施した。UMIN試験ID：000003213に臨床試験の登録がなされ，10カ月間で終了した。

第3章 ペプチド創薬に向けて－製剤化・安定化・投与法－

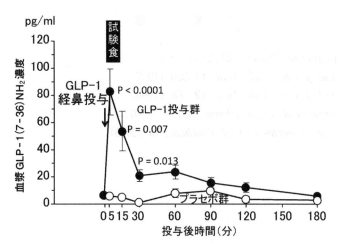

図4 経鼻GLP-1投与による2型糖尿病患者での血漿GLP-1濃度の変動（薬物動態）
GLP-1(7-36)NH$_2$ 1.2mgを経鼻投与後，直ちに試験食（550kcal）を摂取した。活性型GLP-1の血漿濃度は，GLP-1投与群（●）では経鼻投与5分後に83pg/mlに達し，以後漸減している。プラセボ群（○）で90分後に軽度上昇しているのは，摂食後のGLP-1分泌による。

　GLP-1投与1日目の朝に全患者でGLP-1の薬物動態を解析した。経鼻投与後，直ちに試験食（550kcal）を摂食し，インスリンとグルカゴン分泌に対する作用も解析した。GLP-1投与により，その血漿濃度は基礎値の5pg/mlから15分後には平均83pg/mlのピークとなり（図4），摂食による血漿インスリンの早期分泌が亢進した。グルカゴンは，肝臓からの糖放出作用を有し，正常者では食後に分泌が低下するが，2型糖尿病では逆に増加することが知られ，高血糖の原因の1つになっている。本試験でGLP-1の血漿濃度の増加は，血漿グルカゴン濃度の増加を抑制することが示された。2週間，1日3回の経鼻GLP-1投与により，血漿グリコアルブミンの有意な低下と1,5-AG（1,5-アンヒドロ-D-グルシトール）の有意な増加を認め，糖代謝が改善されたことが証明された。（1,5-AGは，腎尿細管でほぼ99.9％再吸収を受けるが，糖尿病では高血糖に伴う尿中へのグルコース排泄により再吸収が阻害され，尿中へ喪失されて血中濃度が低下する。1,5-AGは現在ないし直近の血糖コントロール状態とよい相関を示す。基盤値は14.0μg/dl以上で，糖尿病では低値となる。）

　本試験により実証された経鼻GPL-1投与の臨床的有効性は，他の生理活性ペプチドにも広く応用可能な方法論であり，今後経鼻投与が新たな投与システムとして期待される。DPP-Ⅳ阻害薬ではGLP-1の血漿濃度の増加は2～3倍にしかすぎず，食後のインスリンやグルカゴンの分泌に対する効果は，経鼻GLP-1投与が優れている。DPP-Ⅳ阻害薬との併用は，投与したGLP-1の血中濃度をさらに増加し，投与する経鼻GLP-1自体を減量できることから，両剤のメリットを生かす治療法に成り得る。

　なお本研究のうち，経鼻製剤の開発はアスビオファーマ㈱で，また経鼻投与デバイスはエス・ピー・ジー・テクノ㈱との共同研究により実施された。

文　献

1) R. D. Wideman *et al.*, *Diabetes*, **56**, 2744 (2007)
2) T. Kohno *et al.*, *J. Clin. Lab. Anal.*, **11**, 380 (1997)
3) T. Kohno *et al.*, *J. Clin. Lab. Anal.*, **12**, 268 (1998)
4) H. R. Costantino *et al.*, *Int. J. Pharm.*, **337**, 1 (2007)
5) Y. Suzuki *et al.*, *Biotechnol. Appl. Biochem.*, 32 (2000)

3 Claudinを標的とした非侵襲性投与法の開発

近藤昌夫[*1], 八木清仁[*2]

3.1 はじめに

昨今のゲノム・プロテオーム研究の進展と相俟って，ペニシリンの発見に端を発した医薬品開発は，酵素の基質認識部位や活性部位などを標的とした低分子有機合成化合物から，タンパク質間相互作用を標的としたペプチド・タンパク質へとパラダイムシフトが起きており，すでに新たに上市された医薬品の30％をペプチド・タンパク質などのバイオ医薬が占め，新薬に占めるバイオ医薬の比率は増加しつつある。

患者のquality of lifeを考慮すると，経口・経肺・経鼻といった経粘膜投与が理想的な投与法ではあるものの，元来腸管・肺胞・鼻粘膜は生体内外を隔てるバリアとして機能しておりここに経粘膜投与の難しさがある。一般的に，バイオ医薬は生体膜透過性に乏しく，患者への投与に際しては侵襲性の注射による投与を余儀なくされているものが多く，患者に優しい投与法の開発がバイオ創薬における重要課題の1つとなっている。

拙稿では，生体バリアの分子基盤を標的とした非侵襲性投与法開発の現状および課題について概説したい。

3.2 Tight junctionを標的とした粘膜吸収促進

ヒトはテニスコート1.5面分に匹敵する粘膜面，畳一畳分に相当する皮膚を介して外部環境と接している。粘膜・皮膚は恒常的に食物未消化物・細菌・化学物質に曝されているものの，生体内に非特異的に食物未消化物・細菌・化学物質が流入することはなく，粘膜上皮や皮膚の重層上皮が生体バリアとして機能することで恒常性が維持されている。当然のことながら，薬物吸収に際しても，上皮バリアは吸収障壁となることから，半世紀以上前から上皮バリア制御が薬物吸収促進の最重要基本戦略となっている[1]。

上皮細胞が生体バリアとして機能するためには，隣り合う細胞の間隙における物質の漏れを抑制する必要があり，上皮細胞はtight junction（TJ）によって細胞間隙をシールすることで生体バリアとしての機能を獲得している。63年にTJが見出され，73年に凍結割断レプリカ法によりTJがラテラル面において葉脈状に広がっていることが明らかにされた[2,3]。61年にキレート剤（EDTA）がヘパリンの粘膜吸収を促進すること，64年にEDTAの吸収促進作用にTJシール阻害が関与していることが示され，TJシール阻害による粘膜吸収促進のproof of conceptが確立された[1,4]。その後，脂質ミセルによってTJシールが構成されている可能性などが見出され，界面活性剤や脂肪酸を中心に粘膜吸収促進法の開発が進展していった[4〜7]。しかしながら，50年以上にもわたる研究開発にもかかわらず，粘膜障害性を回避しつつ透過物質特異性および組織特異

[*1] Masuo Kondoh 大阪大学 大学院薬学研究科 生体機能分子化学分野 准教授
[*2] Kiyohito Yagi 大阪大学 大学院薬学研究科 生体機能分子化学分野 教授

性を付与することが難しく，臨床応用された吸収促進剤は坐剤におけるカプリン酸ナトリウムのみにすぎない。このような現状の中，90年代に入り，transepithelial drug delivery systemの研究は，TJを介したparacellular drug delivery systemから受動拡散やトランスポーターを介したtranscellular drug delivery systemの研究に移行していった[8]。

98年にTJ構成タンパク質として4回膜貫通タンパク質claudinが同定され，99年に*Clostridium perfringens* enterotoxin断片を用いた解析により，claudinがTJバリア能を担う分子であることが証明された（図1）[9,10]。これまでに，claudinは27種類の亜分子からなるファミリーを形成していること，発現およびバリア機能には組織特異性があること，TJには複数のclaudinがモザイク状に含まれていることなどが示唆されている[11,12]。さらに，claudinシールは透過障壁として機能するのみならず低分子の選択的な透過にも関与し，claudinの組合せによってTJシールの個性が異なり，このclaudinの組合せが生体内の多種多様な組織固有の内部環境維持に適う多様性を生みだしていると考えられている[11]。このことは，claudinを制御することができれば，透過物質特異性および組織特異性を兼ね備えた新たなparacellular drug delivery systemを開発できることを示唆している。実際，claudin-1欠損マウスでは約600Da未満の分子

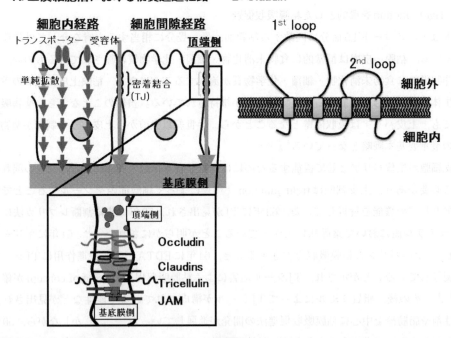

図1 上皮細胞バリア

経上皮細胞輸送は単純拡散，トランスポーター，受容体などを介する経細胞内経路とTJを介する経細胞間隙経路に大別される[30]。TJ構成タンパク質としてoccludin, claudins, tricellulin, JAMなどが同定されている(A)。Claudinは，98年に京大古瀬らによりTJ構成タンパク質として同定された4回膜貫通タンパク質であり，これまでに27種類の亜分子が同定され，発現およびバリア機能に組織特異性が観察されている(B)[9,11]。

第3章　ペプチド創薬に向けて－製剤化・安定化・投与法－

が皮膚の重層上皮細胞層を透過するようになり，claudin-5欠損マウスでは約1000Da未満の分子に対する血液脳関門透過性が上昇している[13, 14]。

前述したカプリン酸ナトリウムに代表される吸収促進剤が開発されていた時代には，TJシールの分子基盤が詳らかにされておらず，粘膜バリア阻害活性を指標にした開発戦略がとられており，このことが粘膜障害性などの誘因となっている可能性がある。すなわち，TJシールの分子基盤に立脚したアプローチをとることで，従来の吸収促進剤とは異なる薬物吸収促進戦略，粘膜障害性を伴わない組織特異的な吸収促進戦略の開発につながると期待される。

3.3　Claudinを標的とした粘膜吸収のproof of concept

Clostridium perfringens enterotoxinは食中毒の原因として知られており，細菌毒素の分野では古くから解析が進められ，すでに1997年には受容体が同定されていた[15, 16]。99年に本受容体がclaudin-4と同一分子であること，本毒素の受容体結合領域（C-CPE）を添加することで上皮細胞バリアが弱まること，高分子（分子量10 kDa）が細胞間隙を透過することが見いだされ，claudin-4を標的とした薬物送達の可能性が示唆された[10]。

そこで当研究グループでは，C-CPEをclaudin modulatorのモデル分子として用い，claudinを標的とした粘膜吸収促進の可否について検証を試みた。C-CPEとデキストラン（分子量4000Da）をラット空腸に作用させるとデキストランの血中濃度が上昇すること，C-CPEのclaudin-4結合領域を欠損させることで吸収促進活性は消失すること，C-CPE（0.1mg/ml）処理によりカプリン酸ナトリウム（40mg/ml）処理と同等以上の粘膜吸収促進活性が観察されること，この時粘膜障害性は全く観察されていないことから，claudinを標的とした粘膜吸収促進法開発の可能性が示唆された（図2A）[17]。分子量4000～40000Daのデキストランを用いて粘膜吸収促進活性を解析したところ，10000Da以下のデキストランで顕著な吸収促進作用が認められた（図2B）。さらに，空腸と結腸における吸収促進効果を比較したところ，カプリン酸ナトリウムはいずれの部位でも同程度の吸収促進活性を示していたのに対して，C-CPEは結腸では粘膜吸収促進作用を示していなかった[17]。空腸と結腸では，claudin-4発現レベルに顕著な差が観察されなかったこと，C-CPEはclaudin-3, -6, -7, -8, -14にも結合する可能性があること[18]，空腸と結腸でclaudin発現パターンが異なること[19]から，claudin発現プロファイルに起因するTJシールの個性の違いが部位特異的な粘膜吸収促進効果をもたらしているものと推察される。

次に，注射剤として実用化されているペプチド医薬（骨粗しょう症治療薬，副甲状腺ホルモンhPTH（1-34））を用いて，claudinを標的としたバイオ医薬の粘膜吸収促進活性を検討した。C-CPEとhPTHを経鼻投与したところ，hPTHの血中濃度が速やかに上昇していたものの（図3A），腸管吸収・経肺吸収促進効果は観察されなかった。C-CPEを前処理後hPTHを投与することで腸管・経肺吸収がみとめられたこと，C-CPEの溶解性が低いこと（0.3mg/ml程度）を踏まえ，C-CPEに比して物性に優れたC-CPE194（C-CPEのN末アミノ酸欠損体，溶解度が10倍以上向上しているclaudin-4 binder）を用いて検討したところ，同時投与によってもhPTHの

腸管・経肺吸収促進が認められ，claudinを標的としたバイオ医薬の非侵襲性投与のproof of conceptが確立された（図3B and 3C）[20]。

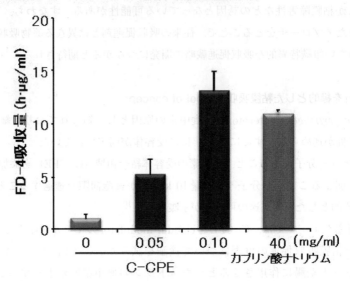

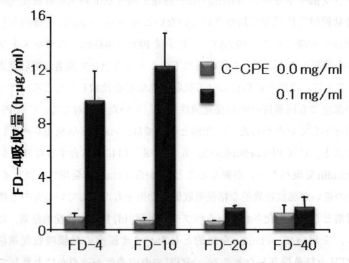

図2 Claudin binderの粘膜吸収促進活性[17]

蛍光標識した分子量4千のデキストラン（FD-4）とC-CPE，カプリン酸ナトリウムを腸管内に添加，経時的に血液を回収し，6時間目までのFD-4吸収量を血中濃度下面積から算出した(A)。
蛍光標識したデキストラン（分子量4kDa(FD-4)，分子量10kDa(FD-10)，分子量20kDa(FD-20)，分子量40kDa(FD-40)）とC-CPEを腸管内に添加，経時的に血液を回収し，6時間目までのFDs吸収量を血中濃度下面積により算出した(B)。

第3章　ペプチド創薬に向けて－製剤化・安定化・投与法－

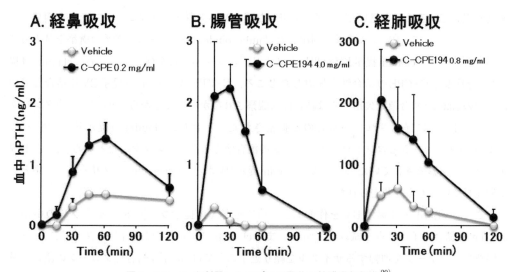

図3　Claudinを利用したペプチド医薬の粘膜吸収促進[20]
ペプチド医薬として副甲状腺ホルモン（hPTH）とC-CPE，C-CPE194（C-CPEに比して10倍以上の溶解性を示すC-CPE変異体）を経鼻(A)，腸管内(B)，経肺(C)投与し，経時的に血中hPTH濃度を測定した。

3.4　新規claudin binderの創製

前述したように，TJにおいてclaudinはモザイク状に発現しており，claudinの組合せによってTJシールの個性が変わってくることから，claudinを標的とした非侵襲性投与技術の実用化に際しては，粘膜部位および薬物の種類に応じて阻害域の異なるclaudin binderを創製することが重要となる。しかしながら，claudinの細胞外領域は小さい上に抗原性も低く（1stループ 約50アミノ酸，2ndループ 約15アミノ酸），さらにclaudin binderのスクリーニングに資するclaudinタンパク質の精製が難しいことから，抗体を含めてclaudin binderの創製は立ち遅れている。

当研究グループでは，C-CPEの優れた粘膜吸収促進活性に着目し，C-CPEをprototypeとして用いたclaudin binderの創製を試みた。まず，C-CPEのC末欠損体を複数作製，claudin-4結合性を解析し，C-CPEのC末16アミノ酸中にclaudin結合領域が含まれていることを見いだした[17, 21]。次に，本16アミノ酸をalanine scanすることで，claudin-4結合性およびTJバリア制御活性に関与する機能残基を同定[22]，機能アミノ酸をランダムに置換したC-CPE変異体提示ファージライブラリを作製し，claudin binderスクリーニングソースとした。

さて，claudin binder創製では，スクリーニングに使用するclaudinタンパク質の調製が重要となるものの，claudinは疎水性が高く，現在までにリコンビナントタンパク質精製系が確立されたのはclaudin-4のみである。そこで，claudinの細胞外領域の合成ペプチド，claudin発現細胞を用いてclaudin binderのスクリーニングを試みたものの，合成ペプチドでは結合クローンが得られず，発現細胞では非特異的な吸着が多くスクリーニング系として機能しなかった。東大先端研の浜窪隆雄博士は，膜タンパク質が出芽バキュロウイルス（BV）の膜上にintactな状態で高

密度発現していることを見いだし，BVを用いた膜タンパク質ディスプレイシステムを開発していた[23, 24]。そこで，BVシステムを利用したclaudin binderスクリーニング系の構築を試みることにした。まず，claudin提示BVを用いたスクリーニングの可否を検証するためにclaudin-4提示BVを作製しC-CPEの結合性を検討したところ，C-CPEはclaudin-4提示BVに結合していたもののclaudin結合領域欠損体では結合性は観察されなかったことから，claudinが膜タンパク質としてBV上に提示されているものと推察された[25]。次に，claudin-4提示BVを用いて，C-CPE提示ファージとコントロールファージの混合液をスクリーニングしたところ，C-CPE提示ファージが濃縮されていたことから，claudin提示BVがclaudin binderスクリーニング系として機能しているものと考えられた。

そこで，claudin-1提示BVを作製し，C-CPE変異体提示ファージライブラリの中からclaudin-1結合分子の取得を試みた（図4）。まずclaudin-1提示BVに結合したファージを回収，大腸菌にてファージを増幅するサイクルを繰り返すことでclaudin-1結合性クローンの濃縮を試み，次にclaudin-1結合性ファージクローンを取得，C-CPE変異体の配列を解析，リコンビナント蛋白質を作製，claudin-1結合性を確認し，claudin-1結合性を有するC-CPE変異体（m19）

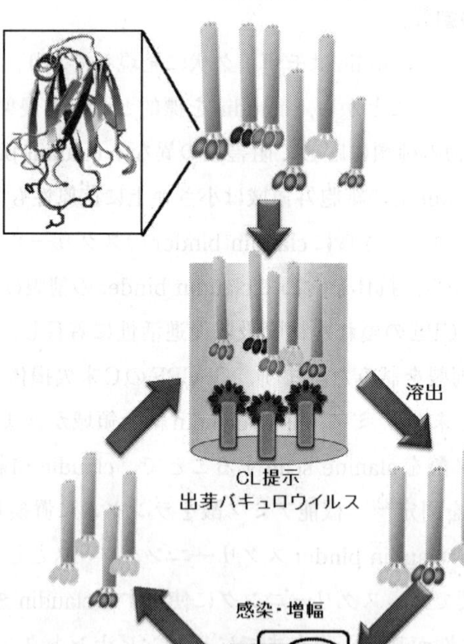

図4 Claudin binderスクリーニング系
C-CPEのclaudin結合ドメイン中に含まれる複数のアミノ酸をランダムなアミノ酸に置換したC-CPE変異体ライブラリを作製，claudin提示出芽バキュロウイルスを用いて，ライブラリの中からclaudin結合クローンをスクリーニングした[25]。

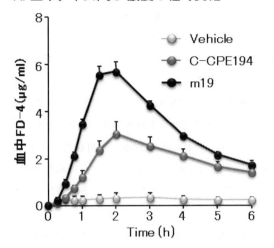
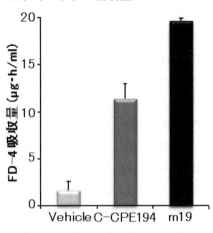

図5 新規claudin binder（m19）の吸収促進活性[26]
蛍光標識した分子量4千のデキストラン（FD-4）とC-CPEsを腸管内に添加し，経時的に血液を回収し，血中のFD-4濃度を測定した(A)。さらに，6時間目までのFD-4吸収量を血中濃度下面積により算出した(B)。

の創製に成功した。興味深いことに，m19はC-CPEに比して優れたTJバリア制御活性および粘膜吸収促進活性を有していた（図5A and 5B）。

m19のX線構造を解析したところ，m19はC-CPEと同じ主鎖構造を有していたものの，claudin結合ドメインの電子密度に相違が観察された。C-CPEに比してm19ではclaudin結合ドメインが正に荷電していること，claudin-4（pI値9.70）に比してclaudin-1（pI値4.18）はC-CPE結合サイトが負電荷を帯びていることから，m19とclaudin-1が静電的に相互作用している可能性が示唆された。claudin-2（pI値4.18）やclaudin-5（pI値4.18）も，claudin-1と同様C-CPE結合サイトがclaudin-4に比して負に帯電している。そこで，m19の結合性を解析したところ，m19はclaudin-2およびclaudin-5に対しても結合性を示し，m19は少なくともclaudin-1，-2，-4，-5に結合する広域claudin binderであった[26]。以上の結果は，C-CPE上の特定部位の電荷を制御することでclaudin結合特性を改変できる可能性を示唆するものであり，C-CPE変異体の構造情報を基にC-CPE変異体ライブラリを最適化することで多種多様な結合特性を有するclaudin binderの創製が期待される。

3.5 今後の展望

患者のquality of life，高齢社会，および投与の利便性を考慮すると，経口・経鼻・経肺・経皮などの非侵襲性投与が理想的な投与法ではあるものの，元来粘膜面や皮膚は生体バリアとして機能しており，ここに非侵襲性投与法開発の難しさがある。

粘膜面および皮膚では，上皮細胞層が生体バリアとして機能しており，上皮バリア制御が非侵

襲性投与法開発の最重要基本戦略となっている。非侵襲性投与法開発の歴史は古く，60年以上前にその萌芽がうまれていたものの，TJ開口に伴う薬物以外の非特異的な流入が懸念されること，粘膜障害性を伴うことから，カプリン酸ナトリウムが唯一臨床応用されているにすぎず，90年代後半にはトランスポーターなどを利用したtranscellular drug deliveryシステムが経粘膜輸送の主役の座を奪っていった[27]。

当研究グループでは，カプリン酸ナトリウムに代表される粘膜吸収技術がTJシールの分子基盤解明以前に開発されたものであることに着目し，当該粘膜吸収促進技術を第一世代の吸収促進剤として位置づけ，TJシールの分子基盤に立脚した第二世代の吸収促進剤の可能性を検証し，claudin binderがカプリン酸に比して400倍もの粘膜吸収促進活性を有すること，吸収促進効果に組織特異性および分子量依存性があることを見いだし，claudinを標的とした非侵襲性投与法のproof of conceptを確立してきた[8]。

Claudinは，TJにおいて27種類存在する亜分子を駆使することで多種多様なモザイク構造を構築し，分子量・荷電依存的な透過経路としても機能していると考えられており，claudinバリアを分子種特異的に制御することで薬物特異性および組織特異性を兼ね備えた安全かつ安心な非侵襲性投与法の開発につながる可能性がある。依然として，*in vivo*において吸収促進活性を有する分子はC-CPEおよびC-CPE変異体のみであること，C-CPEを頻回投与することで抗C-CPE抗体が産生されること，claudinバリア阻害域と粘膜吸収促進特性の相関性が未解明であることから，当該技術の実用化に際しては抗原性を回避したclaudin binderの創製および薬物送達活性の特異性評価が重要となる[28]。

すでに当研究グループでは，m19をはじめとした複数のC-CPE変異体の立体構造を決定しており，構造・活性相関に基づいた低分子claudin binder創製にも着手している。今後は，これらのclaudin binder創製基盤を有効活用することで，claudin結合性・吸収促進特性相関を詳細解析すると同時にclaudinを標的とした非侵襲性投与法開発基盤の確立を進めていく予定である[29]。

近い将来，本邦発の分子claudinを用いた本邦独自の非侵襲性投与法開発による創薬イノベーションを実現することを，学生とともに夢見て，一喜一憂する日々をおくっている。

謝辞

本稿を執筆する機会を与えて頂いた長浜バイオ大学木曽良明先生をはじめとした関係者の皆様方に衷心よりお礼申し上げます。また，本稿で紹介したデータは学生さんの激烈な努力，共同研究者の方々のご厚情の所産であり，相互作用を頂戴した全ての方々に敬意を表すると同時に心よりお礼申し上げます。尚，拙稿で紹介しているデータの一部は，文部科学省科学研究費補助金（課題番号：24390042, 24790155），厚生労働科学研究費補助金のサポートにより実施されたものである。

第3章 ペプチド創薬に向けて-製剤化・安定化・投与法-

文　　献

1) E. Windsor and G. E. Cronheim, *Nature*, **190**, 263（1961）
2) M. G. Farquhar and G. E. Palade, *J. Cell Biol.*, **17**, 375（1963）
3) L. A. Staehelin, *J. Cell Sci.*, **13**, 763（1973）
4) C. S. Tidball, *Am. J. Physiol.*, **206**, 243（1964）
5) B. J. Aungst, *J. Pharm. Sci.*, **89**, 429（2000）
6) B. Kachar and T. S. Reese, *Nature*, **296**, 464（1982）
7) E. S. Swenson and W. J. Curatolo, *Adv. Drug Deliv. Rev.*, **8**, 39（1992）
8) M. Kondoh et al., *Drug Discov. Today*, **13**, 180（2008）
9) M. Furuse et al., *J. Cell Biol.*, **141**, 1539（1998）
10) N. Sonoda et al., *J. Cell Biol.*, **147**, 195（1999）
11) M. Furuse and S. Tsukita, *Trends Cell Biol.*, **16**, 181（2006）
12) K. Mineta et al., *FEBS Lett.*, **585**, 606（2011）
13) M. Furuse et al., *J. Cell Biol.*, **156**, 1099（2002）
14) T. Nitta et al., *J. Cell Biol.*, **161**, 653（2003）
15) J. Katahira et al., *J. Cell Biol.*, **136**, 1239（1997）
16) J. Katahira et al., *J. Biol. Chem.*, **272**, 26652（1997）
17) M. Kondoh et al., *Mol. Pharmacol.*, **67**, 749（2005）
18) K. Fujita et al., *FEBS Lett.*, **476**, 258（2000）
19) H. Chiba et al., *Biochim. Biophys. Acta*, **1778**, 588（2008）
20) H. Uchida et al., *Biochem. Pharmacol.*, **79**, 1437（2010）
21) A. Takahashi et al., *J. Control. Release*, **108**, 56（2005）
22) A. Takahashi et al., *Biochem. Pharmacol.*, **75**, 1639（2008）
23) T. Sakihama et al., *J. Biotechnol.*, **135**, 28（2008）
24) T. Sakihama et al., *PLoS ONE*, **3**, e4024（2008）
25) H. Kakutani et al., *PLoS One*, **6**, e16611（2011）
26) A. Takahashi et al., *Biomaterials*, **33**, 3464（2012）
27) N. Mizuno et al., *Pharmacol. Rev.*, **55**, 425（2003）
28) H. Suzuki et al., *Pharmazie*, **66**, 543（2011）
29) K. Matsuhisa et al., *Biochem. Biophys. Res. Commun.*, **423**, 229（2012）
30) D. W. Powell, *Am. J. Physiol.*, **241**, G275（1981）

4 新しいコンセプトに基づくペプチド医薬品の投与方法

小暮健太朗[*1], 濱 進[*2], 梶本和昭[*3]

4.1 はじめに

薬物の投与方法として，経口投与が一般的であろう。負担も少なく，特別な技術も要しない。しかし，ペプチド医薬の場合，経口投与では胃や腸において容易に分解されてしまうため，適した投与法とは言えない。一方，注射は皮下や筋肉に投与することで付近の血管に直接薬物を送り込むことができるため，ペプチド医薬においても分解を回避して患部まで送達することが可能になる（血液中での分解の可能性は別の問題として）。しかし，注射は侵襲的であり，特別な技術を要する。これらのことから，侵襲的ではない方法で皮膚中にペプチド医薬を送達できる経皮送達法が，最も望ましいと言えるだろう。さらに，飲み薬や注射は，一度投与されると途中で止めることはできないが，湿布等を用いる経皮送達法は物理的に除去することが可能であり，それ以降の薬物の体内移行を止めることができる。

このように，経皮送達は多くの利点を有しているが，現状では適用可能な薬物が限定されているのは，皮膚が非常に優れたバリアーであり，低分子であっても容易に透過できない構造を有しているためである（図1）。経皮送達に適応可能な物質の特性として，低分子量（受動拡散では500Da以下[1]）であること，ある程度の疎水性を有することなどが挙げられる。皮膚は，表皮細胞（ケラチノサイト）が脱核し硬化した角質層で表面が覆われている。角質層の細胞質内は堅固なケラチン線維で満たされているため，角質層は外来物質の皮膚透過における最大障壁である。

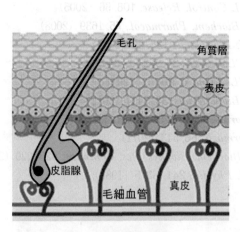

図1 皮膚の構造（概略）

[*1] Kentaro Kogure　京都薬科大学　薬品物理化学分野　教授
[*2] Susumu Hama　京都薬科大学　薬品物理化学分野　助教
[*3] Kazuaki Kajimoto　北海道大学　大学院薬学研究院　未来創剤学研究室　特任准教授

第3章　ペプチド創薬に向けて－製剤化・安定化・投与法－

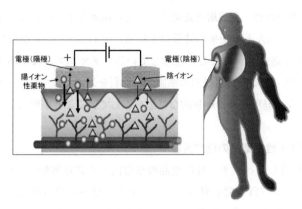

図2　イオントフォレシスによる薬物の皮膚浸透（概略）

上述のように低分子で適度な疎水性を有する物質であれば，細胞膜あるいは脂質成分への分配による皮内浸透は可能である。しかし，親水性が高く分子量も大きなペプチド性医薬品や核酸医薬の場合には，分配による皮内送達は期待できない。通常，そのような高分子薬物は注射により投与されるが，前述のように侵襲的であり，また専門性の高い医療技術を要するため，ペプチド性医薬品などの高分子薬物を非侵襲的かつ効率的に皮内に送達可能な投与方法の確立が望まれている。

4.2　経皮送達の物理的な促進法としてのイオントフォレシス

これまでに，薬物の経皮送達促進のために様々な技術が開発されており，化学的なものと物理的なものがある。化学的促進法とは，吸収促進剤などで皮膚を処理し薬物の透過性を向上させるものである。一方，物理的促進法とは，電気や超音波などの物理的処理によって皮膚の透過性を亢進するものである[2]。例えば，エレクトロポレーション法は，高電圧パルスを負荷することで細胞膜に一過的な穿孔を形成し，薬物の皮内送達を促進する方法である。

物理的な経皮送達促進技術の一つにイオントフォレシス（IP）がある[3]。IPは，皮膚表面で行う電気泳動であり，荷電性薬物を微弱な電流の力で皮膚内に押し込む技術である（図2）。このとき，イオンの皮膚内移動に伴って水が陽極から陰極方向に移動する電気浸透流という現象が生じる。薬物は，この水の流れによっても皮膚内に移動できる。そのため，荷電を有さないグルコースなども電気浸透流により皮膚透過することが知られている。この時の負荷電流は非常に微弱なため，痛みとして感じることは，ほとんどないようである。つまり，IPは「痛みのない経皮薬物送達法」である。

4.3　IPによる高分子物質の経皮送達

このような特徴を有するIPを利用して，これまでに筆者らは親水性高分子物質（siRNAやオリゴDNA）の経皮送達に成功している。siRNAは20塩基対以上の二本鎖RNAであり，分子量

は約13000である。そのため,角質層を透過することは困難だが,IPによって皮内に効率よく送達できるだけでなく,RNA干渉効果の誘導にも成功している[4,5]。すなわち,IPによって細胞質にまでsiRNA分子が送達されたことを意味している。メカニズムは不明であり,現在検討しているところであるが,IPは皮膚組織内の細胞間に物質を運ぶだけでなく,その細胞内にまで高分子物質を送達可能な,経皮送達に理想的な特徴を有していることが明らかになりつつある。

4.4　IPによるペプチド性医薬品の経皮送達

このようなIPを利用したペプチド性医薬品の皮膚内への送達例がいくつか報告されている。これまでに,インスリン(負電荷を有している)をIPによって皮膚内に送達し,血糖値を低下させた例などが報告されている[6]。筆者らも,生理活性を有するニューロメジンU(NMU)ペプチドをIPによって皮膚内に送達し,生理作用を誘導することに成功している。NMUは,ブタの脊髄から発見された神経ペプチドである。不明な点が多いペプチドであるが,中枢性の摂食抑制作用などを有することが明らかにされている。近年,NMUの合成能欠損マウスが肥満になることが発見され,NMUが肥満の抑制に関与していることが報告された[7]。そのため,NMUの投与によって肥満を抑制できる可能性が示唆されている。そこで,NMUの投与によって十分な効果を得るためには,血中濃度を長時間保ちつつ,患部まで送達する必要がある。しかし,経口投与や注射による血液中への投与では,一度に投与されたペプチドは分解酵素によって速やかに分解されてしまうことが予想される。そこで筆者らは,IPによる経皮送達に着目した。ラットのNMUペプチド(YKVNEYQGPVAPSGGFFLFRPRN)は,構造中にプラス電荷のアミノ酸が含まれているため,生理的条件ではプラスに帯電している。そのため,IPに適用可能であることから,電気の力で経皮的に血液中への送達が可能であることが予想された。さらに,皮膚を介する場合,一度に全量が血液中に入らずに大部分が皮膚中に留まること(リザーバ効果)で徐々に血中へ移行することで,有意な血中濃度を長時間維持できることが期待された。そこで,蛍光標識したNMUの水溶液をラット背部皮膚表面にIPしたところ,皮膚中に蛍光シグナルが認められた。このことから,IPによってペプチド性医薬品が経皮的に送達可能であることが確認された。同時に,血液中のNMUを定量したところ,長時間血液中にNMUが検出され,血液中濃度が維持されることが明らかとなった。このようにIPによってNMUを投与したラットの体重変化を追跡したところ,未投与群に比べて有意な体重減少が認められたことから,IPによって経皮送達されたNMUが肥満抑制に効果を示す可能性が示唆された(未発表データ)。

4.5　キャリアーとIPを組み合わせたペプチド性医薬品の経皮送達

このように,IPは痛みのない非侵襲的で効率的なペプチド性医薬品の投与方法として有望であるが,裸のペプチドを投与すると,やはり分解が懸念される。また,持続的作用のためには,徐々に血液中に放出する技術(徐放性)が必要である。そこで筆者らは,ペプチドを分解から保護し,徐放性を付与するために送達キャリアー(運び屋)をIPと組み合わせることを発想した。

第3章　ペプチド創薬に向けて－製剤化・安定化・投与法－

送達キャリアーとしては，IPに適用するため帯電が必要で，分解から保護するためにペプチドを内部に封入できる構造が望ましい。そこで筆者らは，リポソーム（Lipo）を送達キャリアーとして選択した。Lipoは，脂質二分子膜から構成される脂質小胞であり，膜を構成する脂質を選択することでプラスにもマイナスにも膜表面を帯電させることが可能であり，中空構造に様々な物質を封入可能である。しかし，Lipoは非常に大きい構造体であるため，皮膚への直接浸透は不可能だろうと思われた。そこで，毛孔を送達ルートとすることを発想し，実際に薬物を封入したLipoをIPに供した。その結果，構造を保った状態での皮内送達に関する報告は皆無であった。そこでモデル薬物（ローダミン水溶液：赤色）をNBD標識化カチオン性Lipo（緑色）に封入し，単離皮膚にIPを行ったところ，毛孔中に赤と緑が重なって観察されたことから，薬物封入LipoがIPに適用可能であることが確かめられた。同様の検討を，生体を用いて行ったところ，単離皮膚と異なり，生体皮膚では毛孔と周辺皮下組織に広範な赤と緑の蛍光の分布と重なりが観察された[8]（図3）。このことから，生きた皮膚ではIPにより皮膚の生理状態が変化しバリア能が低下することで，Lipoが皮膚内に浸透可能になることが示唆された。次に，インスリンをカチオン性

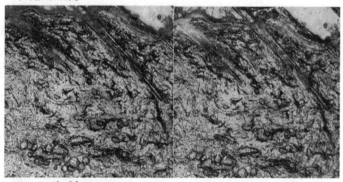
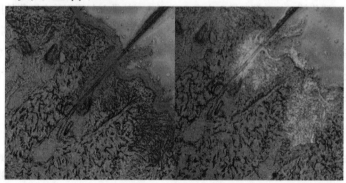

図3　ローダミン封入NBD標識リポソームのIP後の皮膚内動態（口絵参照）
ローダミン（写真左）を封入したカチオン性NBD標識リポソーム（写真右）をラット単離背部皮膚およびラット生体背部皮膚にIPした後，皮膚凍結切片を作成し，共焦点レーザー顕微鏡によって観察。

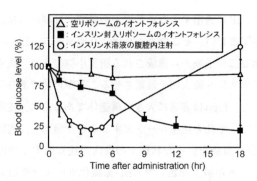

図4　インスリン封入リポソームのイオントフォレシス後における血糖値の変化
　Ⅰ型糖尿病モデルラットにインスリン封入リポソームおよび空リポソームをイオントフォレシスした後の，血糖値の変化を経時的に追跡し，インスリン水溶液と比較。

Lipoに封入し，Ⅰ型糖尿病モデルラットの背部皮膚に対してIPによる経皮送達を試みた。糖尿病モデルラットにインスリン水溶液を腹腔内注射した場合，急激な血糖値の低下が観察された。これは，一度に血液中に移行した多量のインスリンによるものであり，急激な血糖値の低下は患者にとって危険である。ところが，インスリン投与の数時間後には再び血糖値が上昇してしまったことから，血液中に移行したインスリンが分解され，その効果が消失してしまったことが示唆された。一方，インスリン封入カチオン性Lipoをイオンフォトレシスで経皮送達した場合には，血糖値が徐々に減少し，18時間後には約25％にまで低下するとともに，約24時間その血糖値抑制効果が維持された（図4)[8]。このことから，Lipoに封入されたインスリンは，皮膚内で分解から保護され，Lipoから徐々に放出されることで血中に移行し全身送達されたことが示唆された。このことから，IPとLipoを組み合わせるという新しいコンセプトに基づく経皮送達法は，インスリンのみならず様々なペプチド性医薬品の投与法として有望であろうと思われる。

4.6　おわりに

　経皮送達法は，消化管での分解回避や皮膚のリザーバ効果など理想的な医薬品投与に有利な特性を備えている。さらに，微弱な電流（IP）という物理的経皮送達促進技術を利用することで，ペプチド性医薬品の非侵襲的で痛みのない皮内投与が可能であることが明らかになってきた。今後，IPを用いたペプチド性医薬品の経皮送達法が発展し実用化に展開されることで，非侵襲的で痛みのない効果的な治療方法の確立を期待している。

謝辞

　本稿を執筆する機会を与えていただきました長浜バイオ大学木曽良明客員教授（元京都薬科大学教授）に感謝いたします。また，IP用電極をご提供いただきましたTTIエルビュー㈱様にも深く感謝いたします。

第3章 ペプチド創薬に向けて－製剤化・安定化・投与法－

文　　献

1) J. D. Bos, *et al.*, *Exp. Dermatol.*, **9**, 165 (2000)
2) 肥後成人, 薬学雑誌, **127**, 655 (2007)
3) Y. N. Kalia, *et al.*, *Adv. Drug Del. Rev.*, **56**, 619 (2004)
4) K. Kigasawa, *et al.*, *Int. J. Pharm.*, **383**, 157 (2010)
5) K. Kigasawa, *et al.*, *J. Control. Release*, **150**, 256 (2011)
6) C. A. Zakzewski, *et al.*, *J. Control. Release*, **50**, 267 (1998)
7) R. Hanada, *et al.*, *Nat Med.*, **10**, 1067 (2004)
8) K. Kajimoto, *et al.*, *Int. J. Pharm.*, **403**, 57 (2011)

5 ペプチド性粉末吸入製剤の開発

尾上誠良[*1]，山田静雄[*2]

5.1 はじめに

従来行われてきた低分子医薬品を中心とした医療システムは近年急速な変化を遂げつつあり，いわゆるバイオ医薬品の台頭がますます顕著である。実際に2011年の医薬品売り上げにおいて，上位10品目のうち5種（ヒュミラ，エンブレル，リツキサン，レミケード，アバスチン）が抗体製剤を中心としたバイオ医薬品であった。近年では遺伝子組み換えタンパクや抗体医薬などのバイオ医薬品の開発が盛んになってきたが，ペプチド医薬品は20世紀中ごろから既に医薬品として継続して利用されており，近年では化学修飾技術の開発や高分子を付与したコンジュゲートペプチドへの戦略的展開などによりその有効性が飛躍的に高められている。これまでに内分泌・代謝性疾患における成長ホルモンやがん治療時のホルモン療法として多数の製品が上市されているが，ペプチド医薬品の開発対象疾患領域はその他自己免疫・炎症性疾患，皮膚疾患，消化器疾患など多岐に渡り，多くの新規ペプチド医薬品の開発品目が臨床試験段階にある。現状ではペプチド医薬品はアンメットメディカルニーズを満たし得る医薬品の一つとして広く認識されており，今後は医薬品市場全体を拡大させる成長ドライバーになると期待されるところである。しかしながら，ペプチド医薬品はその投与ルートが注射に限定されることが多く，治療アドヒアランス上の解決すべき重要な課題が存在する[1,2]。すなわち，胃内での速やかな酸加水分解，消化管内のペプチダーゼによる分解，さらには低い消化管粘膜透過性により，経口投与時では十分な生物学的利用能が得られない[3,4]。この観点から口腔粘膜からの吸収や，マイクロニードル等を用いて効率的な経皮吸収を指向した新しい試みが積極的に実施されている。その一環として，現在グローバルに実用化研究が行われているのが，ペプチド性医薬品の肺からの経粘膜吸収であり，既に複数のペプチド性吸入製剤が上市されている[5]。本稿では，肺からの吸収を指向したペプチド性吸入製剤の基礎・開発研究の動向を概略するとともに，筆者らが検討している特殊粉末吸入製剤の開発研究についても併せて紹介する。

5.2 ペプチド性医薬品の経肺吸収

ペプチドに限らず吸入製剤の粒子径は呼吸器系内の微粒子分布に極めて大きく影響し，一般的に肺深部に薬物含有粒子を送達するためには空気力学的粒径が1-5mm程度であることが望ましい[3,6,7]。これよりも大きい粒子径の場合には，気道あるいは咽喉に沈着し，特に後者の場合には経口投与と同じ運命を辿り，すなわち消化管での著しい分解や僅かに吸収されたペプチドも肝臓にて代謝を受け，最終的にはほとんど薬理活性に寄与することが出来ない（図1）。一方，肺深部まで送達されたペプチド性医薬品は局所で薬理作用を発現するか，あるいは肺胞から吸収され

[*1] Satomi Onoue　静岡県立大学　薬学部　薬物動態学分野　准教授
[*2] Shizuo Yamada　静岡県立大学　薬学部　薬物動態学分野　教授

第3章　ペプチド創薬に向けて－製剤化・安定化・投与法－

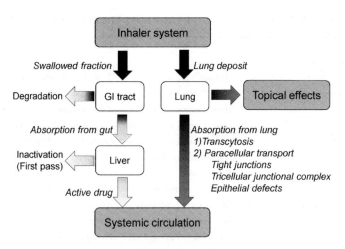

図1　ペプチド性粉末吸入製剤の体内動態
図中矢印の色は薬物の濃度を示唆する。

て全身循環し，末梢にて機能を示すことが期待される。肺の最小基本単位である肺胞は成人で約4億個存在し，その表面積は約100m^{2}以上とたいへん広く，それ故，小腸粘膜の表面積に匹敵する[8]。肺胞上皮細胞層の厚さは，0.1-1μmであり，小腸の約40μmと比較して極めて薄く，薬物吸収における膜透過の観点でもたいへん魅力ある組織の一つである[9]。また，消化管における平均血流は1,125mL/minであるが，平均的な肺血流速度はその約5倍の5,700mL/minに達する[10]。一般的にペプチド性医薬品を経口投与した際には著しい初回通過効果を受けるが，肺組織における代謝酵素活性は消化器に比べ低いため，吸入時の代謝は比較的緩やかであることが報告されている[11]。以上のような組織学的特徴から，ペプチド性医薬品の経肺吸収は経口投与時に比べて速やかであり，ペプチドの生物学的利用能は吸入製剤技術適用により飛躍的に向上するケースが多く観察されている[12,13]。しかしながら，消化管など他の吸収経路に比較すると良好ではあるものの，注射に比べれば十分な吸収率が得にくいのが現状であり，これを改善するために，まだ基礎検討段階ではあるが①吸収促進剤の添加，②タンパク分解酵素阻害剤の添加，③mucociliary clearanceの回避等，各種アプローチが試みられている[1,14,15]。

5.3　粉末吸入製剤技術

　吸入剤の種類としては，大きく分けて，ネブライザー，定量噴霧器（MDI：Metered-dose inhaler），粉末吸入剤（DPI：Dry powder inhaler）の3種類が実用化されており，それぞれ特徴ある長所ならびに短所が知られている[16〜19]。これらのうち，ネブライザー，MDIは薬物を含む溶液を種々の手法によりエアロゾル化させたものを吸入する形態をとっている[20]。一般的に，溶液状態における薬物はその安定性が問題となり，ネブライザーやMDIを用いた場合，保存期間における薬物分解が危惧される。またタンパク性ならびにペプチド性医薬品に関しては分解だけでなく溶液状態での高次構造変化に起因するペプチドの凝集を示し，時として不溶性のフィブ

ペプチド医薬の最前線

表1 報告されているペプチドまたはタンパク質の粉末吸入製剤の一例

Therapeutic peptides/proteins (and analogs)	Biological functions	Clinical applications
For systemic effect		
Insulin	Hypoglycemic effect	Type I/II diabetes (Nektar/Pfizer)
Glucagon-like peptide-1 (GLP-1)	Hypoglycemic effect	Type II diabetes (Eli Lilly)
Exendin-4	Hypoglycemic effect	Type II diabetes (Amylin Pharm.)
Calcitonin	Bone mineral metabolism	Osteoporosis, Paget's disease (Nektar)
Parathyroid hormone	Bone mineral metabolism	Osteoporosis (Nektar)
Glucagon	Hyperglycemic effect	Hypoglycemia (ILS)
Human growth hormone	Bone growth	Growth deficiency (Pfizer)
Interferon-β	Immunomodulation	Multiple sclerosis (Chiron Corp.)
Granulocyte-colony-stimulating factor (G-CSF)	Granulocyte production	Neutropenia (Amgen)
Erythropoietin	Red blood cell production	Anemia (Nektar)
Luteinising hormone-releasing hormone (LHRH)	Secretion of FSH and LH	Prostate cancer, Endometriosis (Aradigm Corp.)
Follicle-stimulating hormone (FSH)	Maturation of germ cells	Infertility (Nektar)
Interferon-α	Immunomodulation	Xerosis (Amarillo Biosciences)
Peptide YY	Feeding regulation	Obesity (Nastech Pharm.)
Desmopressin	Antidiuretic effect	Diabetes insipidus (Aeropharm Technology)
For local effect		
Vasoactive intestinal peptide (VIP)	Smooth muscle relaxation Immunomodulation	Asthma, COPD (ILS, Roche)
Interleukin-1 receptor	–	Asthma (Nektar)
Calcitonin gene related peptide (CGRP)	Airway homeostasis	Bronchospastic pulmonary diseases (Sherbrooke Univ.)
DNase (Approved)	Viscosity of sputum	Cystic fibrosis (Genentech)
Secretin	Control of gastric pH Anion efflux in airway	Cystic fibrosis (Pharmagene Laboratories)
α_1-Antitrypsin	Trypsin inhibition	Emphysema (Nektar)
Cyclosporine	Immunosuppression	Lung transplant, Asthma, and COPD (Enanta Pharm.)
Interleukin-2	T-cell proliferation	Cancer/Pneumocystis carinii (Cornell Research)
Catalase	Decomposition of H_2O_2	Oxidative stress (Aeropharm Technology)
Superoxide disumtase (SOD)	Dismutation of superoxide	Oxidative stress (Baxter International)

リルを形成することが知られている[21]。一方，DPIは固体粉末製剤であるため，長期安定性に関する懸念は低く，加えて局所に高濃度の薬物を送達可能であり薬効・吸収性の改善が期待できる。使用面においても，DPI用デバイスは非常に簡便なものであることが多いため，吸入治療に関する医師主導の患者教育の必要性が低く，吸入のタイミングも患者の自発呼吸に依存するため確実な吸入が可能であると考えられる[22〜25]。このような点を踏まえると，ペプチドやタンパクを吸入剤として開発する際にはDPIが投与形態として適していると考えられ，数多くのペプチドやタンパクがDPIに応用されている（表1）。これらの中には血管作働性腸管ペプチド誘導体やシクロスポリンのように肺局所で作用するペプチド製剤や，全身性の効果が期待されるインスリンやGLP-1類などが含まれ，多岐に渡る機能性ペプチドを対象に粉末吸入製剤への適用が既に検討されている[5, 14, 18, 26〜29]。次節では筆者らが検討を進めているグルカゴンの徐放性粉末吸入製剤

第3章 ペプチド創薬に向けて－製剤化・安定化・投与法－

の開発研究について記述する。

5.4 グルカゴンの粉末吸入製剤の開発

　グルカゴン-インスリン療法は，膵全摘患者に対して血糖，肝機能ならびに脂質代謝を維持するため膵臓由来ホルモンであるグルカゴンとインスリンを補填するものである。しかし，ペプチドは短半減期による頻回投与，注射に限定される投与経路が問題となり，これが治療コンプライアンスおよび患者のquality of life（QOL）低下を招いている。糖尿病患者数が多いことからインスリン非注射製剤は積極的に開発されているが，グルカゴンに関しては製剤研究が必ずしも十分では無い。そこで筆者らは，グルカゴンを非侵襲的に投与するために経気道内投与経路を選択し，ポリ乳酸-グリコール酸共重合体（PLGA）を利用し，徐放性をもつグルカゴン粉末吸入製剤の開発を試みた[30]。ところでグルカゴンは，低pHや高濃度条件下で自己凝集を起こすことが報告されている[31]。2.5mg/mL以上の濃度で24時間エージングしたグルカゴンをCDスペクトル，

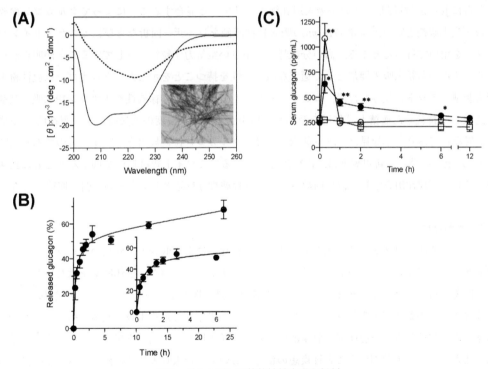

図2　グルカゴンの徐放性粉末吸入製剤
(A)CDスペクトルで解析したグルカゴンの凝集特性。実線，通常のグルカゴン；点線，グルカゴン由来アミロイド線維。写真はグルカゴン由来アミロイド線維の透過型電子顕微鏡観察写真。(B)生理食塩水に分散したグルカゴン含有PLGA nanospheresからのグルカゴン放出挙動。(C)グルカゴン製剤気道内投与後の血清グルカゴン濃度推移。□，微細乳糖（コントロール）；○，グルカゴン粉末吸入製剤（200μgグルカゴン/kg）；●，グルカゴン徐放性粉末吸入製剤（200μgグルカゴン/kg）。
$^{**}P<0.01$, $^{*}P<0.05$ vsコントロール。

電子顕微鏡観察,アミロイド特異的染色によって分析したところ,アミロイドーシス原因ペプチド類のような不溶性アミロイド線維形成を認めた(図2A)。興味深いことにラット神経様細胞ならびに肺胞上皮細胞にこのグルカゴン由来アミロイド線維を曝露したところ,濃度依存的な細胞毒性を示し,その毒性機序の一つにcaspase-3の活性化が含まれることを示唆した。本知見を考慮すれば,一定濃度以上のグルカゴン溶液は細胞毒性を有するアミロイド線維形成の可能性があり,グルカゴンの高次構造変化回避は製剤開発において考慮すべき課題の一つであろう。次に,製剤調製時のグルカゴン濃度に留意して作用グルカゴン含有PLGA nanospheresの開発を試みた。エマルジョン溶媒拡散法によってPLGA nanospheresを調製したところ,製剤調製時のグルカゴン濃度に依存してグルカゴン高含有率を達成したが,高濃度調製時には製剤中のグルカゴンがβシート形成を伴った凝集を起こし,製剤投与後の局所毒性が懸念される。そこで,含有率ならびに毒性の観点から調製条件を最適化することで,アミロイド線維を含まないPLGA nanospheresを設計した。本製剤はナノサイズの粒子径を持ち,初期バーストおよびその後の徐放性放出により24時間以内で約70%のグルカゴン放出を認めた(図2B)。本粉末製剤を賦形剤とともにJet mill処理し,その後吸入用乳糖キャリアーと混合することによってグルカゴン徐放性粉末吸入製剤を得た。本剤の*in vitro*吸入特性評価をレーザー回折ならびにカスケードインパクターを用いて行ったところ,高い分散特性と小さい空気力学粒径を有していることが明らかとなり,すなわち粉末吸入製剤として適切な吸入特性を持つことを示した。グルカゴン徐放性粉末吸入製剤をラットに投与した際,コントロールとして作製した非徐放性グルカゴン粉末吸入製剤と比較して持続した血糖上昇作用を認めた。血中グルカゴン濃度の消失時間が両製剤間で20倍以上異なっており,本知見はラット肺内におけるグルカゴン持続放出を示唆するものである(図2C)。以上,開発した新規製剤は,調製過程におけるアミロイド線維形成を抑えるとともに長期間持続した薬理作用を示し,投与回数が少ない非侵襲投与形態として今後の展開が期待される。

5.5 おわりに

近年,新薬開発コストの肥大化や安全基準の厳格化等により低分子医薬品のブロックバスター開発が非常に困難になりつつある。その一方,ペプチド,タンパク,抗体医薬をはじめとするバイオ医薬品はアンメットメディカルニーズを満たし得る貴重なシーズとして重要視されており,ますますその需要が高まると予想されている。本稿にて紹介した粉末吸入製剤技術をはじめとする多くの非侵襲的投与形態研究が将来的にこれらバイオ医薬品の開発をアシストするものと考える。また,ペプチド製剤による各種疾患の治療において,粉末吸入製剤技術のさらなる発展が治療アドヒアランスの改善に寄与することを強く期待したい。

第3章　ペプチド創薬に向けて－製剤化・安定化・投与法－

文　　献

1) A. Yamamoto, *Yakugaku Zasshi*, **121**, 929 (2001)
2) V. H. Lee, et al., *Crit. Rev. Ther. Drug Carrier Syst.*, **8**, 91 (1991)
3) J. S. Patton, et al., *Nat. Rev. Drug Discov.*, **6**, 67 (2007)
4) J. S. Patton, et al., *J. Aerosol. Med. Pulm. Drug Deliv.*, **23 Suppl 2**, S71 (2010)
5) S. Onoue, et al., *Expert Opin. Ther. Patents*, **18**, 429 (2008)
6) J. L. Kanig, *J. Pharm. Sci.*, **52**, 513 (1963)
7) C. Bosquillon, et al., *J. Pharm. Sci.*, **90**, 2032 (2001)
8) R. U. Agu, et al., *Respir. Res.*, **2**, 198 (2001)
9) J. S. Patton, *Adv. Drug Deliv. Rev.*, **19**, 3 (1996)
10) C. Bosquillon, et al., *J. Control Release*, **96**, 233 (2004)
11) S. Onoue, et al., *Expert Opin. Drug Deliv.*, **6**, 793 (2009)
12) J. S. Patton, *Adv. Drug Deliv. Rev.*, **42**, 239 (2000)
13) J. S. Patton, et al., *Proc. Am. Thorac. Soc*, **1**, 338 (2004)
14) J. S. Patton, et al., *Adv. Drug Deliv. Rev.*, **35**, 235 (1999)
15) H. Okamoto, et al., *Yakugaku Zasshi*, **127**, 643 (2007)
16) P. R. Byron, *Proc. Am. Thorac. Soc.*, **1**, 321 (2004)
17) H. K. Chan, *Expert Opin. Ther. Patents*, **13**, 1333 (2003)
18) S. A. Cryan, *Aaps. J.*, **7**, E20 (2005)
19) J. L. Rau, *Respir. Care*, **50**, 367 (2005)
20) S. Pedersen, *Respir. Med.*, **90**, 69 (1996)
21) S. Onoue, et al., *Pharm. Res.*, **21**, 1274 (2004)
22) H. W. Frijlink, et al., *Expert Opin. Drug Deliv.*, **1**, 67 (2004)
23) P. J. Atkins, *Respir. Care*, **50**, 1304 (2005)
24) H. K. Chan, et al., *Adv. Drug Deliv. Rev.*, **55**, 793 (2003)
25) S. P. Newman, *Curr. Opin. Pulm. Med.*, **9 Suppl 1**, S17 (2003)
26) S. Onoue, et al., *Peptides*, **28**, 1640 (2007)
27) S. Onoue, et al., *J. Control Release*, **138**, 16 (2009)
28) J. D. Brain, *Diabetes Technol. Ther.*, **9 Suppl 1**, S4 (2007)
29) N. Sadrzadeh, et al., *J. Pharm. Sci.*, **96**, 1925 (2007)
30) S. Onoue, et al., *Pharm. Res.*, **28**, 1157 (2011)
31) S. Onoue, et al., *J. Chromatogr. A.*, **1109**, 167 (2006)

6 ペプチド・タンパク性医薬品の消化管ならびに経粘膜吸収性の改善

山本 昌*

6.1 はじめに

近年,遺伝子組み換え技術や細胞融合などの技術の進歩に伴い,多くのペプチド・タンパク性医薬品が開発され臨床応用されている。また,最近では数多くの抗体医薬品なども開発されてきており,従来の低分子医薬品が中心であった医薬品の開発は,高分子医薬品がかなりの割合を占めるようになってきている。しかしながら,一般に,ペプチド及びタンパク性医薬品は,経口投与後,消化管内の消化酵素やタンパク分解酵素により速やかに分解を受け,また高い水溶性を有し高分子であるため消化管粘膜を透過しにくいことが知られている。このため,これら医薬品の経口投与後の吸収率は十分でなく,これら医薬品の投与法は,臨床上ほとんど全てが筋肉投与や皮下投与などの注射に限られているのが現状である。しかしながら,一般に注射による投与は,患者に苦痛を伴い,また重篤な副作用を発現するという欠点を有する。そこで最近では経口ならびに経粘膜投与後のこれら医薬品の吸収率を改善するため,種々の方法が試みられているが,それらを大別すると,①吸収促進剤などの製剤添加物の利用,②薬物の分子構造修飾,③薬物の剤形修飾に分類できる。また,消化管からきわめて吸収されにくいペプチド及びタンパク性医薬品に対しては,④薬物の新規投与経路の開発を試みる方法も有力な方法の一つである。そこで本稿では,これらペプチド及びタンパク性医薬品の経口・経粘膜吸収改善に関するこれら4つの方法について紹介する。

6.2 製剤添加物(吸収促進剤)の利用

ペプチド及びタンパク性医薬品をはじめとする難吸収性薬物の消化管ならびに経粘膜吸収性を改善する一つの方法として,消化管やその他の吸収部位におけるこれら薬物の粘膜透過性を一過性に上昇させる添加物を利用する場合が多い。こうした作用を有する添加物を総称して吸収促進剤(absorption enhancers, absorption promoters)と呼ぶ。現在までに多くの物質が吸収促進剤として利用されているが,代表的なものには界面活性剤,胆汁酸,キレート剤,脂肪酸などがあげられる。これらの吸収促進剤は,従来,消化管吸収部位に対して用いられていたが,最近では,経鼻,経肺,口腔,直腸,経皮などの各種粘膜吸収部位に対しても利用されている。

表1に難吸収性薬物の消化管吸収改善に利用される各種吸収促進剤の例を示しているが,ポリオキシエチレンラウリルエーテル,ラウリルマルトシドなどに代表される界面活性剤,グリココール酸,タウロコール酸,デオキシコール酸などの胆汁酸,サリチル酸,EDTAなどのキレート剤,カプリン酸,ラウリン酸,オレイン酸などの脂肪酸が典型的な吸収促進剤として用いられている[1,2]。また,最近では,一酸化窒素(NO)供与体,ポリアミン類,キトサンオリゴマー,膜透過ペプチド及びクローディンモジュレーターなどの新しいタイプの吸収促進剤もいくつか開

---

* Akira Yamamoto 京都薬科大学 薬剤学分野 教授

第3章 ペプチド創薬に向けて－製剤化・安定化・投与法－

表1 難吸収性薬物の消化管吸収改善に利用される各種吸収促進剤の例

(1) **界面活性剤**
ポリオキシエチレンエーテル類，ラウリル硫酸ナトリウム，サポニン，アルキルサッカライドなど
(2) **胆汁酸塩類**
グリココール酸，タウロコール酸，デオキシコール酸など
(3) **キレート剤**
EDTA，サリチル酸ナトリウムなど
(4) **脂肪酸**
カプリン酸ナトリウム（C10），ラウリン酸ナトリウム（C12），オレイン酸，リノール酸，混合ミセルなど
(5) **その他**
キトサン類，シクロデキストリン類，エナミン誘導体，N-アシルアミノ酸，一酸化窒素供与体，ポリアミン酸，ポリカチオン類（ポリアルギニン，ポリエチレンイミン），クローディンモジュレーター，デンドリマーなど

発されている[3〜9]。

　このように，吸収促進剤の利用は，難吸収性薬物の消化管吸収を改善する有用な方法の一つであると考えられるが，これまでに吸収促進剤が実際に臨床応用された例としては，アンピシリンおよびセフチゾキシムの小児用坐剤に添加されたカプリン酸ナトリウムのみである。このように基礎研究では優れた吸収促進効果を有しながら臨床応用されている吸収促進剤が少ない要因として，促進効果が強い吸収促進剤は同時に粘膜障害性や刺激性がみられるものが多く，有効かつ安全性の高い吸収促進剤の開発がきわめて難しいことが挙げられる。したがって，今後，吸収促進剤が臨床応用されるためには，促進効果が強くなおかつ粘膜障害性の少ない理想的な吸収促進剤の開発が期待される。

　このような有効かつ粘膜障害性の低い吸収促進剤の候補物質として，近年，一酸化窒素（Nitric oxide, NO）が細胞間経路のタイトジャンクションを開口させ，水溶性薬物の透過性を増大させることが報告されている[10]。すなわち，インスリンの直腸吸収が，S-nitroso-N-acetyl-DL-penicillamine（SNAP）などのNO供与体を併用することにより増大することが認められている[10]。また同様にNO供与体が水溶性薬物や生理活性ペプチドの小腸を含む各種消化管部位からの吸収性を顕著に増大させることも明らかになっている[4]。図1は，各種消化管部位におけるインスリンの消化管粘膜透過性に及ぼすNO供与体の影響について検討したものである。図に示すように，空腸，回腸及び結腸のいずれの部位においてもインスリンにNO供与体を併用することによりインスリンの透過性が顕著に増大することが認められ，中でもSNAPの吸収促進効果が顕著であることが認められた[4]。こうした現象は，*in vivo* 腸管吸収実験においても観察され，NO供与体は，*in vitro* 及び *in vivo* 両実験系において優れた吸収促進作用を有することが明らかになっている[4]。一方，これらNO供与体の消化管粘膜への障害性は，臨床応用されているカプリン酸ナトリウムよりも軽微であることも報告されている[3]。したがって，NO供与体は，今後，有効かつ安全性に優れた吸収促進剤になる可能性があると思われる。

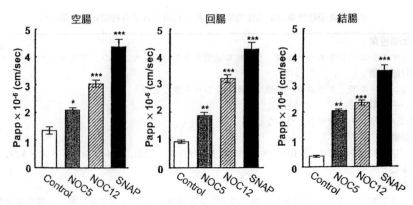

Each value represents the mean ± SE of three experiments.
***$P<0.001$, **$P<0.01$, *$P<0.05$, compared with the control.

図1 消化管各部位におけるインスリンの消化管粘膜透過性に及ぼす各種NO供与体の影響

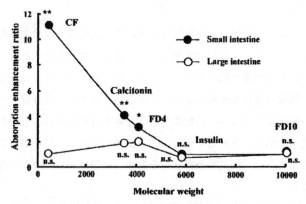

Results are expressed as the mean ± SE of 3-6 rats.
**$P<0.01$, *$P<0.05$, n.s.: no significant difference, compared with the control.

図2 各種モデル薬物の消化管吸収性に対するG2 PAMAMデンドリマーの吸収促進効果とこれら薬物の分子量との関係

また、吸収促進剤による促進効果は、吸収促進剤を適用する消化管の部位によって大きく左右されることが知られている。すなわち、消化管に吸収促進剤を適用した場合、大腸における吸収促進効果が小腸に比べ顕著に発現することが一般的に報告されている[11]。特に、脂肪酸の一種であるカプリン酸ナトリウムや非イオン性界面活性剤であるラウリルマルトシドなどの吸収促進剤の大腸における促進効果は、小腸に比べきわめて強いことが知られている[11]。しかしながら、薬物の消化管吸収性を効率よく改善するためには、消化管の中で広い表面積を有する小腸において強い促進効果を示す吸収促進剤が望ましく、こうしたタイプの促進剤の開発が期待されている。最近、我々は検討した新規吸収促進剤のうち、polyamidoamine (PAMAM) dendrimersが小腸特異的に薬物の吸収性を顕著に改善することを見出している[7]。すなわち、dendrimersは中心

第3章　ペプチド創薬に向けて－製剤化・安定化・投与法－

から規則的に分岐した構造を持つ樹状高分子であり，最近，細胞内に遺伝子を導入するキャリアーとしての応用が注目されているが，これら dendrimers のうち，PAMAM dendrimers が小腸において難吸収性薬物の消化管吸収性に対しきわめて優れた吸収促進効果を有することが明らかとなっている[7]。

　図2は，小腸ならびに大腸における 5(6)-carboxyfluorescein（CF），カルシトニン，平均分子量約 4,000 の fluorescein isothiocyanate-labeled dextran（FD4），インスリン，平均分子量約 10,000 の fluorescein isothiocyanate-labeled dextran（FD10）の消化管吸収性に及ぼす分岐数2の PAMAM dendrimer（G2）の吸収促進効果と各薬物の分子量との関係を示している。その結果，CFの小腸吸収に対する 0.5% G2 の吸収促進効果はきわめて大きく，吸収促進比率は約11倍となることが明らかとなった[7]。しかしながら，これら薬物の小腸吸収性に対する G2 の吸収促進効果は，用いた薬物の分子量の増大と共に低下することが認められた[7]。一方，大腸におけるこれら薬物の吸収性は，0.5% G2 を併用しても全く増大せず，大腸では G2 の吸収促進効果は見られないことが明らかとなった。以上のことから，PAMAM dendrimers は，従来あまり顕著な促進効果を発現しない小腸部位においてきわめて強い促進効果を有することから，小腸できわめて有効な新規吸収促進剤としての利用が期待できると思われる。

　一方，消化管できわめて不安定なペプチドに対してはタンパク分解酵素阻害剤の利用が有力な方法の1つになると思われる。すなわち，ペプチド・タンパク性医薬品の低い吸収性の要因の一つとして，消化管内に存在する消化酵素やタンパク分解酵素などによる分解が挙げられるが，タンパク分解酵素阻害剤は，これら酵素の活性を低下させることによりペプチド・タンパク性医薬品を安定化させ，二次的にこれら医薬品の消化管吸収性を改善させることが期待できる。我々はペプチド・タンパク性医薬品のうち，インスリン及びカルシトニンに着目し，これら医薬品の消化管吸収性ならびに安定性が，いくつかのタンパク分解酵素阻害剤の併用により改善されることを明らかにしており[12～14]，これらタンパク分解酵素阻害剤の利用は，吸収促進剤の利用と共にペプチド・タンパク性医薬品の吸収改善に有用であると考えられる。

6.3　薬物の分子構造修飾

　吸収促進剤などの添加物を利用する方法は，基本的にはいずれのタイプの難吸収性薬物にも適用しやすく，難吸収性薬物の吸収改善にきわめて有用なアプローチであるが，上述のようにこれら添加物がしばしば粘膜に対して障害性や刺激性を有することが多い。また対象薬物以外のバクテリアや毒素などの有害物質の吸収が吸収促進剤により増大する可能性もあり，薬物の選択的な吸収改善という点では十分とは言えない。そこで最近，薬物の分子構造自体を何らかの修飾基によって化学修飾し，プロドラッグやアナログを合成することにより，これら薬物の消化管吸収を改善する試みがなされている。本方法は，すでに実用化された例が多く，アンピシリンのプロドラッグであるピバンピシリンやタランピシリンなどが経口吸収の良好な薬物として利用されている。

ペプチド医薬の最前線

　化学修飾を利用した難吸収性薬物の消化管吸収性の改善方法は，大別すると①薬物の脂肪酸修飾，②薬物の糖修飾（グルコーストランスポーターの利用），③薬物の胆汁酸修飾（胆汁酸トランスポーターの利用），④薬物のジペプチド化（PEPT1の利用），⑤薬物のトランスフェリンによる修飾，⑥薬物の塩基性アミノ酸による修飾（Tat peptide，オリゴアルギニンなどによる修飾）などに分類できる。これら方法のうち，①に示す薬物の脂肪酸修飾を用いた方法は，我々が従来から研究してきた手法であり，本来水溶性が高いペプチド性医薬品の分子構造に各種鎖長の異なる脂肪酸を導入し，これら医薬品の脂溶性を高め，消化管吸収改善を試みた方法である。本方法を用いたところ，インスリン，カルシトニン，エンケファリン，テトラガストリン，thyrotropin releasing hormone（TRH）などの各種生理活性ペプチドの消化管吸収性が顕著に改善されることが既に明らかになっている[15〜24]。

　これらペプチド・タンパク性医薬品の脂肪酸修飾による消化管吸収改善についてインスリンを例にして紹介すると，まずインスリン（bovine insulin; MW=5730）に鎖長の異なる脂肪酸を導入することによりアシルインスリンを合成した。この際，脂肪酸としてC6のカプロン酸，C12のラウリン酸，C16のパルミチン酸を選び，これら脂肪酸をアジド法によりそれぞれ1あるいは2分子導入したCap-1，Cap-2-，Lau-1，Lau-2，Pal-1，Pal-2を合成した[16]（図3）。脂肪酸修飾を施した後のペプチドの残存活性は，それぞれの未修飾ペプチドを静脈内投与後の薬理活性（血糖降下作用）を100%として評価した。その結果，全体的に脂肪酸の個数および炭素鎖長の増大に伴いそれらの活性は低下する傾向を示したが，Cap-1，Cap-2およびLau-1は比較的高い活性を保持していることが確認された[18]。

　そこで次に薬理活性が比較的保持されていたインスリンのカプロイル誘導体を選び，これら誘

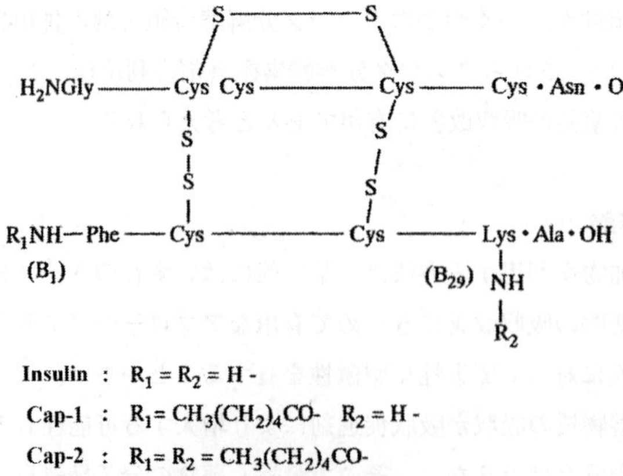

Insulin　：　$R_1 = R_2 = H-$
Cap-1　：　$R_1 = CH_3(CH_2)_4CO-$　$R_2 = H-$
Cap-2　：　$R_1 = R_2 = CH_3(CH_2)_4CO-$
Lau-1　：　$R_1 = CH_3(CH_2)_{10}CO-$　$R_2 = H-$
Lau-2　：　$R_1 = R_2 = CH_3(CH_2)_{10}CO-$
Pal-1　：　$R_1 = CH_3(CH_2)_{14}CO-$　$R_2 = H-$
Pal-2　：　$R_1 = R_2 = CH_3(CH_2)_{14}CO-$

図3　脂肪酸修飾インスリン誘導体の化学構造式

第3章　ペプチド創薬に向けて－製剤化・安定化・投与法－

導体の消化管吸収性を検討した。その結果，小腸での Cap-1 および Cap-2 の薬理学的利用能（Pharmacological availability%, PA%）は，未修飾インスリンと比較して 4.8 倍, 7.2 倍とそれぞれ高い値を示したが，それらの PA% は約 0.16% であり，脂肪酸修飾により吸収は改善されたものの十分な吸収率が得られなかった。一方，Cap-2 の大腸ループ投与後の PA% は，もとのインスリンと比べ 11.7 倍高い値を示し，約 1.06% にまで改善された[18]。

次にこれらカプロイル化インスリンの粘膜透過性について *in vitro* Ussing chamber 法を用いて検討した。図4はインスリンおよびカプロイル化インスリンの十二指腸ならびに結腸粘膜透過性を示したものである。十二指腸，結腸ともにこれらペプチドの透過性は Cap-2＞Cap-1＞インスリンの順となり，*in situ* ループ内投与実験の結果と同様の傾向が確認された。また十二指腸における Cap-1 および Cap-2 のみかけの透過係数（Papp）はインスリンと比較してそれぞれ 2.1 倍, 3.4 倍，また結腸におけるこれら誘導体の透過係数はそれぞれ 4.4 倍, 7.8 倍の値を示した[18]。以上の結果からこうしたインスリンの粘膜透過性は脂肪酸修飾による脂溶性の増大により顕著に改善されることが明らかとなった。

さらに，こうした脂肪酸修飾されたペプチド性医薬品の吸収促進機構を解析したところ，テトラガストリンの場合，脂肪酸修飾による薬物の脂溶性の増大と共に各種タンパク分解酵素に対する安定性が増大することが明らかとなった[22]。一方，担体輸送により輸送される TRH[20], phenylalanyl-glycine（Phe-Gly）[21] の透過性も脂肪酸修飾により増大し，刷子縁膜小胞（brush border membrane vesicle, BBMV）を用いた取り込み実験から，脂肪酸修飾 Phe-Gly は，元の化合物と同様，小腸に存在するオリゴペプチドトランスポーターを介して一部輸送されている可能性が示唆された。したがって，脂肪酸修飾によるアプローチは，受動輸送で輸送されるペプチドの消化管吸収改善のみならず，担体輸送で輸送されるペプチドに対しても有効な方法であると

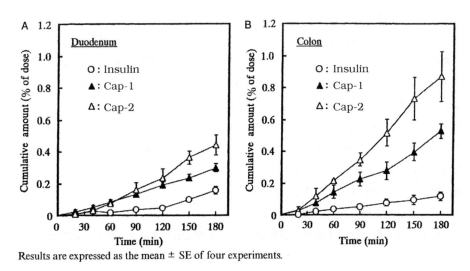

Results are expressed as the mean ± SE of four experiments.

図4　インスリンおよびカプロイル化誘導体の十二指腸および結腸粘膜透過性

また，最近，分子生物学の発展に伴い，消化管に各種のトランスポーターが存在することが明らかになっているが，上で述べたように，グルコース，胆汁酸及びペプチドトランスポーターの基質となるように薬物の分子構造を変化させ，消化管吸収性を改善する試みがなされている。玉井らは，消化管吸収の低いL-dopaにフェニルアラニンなどのアミノ酸を結合させ，消化管に存在するPEPT1を利用してL-dopaの透過性を改善できることを報告している[25]。また，生体内に存在するレセプターを利用して薬物の消化管吸収改善を試みる方法も報告されており，vitamin B12のレセプター，トランスフェリンレセプターなどを利用した薬物の消化管吸収改善が試みられている。

　一方，最近，HIV-1 Tatタンパク由来のペプチドTat-(48-60)やオリゴアルギニンなどの塩基性ペプチドをある種のタンパクに導入すると，これらタンパクの各種細胞内への取り込みが増大することが報告されている[26]。このような塩基性ペプチドは，一般に"膜透過性ペプチド(cell penetrating peptide, CPP)"ともよばれ，細胞内に導入したいタンパク分子や遺伝子の細胞内への透過性改善に用いられている。このように，タンパク分子および遺伝子などの細胞内導入法や細胞内デリバリー法として，膜透過性を有する塩基性ペプチドを利用した例は既に数多く報告されているが，最近では難吸収性薬物の分子構造にこれら細胞膜透過性を有する塩基性ペプチドを修飾して，これら医薬品の消化管からの吸収性を改善しようとする試みもなされている[27, 28]。これら膜透過ペプチドの利用は，ペプチド性医薬品の消化管吸収を改善できる新たな方法になりうる可能性があると考えられるが，今後，難吸収性薬物の消化管吸収に対するこれら膜透過ペプチドの吸収促進機構の解明が期待される。

6.4　薬物の剤形修飾

　薬物が消化管やその他の粘膜吸収部位において分解されやすい場合，投与部位に存在する分解酵素との接触を防止する剤形修飾が一つの有力な方法となる。こうした剤形修飾を試みる場合，通常，薬物を脂質分散系であるリポソームやエマルションに包含させることが多い。こうした剤形にインスリンなどの薬物を封入し，経口投与すると水溶液では消化管内で分解されやすい薬物が安定化され吸収される。特に，最近，こうした生理活性ペプチドを消化酵素などのタンパク分解酵素が少なく分解されにくい大腸に特異的に送達し，大腸から薬物を吸収させる試みがなされている[29〜31]。こうした方法にはpH依存型の放出制御製剤や時間依存型の放出制御製剤や大腸で親薬物に変換するプロドラッグが用いられている場合が多い。また，大腸に豊富に存在する腸内細菌の酵素により分解するアゾポリマーでコーティングしたペレットを用いてインスリンの大腸特異的送達を試みる例も報告されている[30]。

　一方，最近では大腸に存在する腸内細菌により特異的に崩壊するキトサンを素材としたカプセルを用い，インスリンの大腸からの吸収性が改善できることが報告されている[29]。すなわち，キトサンは，エビやカニの甲羅から取れる天然の多糖類であり，現在手術の縫合糸などの材料にも

第3章 ペプチド創薬に向けて－製剤化・安定化・投与法－

用いられているきわめて安全性の高い物質であるが，この物質は大腸に豊富に存在する腸内細菌により特異的に崩壊することが知られている[29]。したがって，このキトサンを用いてカプセルを調製すれば，このカプセルは腸内細菌の少ない胃や小腸では崩壊せず，大腸部位で特異的に崩壊し，内容薬物を放出することが期待できる。図5は，キトサンカプセルの断面図を示しており，本研究では分子量約43,000，脱アセチル化度83％のキトサンを用いてカプセルを調製した。また，本研究では，キトサンカプセルが経口投与後，胃の酸性条件下で崩壊するのを防ぐため，カプセル表面に腸溶性コーティングを施した。

まず，キトサンカプセル内に生理活性ペプチドのモデルとしてインスリンを封入し，インスリンの大腸からの吸収性を評価した[29]。その結果，インスリンを封入したゼラチンカプセルを経口投与した結果，ほとんど血漿中インスリンのピークおよび血糖値の降下は確認されなかった[29]。しかしながら，インスリンを封入したキトサンカプセルを経口投与した場合，血漿中インスリンピークは観察されなかったが，若干の血糖値の低下が観察された[29]。一方，インスリンおよび吸収促進剤であるグリココール酸ナトリウムを同時に封入したキトサンカプセルを経口投与した結果，顕著な血漿中インスリン濃度が観察された[29]。また，この場合，インスリンの吸収に伴い顕著な血糖値の低下が観察された[29]。さらに，我々は，インスリンにグリココール酸ナトリウム以外の添加物をキトサンカプセルに封入した場合についても検討した。図6にインスリンおよび各種添加剤を封入したキトサンカプセル経口投与後の血糖降下率（D％）から算出したpharmacological availability（PA％）をまとめた。インスリンおよび各種タンパク分解酵素阻害剤，各種吸収促進阻害剤を併用した場合にインスリン単独に比べてPA％の増加が認められた[29]。その効果は，吸収促進剤では グリココール酸ナトリウム＞オレイン酸ナトリウム＞ラウリルマルトシド，タンパク分解酵素阻害剤ではアプロチニン＞大豆トリプシンインヒビター＞バシトラシンの順となった[29]。中でもキトサンカプセルにインスリン20 IU，グリココール酸ナトリウム

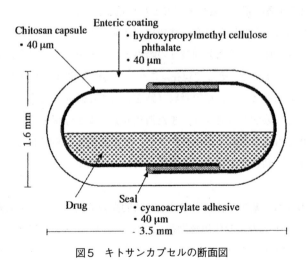

図5 キトサンカプセルの断面図

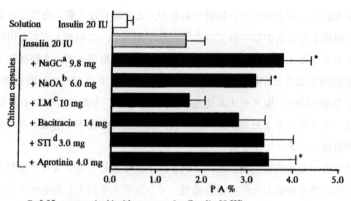

図6 インスリンおよび製剤添加物含有キトサンカプセル経口投与後のインスリンの薬理学的利用能（PA%）

9.8mgを封入した場合，最も大きい血糖降下作用（PA%=3.49%）を示し，インスリン20 IUのみをキトサンカプセルに封入した場合に対して有意なPA%の増加が確認された[29]。同様の結果が，キトサンカプセルにウナギカルシトニンを封入して吸収実験を行った場合にも観察されている[31]。したがって，こうしたキトサンカプセルを用いた大腸特的送達法を用いれば，インスリン，カルシトニンをはじめとする生理活性ペプチドの経口投与製剤の開発につながる可能性があると思われる。

この他に，こうした生理活性ペプチドを不飽和脂肪酸で調製したエマルション，表面修飾リポソーム，ナノパーティクル，ナノスフェアーなどの剤形を利用して吸収改善した例も報告され，こうした方法も有力な方法になりうると思われる。

6.5 薬物の新規投与経路の開発（経肺吸収ならびに経皮吸収）

従来，経口投与でほとんど吸収されない薬物は，注射により投与されることが一般的であったが，注射は患者に苦痛を伴い，また頻回投与の際のアレルギー反応や局所組織への障害性などの副作用が発現する可能性がある。そこで現在，こうした経口や注射に代わる投与経路として，鼻，口腔，眼，肺，膣，直腸などの各種粘膜吸収経路を利用する研究が進められている。こうした粘膜吸収部位は消化管と形態学的に異なり，また消化酵素による分解を受けないため，経口投与で吸収されにくい薬物でも吸収される可能性がある。また経粘膜から吸収された薬物は肝臓を経ることなく直接全身循環に到達するため，肝臓での初回通過効果を受けやすい薬物にとっても好都合である。

これら投与経路のうち，薬物の経肺吸収は，比較的高分子薬物に対しても透過性が良好であることから生理活性ペプチドの全身作用を期待した投与経路として注目されている[32〜38]。薬物の経肺吸収性が良好な原因は，肺の上皮細胞が非常に薄い構造を有しており，肺胞腔内と毛細血管

第3章 ペプチド創薬に向けて－製剤化・安定化・投与法－

との間の距離はきわめて短いことと肺胞の数は非常に多く，その総表面積はきわめて広いことによると考えられている。

このように，薬物の経肺吸収は，薬物特に高分子薬物の吸収にきわめて有利な経路であるが，静脈内投与に比べるとその吸収率は十分でなく，吸収促進剤などの製剤添加物を利用するなどしてさらなる吸収改善を達成する必要があると考えられる。図7は，C型肝炎治療薬であるインターフェロンαの経肺吸収に及ぼすキトサンオリゴマーの影響を示したものである。その結果，インターフェロンαの経肺吸収は，これらキトサンオリゴマーの併用により増大することが明らかとなり，中でもキトサンヘキサマーを添加した場合，最も高い血中インターフェロンα濃度の上昇が認められた[37]。こうした結果は，従来消化管からほとんど吸収されない生理活性ペプチドをはじめとする高分子薬物や難吸収性薬物の臨床適用に際し，新しい投与方法の可能性を示唆するものと考えられる。

一方，薬物の経皮投与は，従来から低分子でなおかつ脂溶性の高い薬物の投与経路として利用されてきたが，最近では様々な経皮吸収促進方法が開発され，従来はほとんど吸収されなかった高分子薬物の新たな投与経路としても注目されている。特に，新しい経皮吸収促進方法として，皮膚の最大の透過バリアーである角質層に穴を開けるアレイ状の微細針であるマイクロニードルが注目されている。本方法は，既に1970年頃から用いられてきたが，従来のマイクロニードルの素材は金属やシリコンであり，皮膚に適用した際に残留した場合の安全性に問題があった。そこで最近，我々はマイクロニードルの素材として，生体内分解性であり生体適合性に優れたヒアルロン酸に着目し，本物質を素材としたアレイ状マイクロニードルを作製し，マイクロニードル内にインスリンを封入した[39]。本マイクロニードルは，皮膚に適用後，主にヒアルロン酸で構成される微細針が体液により速やかに膨潤，溶解される自己溶解型のマイクロニードルであること

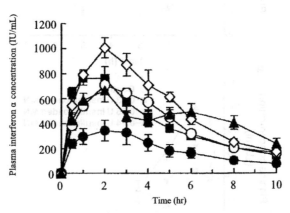

図7 各種キトサンオリゴマー併用時におけるインターフェロンα経肺投与後の血漿中インターフェロンα経濃度の変化
（●）インターフェロンα，（■）インターフェロンα + chitosan dimer，（○）インターフェロンα + chitosan tetramer，（◇）インターフェロンα + chitosan hexamer，（▲）インターフェロンα + water soluble chitosan（文献9より引用，改変）

Before application

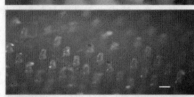

After application for 30 min

After application for 60 min

Bar = 100 μm

図8 ラット皮膚に溶解型マイクロニードルを適用前後のニードル形状変化

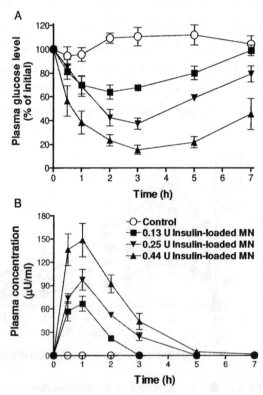

図9 糖尿病ラットにおけるインスリン含有溶解型マイクロニードルを投与後の血糖値および血中インスリン濃度の変化

第3章 ペプチド創薬に向けて-製剤化・安定化・投与法-

が特徴である。図8は本研究で用いたヒアルロン酸を素材としたマイクロニードルをラット皮膚に適用後のマイクロニードルの形状変化を経時的に観察したものであるが，本マイクロニードルは30分で針全体の約3/4が溶解し，1時間で針全体が溶解することが確認されている。したがって，本マイクロニードルは人に適用後に速やかに溶解し，内容薬物を放出できることが認められた[39]。また，これまでの研究で微細針に含有されたインスリンの安定性は保持されており，高温条件下の安定性試験においても品質に問題は生じないことが明らかになっている。また，ラットを用いた体内動態試験では，インスリン含有マイクロニードルの適用により，きわめて良好なインスリンの経皮吸収性が見られることが示されている。図9は，含有量の異なる3種類のインスリンマイクロニードルを糖尿病ラットの皮膚に適用後の血漿中インスリン濃度ならびに血糖降下作用を示している[39]。図から明らかなように，インスリン含有マイクロニードル適用後のインスリンの経皮吸収は速やかであり，濃度依存的な血漿中インスリン濃度の上昇ならびに血糖値の低下作用が観察されている。さらに，インスリンマイクロニードル適用後のインスリンの血漿中濃度は，皮下注射の場合とほぼ同等の吸収性がみられ，なおかつ持続性がみられることが認められた。したがって，今後マイクロニードルを用いたペプチド・タンパク性医薬品の経皮吸収改善ならびに治療効果の増強が期待できると思われる。

6.6 おわりに

以上，本稿では，ペプチド及びタンパク性医薬品の消化管ならびに経粘膜吸収改善について紹介した。現在，これら医薬品は主に筋肉注射や皮下注射などで臨床応用されているが，注射は患者に痛みを伴い，またアレルギー反応などの副作用を発現しやすいことが知られている。したがって，今回紹介したペプチド・タンパク性医薬品の投与形態が開発されれば，従来の注射の代わる投与形態となる可能性があり，患者のQOLの改善にとっても有用であると思われる。

一方，今後，ポストゲノム時代を迎えて新規タンパク，抗体，遺伝子及び核酸などの次世代型の高分子医薬品が益々多く登場することが予想されるが，これら新規医薬品の臨床応用においては投与経路を考慮した最適な投与形態の開発が重要になると思われる。本稿で紹介したペプチド・タンパク性医薬品の消化管ならびに経粘膜吸収改善法は，こうした次世代型医薬品の開発においても有用な方法になると考えられる。

文　献

1) Lee V. H. L. *et al.*, *Adv. Drug Delivery Rev.*, **4**, 171-207（1990）
2) Lee V. H. L. *et al.*, *Crit. Rev. Ther. Drug Carrier Syst.*, **8**, 91-192（1991）
3) Yamamoto A. *et al.*, *J. Pharmacol. Exp. Ther.*, **296**, 84-90（2001）

4) Fetih G. et al., *J. Control. Release*, **106**, 287-297 (2005)
5) Gao Y. et al., *Int. J. Pharm.*, **354**, 126-134 (2008)
6) Gao Y. et al., *Int. J. Pharm.*, **359**, 70-78 (2008)
7) Lin Y. et al., *J. Control. Release*, **149**, 21-28 (2011)
8) Morishita M. et al., *J. Control. Release*, **106**, 287-297 (2007)
9) Kondoh M. et al., *Mol. Pharmacol.*, **67**, 749-758 (2005)
10) Utoguchi. et al., *Pharm, Res.*, **15**, 870-876 (1998)
11) Fetih G. et al., *Int. J. Pharm.*, **293**, 127-135 (2005)
12) Yamamoto A. et al., *Pharm. Res.*, **11**, 1496-1500 (1994)
13) Tozaki H. et al., *J. Pharm. Pharmacol.*, **50**, 913-920 (1998)
14) Uchiyama T. et al., *J. Pharm. Sci.*, **87**, 448-452 (1998)
15) Tenma T. et al., *Pharm. Res.*, **10**, 1488-1492 (1993)
16) Asada H. et al., *Pharm. Res.*, **11**, 1115-1120 (1994)
17) Yodoya E. et al., *J. Pharmacol. Exp. Ther.*, **271**, 1509-1513 (1994)
18) Asada, H., *J. Pharm. Sci.*, **84**, 682-687 (1995)
19) Fujita T. et al., *Int. J. Pharm.*, **134**, 47-57 (1996)
20) Tanaka K. et al., *Biochim. Biophys. Acta*, **1283**, 119-126 (1996)
21) Fujita T. et al., *Life Sci.*, **61**, 2455-2465 (1997)
22) Fujita T. et al., *Pharm. Res.*, **15**, 1387-1392 (1998)
23) Uchiyama T. et al., *Pharm. Res.*, **17**, 1461-1467 (2000)
24) Yamamoto A. et al., *Drug Metab. Pharmacokinet.*, **18**, 23-32 (2003)
25) Tamai I. et al., *J. Pharm. Sci.*, **87**, 1542-1546 (1998)
26) Futaki S., *Int. J. Pharm.*, **245**, 1-7 (2002)
27) Hayashi Y. et al., *Bioorg. Med. Chem. Lett.*, **17**, 5129-5132 (2007)
28) Liang JF. et al., *Biochem. Biophys. Res. Commun.*, **335**, 734-739 (2005)
29) Tozaki H. et al., *J. Pharm. Sci.*, **86**, 1016-1021 (1997)
30) Tozaki H. et al., *J. Pharm. Sci.*, **90**, 89-97 (2001)
31) Fetih G. et al., *J Drug Target.*, **14**, 1-8 (2006)
32) Yamamoto A. et al., *J. Pharm. Pharmacol.*, **46**, 14-18 (1994)
33) Morita T. et al., *Pharm. Res.*, **11**, 909-913 (1994)
34) Yamamoto A. et al., *J. Control. Release*, **41**, 57-67 (1996)
35) Yamamoto A. et al.,. *J. Pharm. Sci.*, **86**, 1144-1147 (1997)
36) Yamamoto A. et al., *J. Control. Release*, **76**, 363-374 (2001)
37) Yamada K. et al., *J. Pharm. Sci.*, **94**, 2432-2440 (2005)
38) He L. et al., *J. Control. Release*, **122**, 94-101 (2007)
39) Liu S. et al., *J. Control. Release*, **161**, 933-944 (2012)

7 高分子医薬に適した新規粉末吸入システムの開発

山下親正[*]

7.1 はじめに

粉末吸入剤の製剤化は主にジェットミル法やスプレードライ法を用いて，あらかじめ製造工程中で経肺投与に適した5μm以下の微粒子の設計を行っている[1]。1997年には，Edwardsらはスプレードライ法を用いたものであるが，新しい概念を導入し，従来の粉末吸入剤の概念を変えた画期的な製剤を開発した[2]。この製剤は，幾何学的には数十μmと比較的大きな粒子径を有するスプレードライ品であるが，この製剤は今までのスプレードライ品とは異なり，多孔性であるため，粒子密度が低下し，その結果，空気力学的粒子径が経肺に適した5μm以下の微粒子になるという特長を有する製剤である。このように新しい概念を導入した画期的な製剤においても，薬剤を肺へ効率良くデリバリーするためには，当然のように，肺へデリバリーしやすい微粒子にあらかじめ製剤工程中で調製しなければならないという既成概念に基づいて製剤設計されている。

そこで，製剤研究者の立場ではなく，患者の視点で吸入剤を考えた時，吸入剤は必ずしも製造工程で微粒子化する必要はなく，吸入時，つまり，患者の体内に入る時に初めて吸入に適した微粒子が生成しても良いという発想の転換を行った。

このように，製剤研究者の立場ではなく，患者の視点で吸入剤を考え，従来の吸入剤の製剤設計の既成概念を脱却し，逆転の発想により生まれたのがOtsuka Dry Powder Inhalation System（ODPIシステム）である。このODPIシステムは，不安定な蛋白質やペプチドなどの製造に適した凍結乾燥法と，空気力学的に有利な多孔性を有する凍結乾燥ケーキに着目し，図1に示したように，吸気と同調して空気が導入され，その空気衝撃により，凍結乾燥ケーキが瞬時に初めて経肺投与に適した微粒子になる新しい概念の粉末吸入システムである[3~8]。

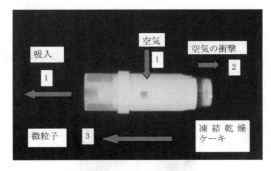

図1 ODPIシステムのメカニズム

---

[*] Chikamasa Yamashita 東京理科大学 薬学部 製剤学教室 教授

7.2 ODPIシステムの特長
7.2.1 凍結乾燥法を利用した簡便な製造方法

　従来の粉末吸入剤の製造方法では，ジェットミル法やスプレードライ法などで，あらかじめ薬剤を1～5μmに微粒子化しているため，得られた微粉末は流動性が悪く，そのまま状態では正確に微粉末を吸入デバイスに充填することは難しい。そこで，微粉末の流動性改善のために，微粉末をキャリアー乳糖（60～90μm）へ吸着させる方法や微粉末を造粒する方法などの手法を用いている。しかし，このように流動性を向上させた製剤は，吸入デバイスによって再び一次粒子に戻す必要がある。したがって，従来の粉末吸入剤では，微粉末の流動性向上と一次粒子への容易な再分散という二律背反を考慮した製剤化が必須である。

　一方，ODPI製剤は，凍結乾燥法により製造され，しかも微粒子の集合体ではなく，凍結乾燥ケーキであるため，従来の粉末吸入剤における課題である微粉末の流動性向上と一次粒子への容易な再分散を考慮した製剤設計を必要としない利点がある。しかしながら，ODPIシステムでは，製造工程において一次粒子設計がなされていないので，薬剤の物性や含量を考慮した処方設計と適切なデバイス設計が，ODPIシステムの設計には必須である。

7.2.2 製剤として微粒子の集合体ではない凍結乾燥ケーキの採用

　ODPI製剤は，従来の粉末吸入剤のような微粒子の集合体ではなく，凍結乾燥ケーキという非粉末状の塊であるにもかかわらず，ユニークな網目構造をした非常にポーラスな構造体であるため，空気の衝撃により，瞬時に微粒子化する特長を有する。

7.2.3 シンプルな構造の粉末吸入デバイス

(1) 携帯性に優れたデバイス

　ODPIデバイスには，自己吸入型粉末吸入デバイスと自己噴射型粉末吸入デバイスがあり，いずれも空気の通路と微粒子の排出通路を有する基本構造で成立するシンプルな構造を有するデバイスである。図2には，臨床応用されているODPIデバイスを示した。このデバイスは吸気と同調するBreath-actuated mechanismを採用した自己吸入型デバイスである。その他のデバイスの例として，容器とデバイスが一体型となったタバコ型のODPIデバイスがある。このデバイスは凍結乾燥工程の工業化などに課題が残るものの，吸うワクチンなどに適用できるディスポデバ

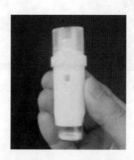

図2　臨床応用されているODPIデバイス

第3章 ペプチド創薬に向けて－製剤化・安定化・投与法－

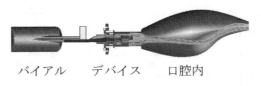

図3 ODPIデバイスから放出された微粒子の軌跡

イスの可能性が考えられる。

(2) エアカーテン効果を有するデバイス

ODPIデバイスの構造的な特長の一つに，エアカーテン効果を有する構造があり，この構造は薬剤の口腔内残存量や気道内沈着量の減少を期待できる。つまり，空気の導入ルートとして，凍結乾燥ケーキに空気衝撃を与えるメインルートと，メインルートとは独立したサブルートを配置し，メインルートから噴射される微粒子が拡散しないように，サブルートから導入される空気で微粒子を包み込むといったエアカーテン効果を期待できる構造になっている。

このエアカーテン効果については，流体解析（Fluent社製単精度3次元ソルバーによる定常解析）で評価した。その結果，エアカーテン効果を有しないデバイスを用いた場合，デバイスから放出される微粒子は放射状に放出され，口腔内に付着されやすくなるが，ODPIデバイスから放出された微粒子は口腔内に付着することが少なく，気道へデリバリーされることが分かった（図3）。

7.2.4 吸入流量依存性の少ない粉末吸入システム

(1) デバイス流量の設定

一般的に，粉末吸入デバイスの欠点として，吸入流量の増加に伴って性能が向上することが数多く報告されている[9, 10]。一方，理想的な粉末吸入デバイスの要件として，患者の吸入流量により，肺内分布量が変化しない性能を有することが挙げられている[11]。流量依存性を回避できる理想的な粉末吸入デバイスを設計する一つの方策として，患者層に関係なく，デバイスに流れる空気流量をある範囲内に制御することである。つまり，デバイスに流れる空気流量を一定にすれば，性能も一定になるという考え方である。この時，デバイスにおける吸入抵抗が大きすぎると吸入流量のバラツキは減少するが，吸入するのが困難となるため，デバイス設計には，幅広い患者層に対応できる吸入流量と吸入抵抗の設定が重要である。

そこで，流量計を用いて，10代から80代までの男性と女性の吸入流量を10代ごとにn＝10～14で測定し，吸入流量のバラツキに及ぼす抵抗値の影響について検討した。ここでは，ODPIデバイスと同じ抵抗値を有する流量計を用いて吸入流量を測定した結果を示す。男性では年齢によって吸入流量にあまり相違が認められず，平均値として35.8±6.3L/min（Mean±SD）であった。一方，女性では10代（28.2±2.1L/min），70代（26.5±5.9L/min），80代（25.1±3.5L/min）における吸入流量はやや低い傾向が見られ，平均値としては，30.1±5.6L/minであった。

以上のことから，ODPIデバイスのターゲット吸入流量として，30L/minに設定し，吸入流量

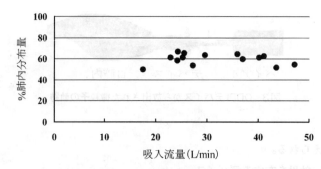

図4 ODPIシステムにおける薬剤の肺内分布に及ぼす吸入流量の影響
（％肺内分布量：製剤含量に対する肺内分布量を示している）

のバラツキを20〜40L/min範囲内に収まるようなデバイスの吸入抵抗を選択した。

(2) 健常人を用いたγ-シンチグラフィーによるODPIシステムの評価

ODPI製剤は，従来の吸入剤とは異なり，微粒子の集合体ではなく，凍結乾燥ケーキであることから，γ-シンチグラフィーを用いてODPIシステムを評価するためには，まず，凍結乾燥ケーキの塊の状態で，^{99m}Tcによるラベル化する新規の方法を確立する必要があった。

そこで，アルゴンガス中に30-100nmの^{99m}Tcを含むナノパーティクルを懸濁させたテクネガスであるTechneCoat^{TM}を用いて[12]，ODPI製剤が飛散しないように，低流量でテクネガスを流しながら，ODPI製剤の性能に影響を与えることなく，テクネガスが満遍なく行き渡るように装置を工夫し，^{99m}TcをODPI製剤の多孔性マトリックスに物理的吸着させるODPI製剤に適した新規ラベル化法を確立した。

次に，ボランティアの吸入流量をリアルタイムに測定するために，ODPIシステム用のIPRシステムを構築した。このIPRシステムを搭載したODPIデバイスを用いて，γ-シンチグラフィーによるODPIシステムにおける吸入流量と肺内分布の関係を検討した。その結果，図4に示したように，吸入流量として，20L/min〜40L/minの範囲内では，肺内分布量は，製剤含量に対して，いずれの吸入流量においても50〜70％であった[13]。このことは，ODPIシステムが20L/min〜40L/minの吸入流量の範囲内において，吸入流量依存性がほとんどなく，薬剤をバラツキなく肺内へデリバリーできるシステムであることを実証するものである。

7.3 ODPIシステムの今後の展開

核酸医薬や吸入ワクチンには，キャリアーとしてあるいはアジュバントとしてカチオニックリポソームやナノパーティクルなどを用いることが多い。これらのODPI化に際しては，懸濁状態でのODPI化が必要である。これに関連した特許は69カ国に出願され，25カ国で特許が登録されている[14]。特に，米国における懸濁系のODPIの改良特許において，ODPIの基本特許と同様，主薬，賦形剤，キャリアーおよびデバイス構造に特定されない吸入システムとしての幅広い権利を有するクレームが成立した。このことは，競争や権利関係の厳しい核酸医薬の開発に際して，

第3章 ペプチド創薬に向けて－製剤化・安定化・投与法－

デリバリー技術が重要な位置を占めていることを考慮すれば，デリバリー技術に関して強力な武器を手に入れたことを意味し，ビジネス面において評価に値する特許である。さらに，米国において，米国特許法35U.S.C 154(b)により，約3.5年の特許期間の延長が認められたことも価値を高めている。

文　　献

1) M. J. Telko and A. J. Hickey, *Respir. Care*, **50** (9), 1209-1227（2005）
2) D. A. Edwards *et al.*, *Science*, **276**, 8168-1871（1997）
3) 山下親正, 薬剤学, **72** (2), 111-116（2012）
4) 山下親正ら：経肺投与用乾燥粉末吸入システム，特許第3635353号（2005）
5) C. Yamashita *et al.*, : Dry Powder Inhalation System for Transpulmonary Administration, Method of Manufacturing a Dry Powdered Preparation, and Use of a Freeze-Dried Composition, EP 1 402 913（2006）
6) C. Yamashita *et al.*, : Composition, Vessel, Dry Powder Inhalation System and Related Methods for Transpulmonary Administration, US 7448379（2008）
7) 山下親正ら：経肺投与用乾燥粉末吸入システム，特許第4258647号（2009）
8) C. Yamashita *et al.*, : Inhalation Device for Transpulmonary Administration, US 7708014（2010）
9) W. Tarsin *et al.*, *J. Aerosol Med.*, **17** (1), 25-32（2004）
10) U. Munzel *et al.*, *Curr. Med. Res. Opin.*, **21** (6), 827-833（2005）
11) S. P. Newman, *Expert Opin. Biol. Ther.*, **4** (1), 23-33（2004）
12) G. R. Pitcairn *et al.*, *Drug Delivery Systems & Sciences*, **3** (1), 5-9（2003）
13) C. Yamashita *et al.*, *Respiratory Drug Delivery Europe 2007*, 303-306（2007）
14) C. Yamashita *et al.*, : Dry Powder Inhalation System for Transpulmonary Administration, US 7735485（2010）

8 脂肪血管指向性ペプチドを搭載したナノデバイスによる肥満治療の新戦略

梶本和昭[*1], 原島秀吉[*2]

8.1 はじめに

血管は，血液を介して酸素や栄養，老廃物などを運搬する役割を有しており，全身に張り巡らされたライフラインである。また，癌や動脈硬化などの進展にも重要な役割を果たすことが明らかにされており，血管は我々の健康と疾患を制御する重要な器官であると考えられている。一言で「血管」というと，全身に分布する血管が全て同一のものであるかのように思えるが，その役割や機能は組織ごとに異なっており，同じ組織内においても正常部位と病変部位では，血管の性質は全く異なることが明らかになりつつある。つまり，従来，ナノ粒子を用いた薬物送達システム（Drug Delivery System；DDS）の開発研究において，医薬分子を疾患臓器の標的細胞へ送達する際の強固なバリアーと考えられてきた血管は，それ自体が疾患治療の標的となり得るという認識が広まってきている。我々は，肥満の本体である脂肪組織を構成する血管内皮細胞の特異な性質に着目し，これを標的として種々の医薬分子を送達可能なDDSの開発を進めてきた。本稿では，その背景から in vivo における治療効果の検証まで，最近の知見を踏まえて分かりやすく紹介する。

8.2 肥満治療の標的としての血管

肥満とは，脂肪組織に脂肪が過剰に蓄積した状態であり，肥満に伴う脂肪組織へのマクロファージの浸潤など，慢性的な炎症性変化が，脂肪組織の機能破綻から全身のインスリン抵抗性や動脈硬化病変を進展させる主要な要因となることが明らかにされてきている[1]。このように，肥満に関連した生活習慣病の病態解明に向けた基礎的研究が世界中で精力的に進められているのに対し，肥満を安全かつ効果的に治療あるいは予防することが可能な薬物は現在のところ存在しないといっても過言ではなく，創薬・医療応用を見据えた開発研究は遅れているのが現状である。一方，脂肪組織は血管が非常に豊富であり，全ての脂肪細胞が血管と接して栄養と酸素の供給を受けていることが知られている[2]（図1）。肥満に伴う新たな脂肪細胞の形成には，血管網の形成が必須であるため，創傷治癒などと同様，組織内で炎症と血管新生が時間的・空間的に共存した領域が形成される[3]（図1）。つまり，肥満に伴う脂肪組織の炎症は，過剰なエネルギー摂取に対応して，その貯蔵に必要な脂肪細胞と血管網を新たに構築するために不可欠なプロセスであると考えられ，脂肪組織の血管機能や血管新生を制御することは，脂肪細胞への過剰な栄養源の供給を抑制するだけでなく，炎症を制御することにも繋がり，肥満・メタボリックシンドロームの治療法として極めて有用であると考えられる。実際，強力な血管新生阻害作用を有するTNP-470という薬物を肥満モデルマウスに投与することで顕著な抗肥満効果が得られるとの報告があり[4]，

[*1] Kazuaki Kajimoto 北海道大学 大学院薬学研究院 未来創剤学研究室 特任准教授
[*2] Hideyoshi Harashima 北海道大学 大学院薬学研究院 薬剤分子設計学研究室 教授

第3章　ペプチド創薬に向けて－製剤化・安定化・投与法－

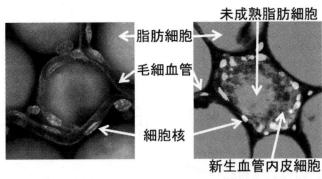

図1　三次元イメージングでみた脂肪組織

戦略面での有用性は既に示されているが，TNP-470は，神経毒性などの重篤な副作用を引き起こすために[5]，安全性の面で大きな問題を抱えている。

8.3　脂肪組織の血管選択的な標的指向性ナノ粒子の開発

　上述のような安全面での問題を克服し，より効果的な肥満治療を実現するためには，薬物の体内動態を厳密にコントロールし，標的となる脂肪組織の血管にのみ選択的に薬物を作用させるDDS技術が必要不可欠である。我々は，脂肪組織の血管のみを認識して特異的な薬物送達を可能にする標的指向性ナノ粒子（TNp）の開発を進めてきた。図2に示したように，TNpは生体適合性脂質を主成分とする粒子径100nm程度のリポソームを基本構造とし，低分子から高分子まで様々な薬物を内封することが可能である。脂肪組織の血管内皮細胞に対する高親和性ペプチド（KGGRAKD）を標的細胞認識素子として利用し，ポリエチレングリコール鎖を介してTNp表面に搭載することで高い選択性を実現した。このペプチド配列は，2004年にKoloninらが肥満モデルマウスを用いた in vivo ファージディスプレイ法によって見出したものであり，prohibitinと呼ばれるタンパク質に対して極めて選択的に結合することが報告されている[6]。prohibitinは，全身の細胞にユビキタスに発現する膜タンパク質であるが，通常の細胞ではミトコンドリア内膜に局在し，アポトーシスや細胞周期，シグナル伝達，細胞老化などの多彩な生体反応に関与することが示されている[7]。脂肪組織の血管内皮細胞において，prohibitinがミトコンドリアだけでなく細胞膜上にも局在するメカニズムや生理的意義については不明であり，今後の検討が期待されるところであるが，脂肪組織の血管内皮細胞が有するprohibitinの細胞膜上への局在という特異な性質とprohibitinとの高い結合能力を有するペプチド配列が見出されていたことは，我々にとって極めて好都合であった。マウスの脂肪組織から分離した血管内皮細胞の初代培養系[8]を用いた検討によって，TNpが脂肪組織の血管内皮細胞を極めて選択的に認識できること，TNp表面に搭載したペプチドリガンドとprohibitinとの相互作用によって引き起こされる受容体介在性エンドサイトーシスによってTNpが脂肪組織の血管内皮細胞に取り込まれること，脂肪組織の血

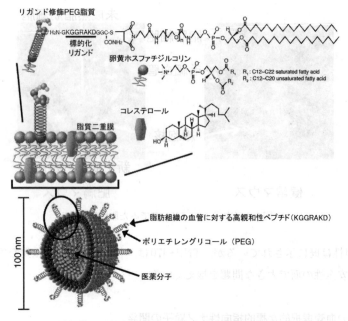

図2 脂肪組織の血管内皮細胞に対する標的指向性ナノ粒子（TNp）

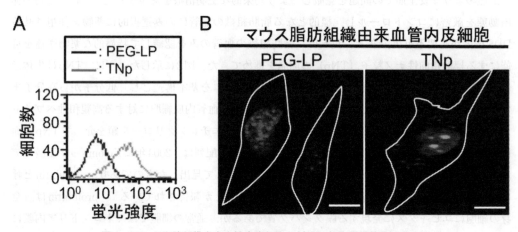

図3 TNpの脂肪組織由来血管内皮細胞に対する細胞選択的取り込み

管内皮細胞に取り込まれたTNpはライソゾーム分解系を回避できることが明らかとなり，能動的ターゲティングによって薬物を標的細胞内へ直接送達できるナノキャリアの原型を構築することに成功した[9]（図3）。

8.4 脂肪組織の血管を標的とするナノ医療の肥満治療への応用

能動的ターゲティングの概念自体は非常に歴史が古く，抗体・ペプチド・糖鎖等を修飾した薬物キャリアーに関して多くの研究がなされてきたが，*in vivo*においては期待されたほどの効果

第3章 ペプチド創薬に向けて－製剤化・安定化・投与法－

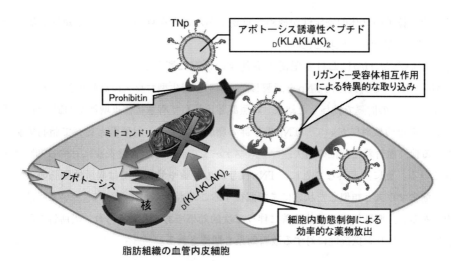

図4 アポトーシス誘導ペプチドを搭載したTNpの作用機序

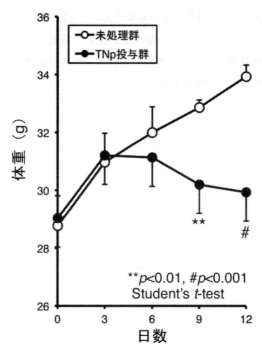

図5 アポトーシス誘導ペプチドを搭載したTNpによる *in vivo* 抗肥満効果

が得られないものが多く[10]，これまでに能動的ターゲティングによる選択的DDSが実用化に至った例は皆無である。このことは，TNpの体内動態を制御し，*in vivo* 応用を実現するためには，単に特異的なリガンドを搭載するだけでなく *in vivo* における最適化が不可欠であることを意味している。我々は，静脈内投与によってTNpを脂肪組織の血管内皮細胞に選択的に送達するた

めには，ナノ粒子の立体的安定性が極めて重要であることを見いだし，この知見を基に*in vivo*におけるTNpの最適化に成功した。

TNpを用いた*in vivo*における肥満治療効果の検討に際し，アポトーシス誘導性ペプチド（$_D$(KLAKLAK)$_2$）を封入したTNpを調製した（図4）。野生型マウスに高脂肪食を与えて飼育し，TNpを3日に1回の間隔で投与した結果，対照群と比較して有意に体重増加が抑制された（図5）。また，ごく最近の検討において，TNp投与群の脂肪組織では，対照群と比べて脂肪細胞が有意に縮小する他，血管新生部位の消失，マクロファージの減少など慢性炎症に対する抑制効果が認められている。更に，意外なことに，TNp投与群の肝臓や骨格筋では異所性脂肪の蓄積がほぼ寛解し，健常マウスと類似した状態にまで回復することも明らかになってきている。詳細な機序は不明であるが，脂肪組織の機能改善に伴う二次的効果であると考えられ，異所性脂肪によって惹起されるインスリン抵抗性に対する改善効果も期待される。

8.5 おわりに

肥満の治療・予防には，生活習慣の改善が基本であることは言うまでも無いが，病態の本質を理解した上で，負の疾患連鎖を如何に断ち切るかが極めて重要である。今後，我々が開発したTNpが，肥満治療の基盤技術として広く普及し，日本発世界初の能動的ターゲティングによるDDS創薬の実現に貢献することを期待する。

文　　献

1) H. Xu *et al.*, *J. Clin. Invest.*, **112**, 1821（2003）
2) G. L. Hausman *et al.*, *J. Lipid. Res.*, **24**, 522（1983）
3) S. Nishimura *et al.*, *Diabetes*, **56**, 1517（2007）
4) M. A. Rupnick *et al.*, *Proc. Natl. Acad. Sci. USA*, **99**, 10730（2002）
5) R. Offodile *et al.*, *Tumori*, **85**, 51（1999）
6) M. G. Kolonin *et al.*, *Nat. Med.*, **10**, 625（2004）
7) A. L. Theiss *et al.*, *Biochim. Biophys. Acta*, **1813**, 1137（2011）
8) K. Kajimoto *et al.*, *J. Immunol. Methods*, **357**, 43（2010）
9) M. N. Hossen *et al.*, *J. Control. Release*, **147**, 261（2010）
10) E. Forssen *et al.*, *Adv. Drug Deliv. Rev.*, **29**, 249（1998）

第4章 （前）臨床への応用

1 がんペプチドワクチン

山田　亮*

1.1 はじめに

　近年，がんの診断および治療技術の進歩に伴い5年生存率は飛躍的に向上した。しかしながら，標準治療抵抗性の患者の予後は未だにきわめて不良であり，新たな治療法の開発が切望されている。そのような状況下，ペプチドワクチン療法が注目され多くの臨床試験が世界中で実施され，グローバル企業も参加した開発競争に拍車がかけられている。以下，久留米大学で開発中のテーラーメイドがんペプチドワクチンを中心にがんペプチドワクチンの現状と展望について述べる。

1.2 がん免疫療法の変遷

　1970年代から80年代にかけて微生物や菌糸類（きのこ）多糖体による免疫増強剤の開発と，がん治療への応用が試みられた。丸山ワクチンもまた，結核菌の成分である。これらは免疫応答を非特異的に増強するものであり，がん治療薬としての臨床効果は証明されていない。一方，80年代後半にはT細胞抗原受容体が発見され，それにより認識される抗原はペプチドと主要組織適合抗原の複合体であることが明らかとなった。さらに，90年代に入り抗腫瘍に働く細胞傷害性T細胞（cytotoxic T-lymphocyte：CTL，キラーT細胞とも呼ばれている）により認識されるヒトのがん抗原ペプチドが次々と明らかにされてきた。これらの基礎研究の進歩により，がん免疫療法は非特異免疫の増強からがん抗原特異免疫応答の増強へと大きく変わってきた。

1.3 T細胞によるがん抗原の認識

　抗体やB細胞はタンパクそのものを認識することが可能である。これに対し，T細胞はタンパク分子を直接認識することはできない。細胞内で断片化された低分子の抗原ペプチドとHLA（human leukocyte antigen，ヒト白血球抗原）との複合体として細胞膜に表出されたものを認識する。T細胞により認識される抗原決定基（T細胞エピトープ）は高次構造とは無関係であり，細胞内におけるプロセッシングやHLA分子との結合親和性により決定される。さらに，HLAには多型があるために，異なるHLA型ではT細胞エピトープは異なっている。がん抗原はがん細胞内で作られる内因性抗原に分類される。内因性抗原はCD8陽性のCTLにより認識される。がん細胞内で作られたタンパクはユビキチン化された後にプロテアソームに運ばれ，そこで低分子ペプチドに分解される。この時に生じてくるアミノ酸8-10残基前後からなるペプチドはER（小

---

*　Akira Yamada　久留米大学　先端癌治療研究センター　がんワクチン分子部門　教授

胞体）に運ばれ，そこでHLAクラスⅠ分子に結合性を示すペプチドはクラスⅠ分子と複合体を形成して細胞表面に表出される。CTLは細胞表面の抗原受容体であるT細胞レセプターを用いてこの複合体を認識する。抗原を認識したCTLは種々の細胞毒をがん細胞に吹き付けがん細胞の破壊を引き起こす。また，ナイーブなCTL前駆細胞は抗原刺激によりクローン増殖を起こし，成熟したCTLへと分化していく。CTLの誘導にはヘルパーT細胞の関与も必要である。がん組織中の死細胞は局所の抗原提示細胞により貪食され，10～20残基程度のペプチドとなってHLAクラスⅡ分子と複合体を形成し細胞表面に表出される。CD4陽性のヘルパーT細胞はこれを認識し，種々のサイトカインを産生することによりCTL誘導をヘルプする。CTLにより認識されるペプチドをCTLエピトープペプチド，ヘルパーT細胞により認識されるペプチドをヘルパーエピトープペプチドと呼ぶ。

1.4 ペプチドワクチン

　がん細胞は正常細胞に比べ活発に増殖しているため，増殖関連タンパク由来のペプチドが細胞表面に大量に発現している。また，腫瘍マーカーとして知られている分子由来のペプチドも同様にがん細胞表面に存在している。これらはがん抗原としてCTLの標的分子となりうる。そこで，これらのペプチドをがん患者に投与し，ペプチド特異的CTLを患者の体内で増やし，がん細胞を破壊しようというのがペプチドワクチン療法である。投与されたペプチドは局所の樹状細胞などの抗原提示細胞によって貪食され，細胞表面にHLA分子とともに表出される。これらの細胞は近傍のリンパ節へと移動し，そこで投与されたペプチドに特異的に反応するCTL前駆細胞が循環してくるのを待ち受ける。ペプチド特異的T細胞レセプターを持ったCTL前駆細胞はリンパ節にトラップされ，そこで増殖する。増殖を遂げ成熟したCTLはリンパ流にのってがん局所へと移行し，がん細胞と出会う。がん細胞表面には投与されたワクチンと同じ配列のペプチドが存在しているために，CTLはこれらを認識して再活性化し，がん細胞をアポトーシスへと誘導する。

1.5 テーラーメイドがんペプチドワクチン

　米国やヨーロッパでメラノーマ患者をはじめとして多種のがんを対象としたペプチドワクチンの臨床試験が多数実施されてきたが期待されるような臨床効果はほとんど得られていない[1]。それらはがん細胞に高発現している抗原由来のペプチド1-2種を用いたものである。我々のグループでも初期のペプチドワクチン療法の臨床試験では特定のがんにおいて優先的に高発現している抗原1種を用いたペプチドワクチン療法を実施したが，臨床効果は全く認められなかった[2,3]。この原因としては，患者体内における免疫が誘導されるまでに長い時間を要すること，この間にがん細胞は増殖を続け，結果として臨床効果に結びつかなかったことが想定された。

　ワクチン投与開始前よりペプチド反応性のCTLおよびヘルパーT細胞のメモリーT細胞が存在していることが見いだされたことより，このメモリーT細胞に対応する抗原ペプチドを患者に

第4章 (前) 臨床への応用

ワクチンとして投与すれば2次免疫応答として早期より高いレベルの免疫応答が誘導され臨床効果を得ることが可能と考えられた。我々はこのメモリーに対応する抗原ペプチドを最大4種用いるワクチン療法をテーラーメイドワクチン (英語では Personalized vaccine) と呼ぶことを提唱している[2]。

開発当初はHLA-A24およびHLA-A2陽性の患者を対象とした臨床試験を実施した。これらのHLA型に対応するワクチン候補ペプチドは約30種からなっている。これらの中から個々の患者に最適なペプチドを最大4種選択し，フロイントの不完全アジュバント (Montanide ISA51) とともにエマルジョンとして皮下投与した。2000年10月から開始され，ワクチン候補ペプチドの入れ替えなどを経て500症例以上が試験に参加している[2,3]。2007年からはHLA-A2, -A3スーパータイプ (-A3, -A11, -A31, -A33), -A24, および-A26陽性の患者を対象とした汎HLA型対応ペプチドワクチンの臨床試験を実施している[4]。日本人の99％以上がこれらのいずれかのHLA型を有することから，これらに対応するペプチドセット31種の中から選択することにより日本人ほぼ全員に対応可能となった。

1.6 臨床試験の成績
1.6.1 前立腺がんに対する臨床成績

ホルモン不応性再燃前立腺がんに対しては抗がん剤リン酸エストラムスチン (EMP, estramustin phosphate) が標準治療として使用されてきた。EMP不応例に対しワクチンと低用量EMPとの併用療法を実施したところ，全生存期間の中央値は22.1カ月であり，世界標準となりつつあるドセタキセル・プレドニン併用療法の18.9カ月よりも良好な結果が得られた[6,7]。ランダム化比較試験の結果でも無増悪生存期間が対照群の2.7カ月に対しワクチン併用群では8.5カ月と著明な効果が認められている[8]。

テーラーメイドがんペプチドワクチン療法は前立腺がんを適応症として2010年6月1日付で厚生労働省より高度医療 (第3項先進医療) として認定された。具体的には，肝機能や腎機能の低下等の理由によりドセタキセル不適格であるホルモン不応性再燃前立腺がんであり，かつHLA-A24陽性であるものに限定されている (図1)。高度医療に認定されたことで併用療法に関しては健康保険が適応されることになり患者の経済的負担軽減に大きく貢献することになった。この制度は海外承認国内未承認薬のドラックラグ解消や適応外使用に対応するために新設されたものであり，国内国外いずれにおいても未承認の薬が薬事承認以外の形で認められた最初のケースとなった。

これらと併行して企業治験[9]もすすめられており，HLA-A24陽性の去勢抵抗性 (ホルモン不応性再燃) 前立腺がんを対象としたテーラーメイドがんペプチドワクチンの第Ⅲ相治験が予定されている。

1.6.2 その他のがんに対する臨床成績

膠芽腫に対するワクチン単独療法の臨床試験 (第Ⅰ相試験) では，21例中5例 (24％) で腫瘍

ペプチド医薬の最前線

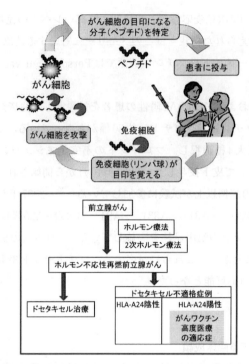

図1　高度医療に認定されているテーラーメイドがんペプチドワクチン療法

の部分縮小が認められ，全生存期間の中央値は18カ月であった[10]。ちなみにワクチン非投与では12カ月程度が見込まれることから1.5倍の生存期間延長効果と推測される。現在，テモゾロミド不応の膠芽腫患者を対象とした医師主導第Ⅲ相治験が実施中である。

上記以外のがんにおいても化学療法との併用により末期がん患者において従来成績に比べ1.5～2倍程度の延命効果が認められている（図2）。一方で，抗がん剤で認められるような腫瘍縮小効果は2～3割程度の患者でしか認められておらず，完全寛解することは極めてまれである。これまでに乳がんや膀胱がんで完全寛解が得られているのみである。重篤な副作用をほとんど伴わないというのもがんペプチドワクチン大きな特徴である。がんペプチドワクチンの臨床効果を表すなら，「がんの進行を遅らせることにより延命効果が得られ，高い生活の質（QOL）を維持したまますごせる」と言えよう。

1.7　最近の動向

投与局所での抗原提示細胞上での競合を避けるために数個のペプチドを混合せずに別々に投与するワクチンが主流であったが，最近ではそれらを混合したカクテル製剤も開発されつつある。また，従来のがんペプチドワクチンはCTLエピトープのみからなっていたが，ヘルパーエピトープペプチドを併用することにより，より強力なCTL誘導を行う試みがなされている。CTLエピトープペプチドとヘルパーエピトープペプチドのカクテルを用いたワクチンの開発はドイツの

第 4 章　(前) 臨床への応用

	症例数	既存抗がん剤と比較した**延命効果**
標準治療抵抗性再燃 **前立腺がん**	100例	**10ヵ月** の延命効果 (既存抗がん剤平均値：12ヵ月→ペプチドワクチンの平均値：22ヵ月)
標準治療抵抗性 **悪性脳腫瘍**	33例	**6ヵ月** (12ヵ月→18ヶ月)
慢性肝炎・肝硬変	29例	4年間で肝がんへの移行は、0件
非切除進行性 **膵がん**	21例	**4ヵ月** (6ヵ月→10ヵ月)
標準治療抵抗性 **肺がん**	22例	**5ヵ月** (10ヵ月→15ヵ月)
標準治療抵抗性 **子宮頸がん**	19例	**8ヵ月** (8ヵ月→16ヵ月)
標準治療抵抗性 **膀胱がん**	5例	**5ヵ月** (6ヵ月→11ヵ月)
226例		1.5－2倍 (平均1.7倍) の延長

欧米での臨床成績の5倍以上の奏効率と生存期間延長

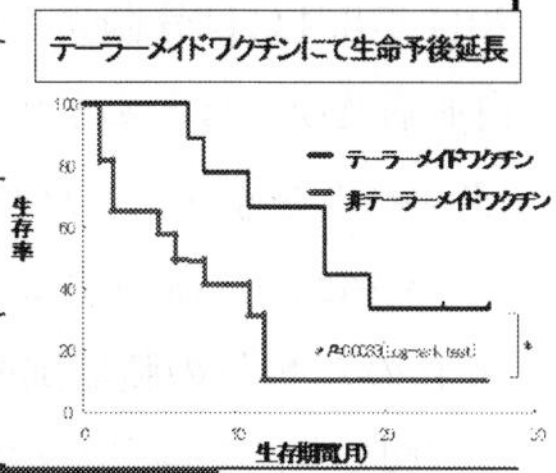

図2　がんペプチドワクチンの臨床効果

グループにより進められている。また、一つのペプチド上にCTLエピトープとヘルパーエピトープを結合させたハイブリッドペプチドワクチンの開発も進められつつある。

1.8　おわりに

　子宮頸がん予防ワクチンは広く認知されたことより、社会のがん治療ワクチンに対する期待はいっそう高まっている。がんペプチドワクチンの一日も早い承認のためには規制当局との連携のもとにがんワクチンの安全性及び有効性評価のためのガイドラインの策定が急務である。

文　　献

1) Rosenberg SA, et al., *Nat. Med.*, **10(9)**, 909-15 (2004)
2) Itoh K, et al., *Cancer Sci.*, **97(10)**, 970-976 (2006)
3) Itoh K, et al., *Jpn. J. Clin. Oncol.*, **39(2)**, 73-80 (2009)
4) Yamada A, et al., *Exp. Ther. Med.*, **2**, 109-117 (2011)
5) Yoshida K, et al., *Oncol. Report.*, Jan；**25**, 57-62 (2011)
6) Noguchi M, et al., *Prostate*, **60**, 32-45 (2004)
7) Noguchi M, et al., *Prostate*, **63**, 1-12 (2005)
8) Noguchi M, et al., *Cancer Immunol. Immunother.*, **59(7)**, 1001-1009 (2010)
9) Noguchi M, et al., *Prostate*, **71(5)**, 470-9 (2011)
10) Terasaki M, et al., *J. Clin. Oncol.*, **29(3)**, 337-44 (2011)

2 WT1ペプチドがんワクチン

2.1 はじめに

杉山治夫*

　ウィルムス腫瘍遺伝子WT1は，小児の腎がんの原因遺伝子として単離され，がん抑制遺伝子と定義されているが，我々は，WT1は，根源的ながん遺伝子である可能性が高いことを提唱している[1]。我々は，まず1994年にWT1mRNAが白血病の微小残存病変を検出するための有用なマーカーであることを見い出し，このWT1mRNA定量検査は，2007年11月に急性骨髄性白血病に対し，2011年8月には骨髄異形成症候群（MDS）に対し，保険採用された。さらにWT1タンパクは，白血病及び，ほとんどすべての種類の固形癌に発現する汎腫瘍抗原であることを見い出し，WT1タンパクを標的にしたがんの免疫療法を開発した。

　WT1タンパクは，白血病やほとんどすべての種類の固形癌で高発現する汎腫瘍抗原である（図1）[2]。既存の75種類の腫瘍抗原の有用性について，米国NCIが評価を行い，WT1を第1位にランクした（図2）[3]。

　2001年，WT1ペプチド免疫療法の第I相臨床試験を開始した（表1）[4]。HLA-A*2402の患者（日本人の約60%）に，天然型（natural）9-mer WT1ペプチド（CMTWNQMNL）あるいは改変型（modified）9-mer WT1ペプチド（CYTWNQMNL）[4]とモンタナイドアジュバントのエマルジョンを2週間毎に1回，計3回皮内注射した。0.3mg/body→1.0mg/body→3.0mg/bodyと3人ずつdose-upした。計26人にWT1ペプチドを1回以上投与した。MDS 2人に1回だけWT1ペプチドを投与したところ，2人全員に白血球（白血病細胞）が著減し，MDSには著効を呈するこ

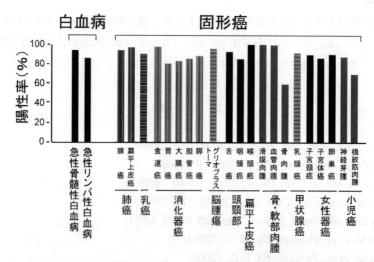

図1　WT1タンパクは，白血病やほとんどの種類の固形癌で発現する汎腫瘍癌抗原

---

*　Haruo Sugiyama　大阪大学　大学院医学系研究科　機能診断科学　教授

第4章 （前）臨床への応用

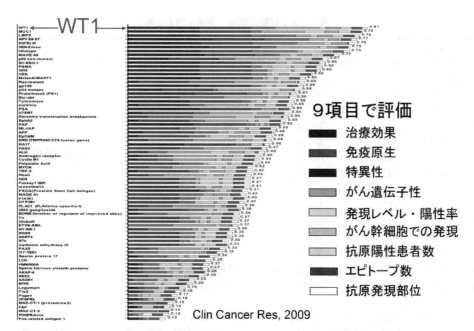

図2　75種類の癌抗原の有用性のランキングでWT1が第1位（米国立がん研究所）
米国NCIが，9つの評価項目に応じて，75種類のがん抗原を評価。WT1が第1位にランクされた。

とを示した。正常造血能を保ったMDS以外の24人の患者には，WT1ワクチン投与部位の発赤，腫脹以外，特記すべき副作用はみられなかった。規定の3回のWT1ワクチン投与を完遂した18人の臨床効果を表1にまとめた。

分子再発したAMLの3症例（表1のNo.21, 23, 24の患者）には，WT1ペプチドを現在まで最長9年1ヶ月以上継続投与されているが，白血球数の減少は全く起こらず，白血病細胞のみが減少し，完全寛解が持続しており，WT1ワクチンの投与部位の発赤・腫脹以外，重篤な副作用は見られていない。

2.2　新臨床研究

第I相臨床研究の結果から，正常造血が十分に残存している疾患では，WT1免疫能を強める臨床研究が安全に行えることが，そして正常造血がほとんどない骨髄異形成症候群や慢性骨髄性白血病では，WT1免疫能を弱める臨床研究が必要であることが明らかになった[5]。

2.2.1　WT1免疫能を強化したWT1ペプチド免疫療法

改変型WT1ペプチド3.0mg/bodyを毎週，計12回投与。多発性骨髄腫4例中，ECOGの評価基準で1例がMRで，2例がNCであった[6]。MRの1例では，BMでのミエローマ細胞が減少し，尿中Mタンパクも減少し，骨シンチグラムでは，肋骨の病変が軽快した（図3）。再発神経膠芽腫では[7]，65例中CR1例，PR2例，SD28例，PD34例で，SDのうち3人は，4年1ヶ月〜7年5ヶ月間無増悪生存しており，臨床的には完全寛解と考えられる（図4）。腎癌[8]，婦人科癌[9〜12]，メ

ペプチド医薬の最前線

表1 第Ⅰ相臨床研究 完遂症例まとめ

No.	WT1ペプチド (mg/body)	病名	病期	年令/性	副作用 局所/全身	臨床効果	
1	0.3	LC	Ⅳ	46/F	+/-	+(CEA↓)	
2	0.3	LC	ⅢB	52/M	+/-	SD（Stable Disease）	
4	0.3	LC	Ⅳ	70/M	+/-	2年1ヶ月生存	
10	M 0.3	LC	Ⅳ	58/M	+/-	PD	
11	M 0.3	LC	Ⅳ	68/M	+/-	PD	臨床効果 12/14
12	M 0.3	BC	ⅢA	56/F	+/-	PR（部分寛解）	
13	1.0	AML	CR	54/F	+/-	評価病変なし	
15	1.0	AML	CR	54/M	+/-	評価病変なし	
16	1.0	BC	Ⅳ	46/F	+/-	3年1ヶ月生存	
17	M 1.0	LC	ⅢA	50/M	+/-	+(SCC↓)	
18	M 1.0	AML	CR	56/M	+/-	評価病変なし0	
19	M 1.0	AML	CR	45/M	+/-	評価病変なし	
20	3.0	AML	CR	42/F	+/-	+(WT1↓)	
21	3.0	AML	分子再発	32/M	+/-	完全寛解 持続 8年 投与　9年3ヶ月 経過	
22	3.0	AML	CR	40/F	+/-	+(WT1↓)	
23	M 3.0	AML	分子再発	49/F	+/-	完全寛解 持続 9年1ヶ月 投与　9年1ヶ月 経過	
24	M 3.0	AML	分子再発	60/F	+/-	完全寛解 持続 7年10ヶ月 投与　9年3ヶ月 経過	
26	M 3.0	AML	CR	56/F	+/-	SD	

LC：肺癌　　BC：乳癌　　AML：急性骨髄性白血病　　　　　　　　　　　　　　（2012.7現在）

ラノーマ[13]，唾液腺癌[14]，小児癌[15, 16]でも有効性が見られた。

2.2.2 WT1免疫能を減弱させたWT1ペプチド免疫療法

骨髄異形成症候群では，0.3mg/bodyのWT1ペプチドのただ1回の投与で顆粒球（大部分は白血病細胞由来）の急激な減少が起こるので，WT1特異的CTLをゆっくりと誘導し，ゆっくりと白血病幹細胞を殺傷するための新しい第Ⅰ相臨床研究を開始した[17]。改変型WT1ペプチド5μg/body，3人→15μg/body，3人→50μg/body，3人とdose-upを行った。5μg/bodyを投与した3例中1例にWBC（大部分が白血病細胞由来）の減少がおこり，臨床効果が出現し，WT1特異的CTLの増加が見られた。

2.2.3 分子標的薬との併用療法

慢性骨髄性白血病において，bcr-ablチロシンカイネースのインヒビターであるグリベック単独で十分な効果がない症例に対して，WT1ペプチドワクチンを併用する第I/II相臨床研究を開始した。グリベック単独では，bcr-ablmRNAが十分に低下しえなかった78才の患者に対し，WT1ペプチドワクチン1mgを2週間毎に投与したところ，WT1特異的キラーT細胞（WT1-CTL）の増加とともにbcr-ablmRNAが一旦感度以下まで低下したが，その後WT1-CTLの低下とともに，再度上昇したので，WT1ペプチドワクチンの投与間隔を3-4週間

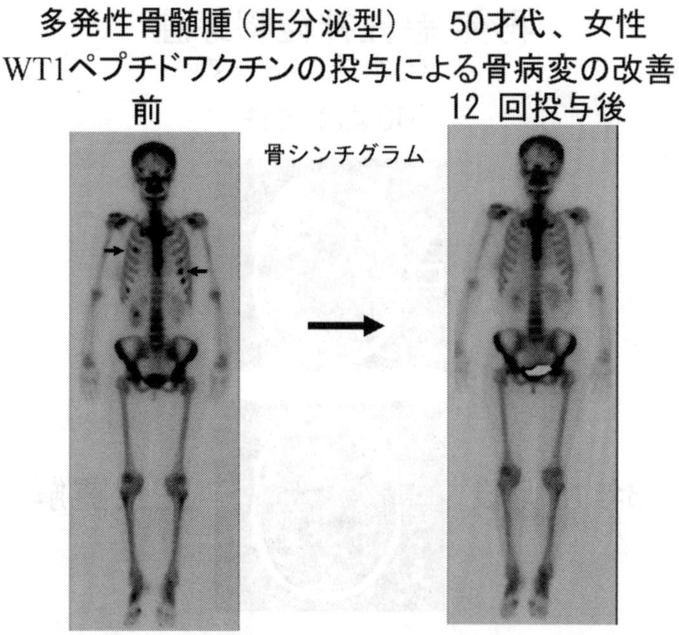

第4章 (前) 臨床への応用

多発性骨髄腫(非分泌型)　50才代、女性
WT1ペプチドワクチンの投与による骨病変の改善
前　　　　　　　　　　　12 回投与後

骨シンチグラム

図3　多発性骨髄腫
ミエローマ細胞と尿中Mタンパクの減少が見られたMR症例。肋骨の病変が改善し，肋骨での強い
取り込み部分が消失。

に1回に延長したところ，再度WT1-CTLが増加し，bcr-ablmRNAも検出感度以下にまで低下した[18]。特記すべきことは，WT1ペプチドワクチンの投与後，WT1-CTLのEffector-Memory型が著増したことであり，WT1ペプチドワクチンの投与が，WT1-CTLの質的変化を誘導し，臨床効果を発現させることが示された。

2.3 まとめ

　免疫療法は，免疫能を十分に温存している患者には，予想をはるかに越えたポテンシャルをもっていると考えられる。今後の癌の治療戦略としては，癌の診断がつき次第，静止期にあるがん幹細胞を死滅させうる能力をもった免疫療法を開始する。免疫療法をベースラインとして継続させながら，手術，抗がん剤，放射線を的確に行い，免疫療法によって，がん幹細胞の撲滅をはかり，治癒につなげるのがよいと考える(図5)。WT1ペプチド免疫療法は，この治療戦略において重要な役割を果たすものと考えられる。現在，WT1ペプチドワクチンは，中外製薬，大日本住友製薬及び大塚製薬によって治験中である。

再発 悪性神経膠芽腫
（グリオブラストーマ）

40歳代 男性

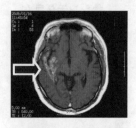

前

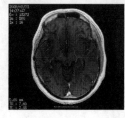

3年1ヶ月後　　　　　完全寛解

現在6年6ヶ月生存

図4　再発神経膠芽腫

WT1ワクチンの投与によりSDとなる。その後，ゆっくりと腫瘍が縮小し，3年1ヶ月後にはCRとなり，現在まで6年6ヶ月生存し，社会復帰している。

癌の治療戦略

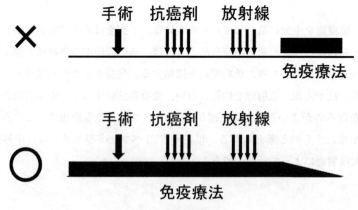

図5　癌の治療戦略

がんと診断されたならば，すぐに免疫療法を開始し，その後，手術，化学療法や放射線などを併用することにより，免疫療法のみがもつ癌幹細胞を死滅させうる能力などが十分に発揮できる。

第4章 (前) 臨床への応用

文　　献

1) H. Sugiyama, *Int. J. Hematol.*, **73**, 177 (2001)
2) H. Sugiyama, *Jpn. J. Clin. Oncol.*, **40**, 377 (2010)
3) M. A. Cheever et al., *Clin. Cancer Res.*, **15**, 5323 (2009)
4) Y. Oka et al., *Proc. Natl. Acad. Sci. USA.*, **101**, 13885 (2004)
5) S. Morita et al., *Jpn. J. Clin. Oncol.*, **36**, 231 (2006)
6) A. Tsuboi et al., *Int. J. Hematol.*, **86**, 414 (2007)
7) S. Izumoto et al., *J. Neurosurg.*, **108**, 963 (2008)
8) T. Iiyama et al., *Microbiol. Immunol.*, **51**, 519 (2007)
9) S. Ohno et al., *Anticancer. Res.*, **29**, 4779 (2009)
10) S. Ohno et al., *Anticancer. Res.*, **31**, 2447 (2011)
11) S. Dohi et al., *Anticancer. Res.*, **31**, 2441 (2011)
12) S. Ohno et al., *Anticancer. Res.*, **32**, 2263 (2012)
13) M. Nishioka et al., *Eur. J. Dermatol.*, **22**, 258 (2012)
14) T. Shirakata et al., *Anticancer. Res.*, **32**, 1081 (2012)
15) Y. Hashii et al., *Pediat. Blood. Cancer.*, **55**, 352, (2010)
16) Y. Hashii et al., *Leukemia.*, **26**, 530 (2011)
17) M. Kawakami et al., *Int. J. Hematol.*, **85**, 426 (2007)
18) Y. Oji et al., *Eur. J. Haematol.*, **85**, 358 (2010)

3 ペプチボディ：Romiplostim の創薬と特徴

小池 敏*

3.1 はじめに

ペプチボディとは"ペプチド"と"アンチボディ（抗体）"とを結合させたバイオテクノロジィ応用医薬品である。次世代創薬技術の一つと考えられるペプチボディである romiplostim（本邦での商品名はロミプレート®，本邦以外では Nplate®）は，血小板増殖作用をもつペプチドとペプチドの体内半減期を延長させる目的で免疫グロブリンG（IgG）の fragment crystallisable（Fc）領域を結合させた蛋白質である。本項では romiplostim の創薬及び開発の経緯並びに特徴について紹介する。

3.2 ヒト血小板増殖因子の同定，単離と作用機序解明

血小板増殖因子（thrombopoietin，TPO）は血小板の産生を調節する液性因子として1958年に Keleman らにより提唱された[1]。その後，1980年代にサイトカインの同定等，様々な試みがなされたが成功せず，1990年代に入り myeloproliferative leukemia（Mpl）ウィルスから発見された癌遺伝子であるv-Mplの機序解明[2]，続くヒト染色体1p34にある proto-oncogene であるc-Mplの発見とその構造決定[3]，さらにc-Mplが巨核球系の細胞に発現し，CD34＋細胞にc-Mplのアンチセンスを付加することにより巨核球のコロニー形成を阻害すること[4]が示され，血小板数を調節する液性調節因子の解明が急速に進んだ。

TPO自身は1994年に同定・クローン化され，332個のアミノ酸からなる95kDaの糖蛋白質で，受容体結合領域とグリコシル化された炭水化物に富んだ領域からなることがわかった[5, 6]。N末端の23％はエリスロポエチン（赤血球増殖因子）と相同であり，種間でよく保持されているが，C末端は種特異的である。TPOはその受容体Mplに結合することにより，チロシンリン酸化及びJanus kinase（JAK）-2並びにsignal transducers and activators of transcription（STAT）-5の活性化を介して巨核球の分裂及び血小板の産生を促進する[7]。TPOは主に肝臓で産生され[8]，血小板及び巨核球に発現しているc-Mpl受容体を介したクリアランスで調節される[9]。血小板数はTPO-/-マウス及びc-Mpl-/-マウスで減少し，c-Mpl受容体の刺激により増加する[10, 11]。

3.3 遺伝子組み換えヒト血小板増殖因子の開発

TPOの同定並びに機序の解明により，遺伝子組み換えTPOの開発が急速に進められた。その一つが natural ligand であるTPOを哺乳類細胞を用いて発現された332個のアミノ酸からなる recombinant Human TPOであり，一つはTPOの一部1-163番目のアミノ酸を大腸菌で発現させ，Peg化したPEGrHuMGDF（pegylated recombinant human megakaryocyte growth and development factor）であった。いずれの化合物も動物において血小板の増殖能を確認した後，

---

* Satoshi Koike　アムジェン・デベロップメント㈱　代表取締役

第4章　(前)臨床への応用

ヒトでの血小板減少症である化学療法に伴う血小板減少症と特発性(免疫性)血小板減少性紫斑病(詳細は後述)を対象として開発を進めた。しかしながら，これら臨床試験において一部の患者に抗MGDF抗体が体内に産生され，この抗体が内因性TPOにも結合したことによりその作用を阻害し，長期間にわたって血小板数を減少させることとなった[12]。このような背景から，新たな医薬品の探索が始まった。

　新規医薬品の開発にあたり，それまでに蓄積された血小板の動態，目標とする適応症，内因性TPOへの結合，等に関する情報から，内因性蛋白質に対する結合抗体が産生されないように内因性TPOを含む蛋白質とは異なったアミノ酸配列をもつペプチド類似薬(peptide mimetics)，あるいは非ペプチド類似薬(non-peptide mimetics)が開発されることとなった。さらに，対象とする蛋白質(受容体)への選択性が高く，蛋白質製剤よりも体内薬物動態が良く，投与が簡便で，安定性に優れているものを選択することとなった。その結果，第二世代として作動性抗体(agonistic antibody)，ペプチド類似薬，及び非ペプチド類似薬が開発されることとなった。TPO作動性抗体としてはminibodiesと呼ばれるVB22B sc(Fv)2[13]及びdomain subclass-converted TPO agonist antibodies[14]が，TPOペプチド類似薬としてはAMG 531[15] (romiplostimの開発コード)及びPeg-TPOmp[16]が，また，TPO非ペプチド類似薬としてはeltrombopag[17] (本邦での商品名レボレード®)及びAKR-5019[18]が様々な製薬会社によって開発されることとなった。

3.4　ペプチボディの開発

　ペプチボディの開発にあたっては導入すべきペプチドの同定及び選択，二量体化及びリンカーの形の決定，並びにFc領域(免疫グロブリンサブタイプ)の選択を行い，幾つかの候補化合物を創出した。ペプチドの選択にはファージディスプレイ法を用い，ジーンバンクより様々な遺伝子をバクテリオファージに組み込んでその表面にペプチドを発現させ，c-Mpl受容体をコートしたプレートに添加した。C-Mpl受容体に結合しなかったものを洗い流した後，結合したものを回収し，ペプチドの同定を行った。選択したペプチドを反復してスクリーニングし，受容体への親和性を高め，内因性ヒトTPOと相同な配列を持たず，TPO受容体に結合し活性化させる14個のアミノ酸配列を選択した[19]。ついで，c-Mpl受容体の構造から，このペプチドの活性を著しく高めるために二量体化を決定し，TPOペプチド類似薬に含めるペプチドの数を決めた。その後，ペプチドの安定性及び体内薬物動態を高めるためにconjugationの必要性を考慮し，糖鎖結合，Peg化(pegylated)，Fc化を検討した。その結果，Fc領域に2個のペプチドを結合させたfc-peptide-peptideが血小板数増加の程度及び作用期間の点で他のものに優っていた(図1)。

　以上の検討の結果，血中での半減期を延長させるFc領域1個とc-Mpl受容体結合領域2個を含む269個のアミノ酸からなる一本鎖が2個のジスルフィド結合により結合した二量体構造をとり，分子量約60kDaの糖鎖を有しない蛋白質romiplostimを得た(図2)。なお，romiplostimは大腸菌で発現させている。

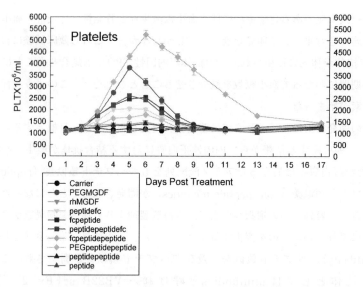

図1 Conjugate と活性ペプチドの組み合わせによる血小板数への影響

正常BDF1雌マウスにPeg化MGDF（PEGMGDF），rhMGDF，Fc 1個とpeptide 1個の組み合わせ（peptidefc及びfcpeptide），Fc 1個とpeptide 2個の組み合わせ（peptidepeptidefc及びfcpeptidepeptide），又はPeg化peptidepeptideを100μg/kg単回投与した後の血小板数の推移（縦軸）を示す。

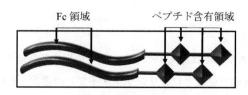

図2 Romiplostimの構造

その後，げっ歯類及び霊長類を用いてromiplostimの薬理活性，免疫原性（ペプチド及び蛋白質製剤で注意すべき点），毒性，薬物動態，及び誘導されたサイトカインの体内動態を調べ，ヒトでの第Ⅰ相試験における投与量を設定した。

3.5 Romiplostim の非臨床及び臨床開発

薬理作用を裏付ける試験の一つとして，正常及び脾臓摘出マウスにromiplostim 10，50又は100μg/kgを皮下投与する試験を実施した。その結果，血小板数は脾臓摘出の有無にかかわらず投与量依存的に増加することが示された（図3）。

さらに内因性TPOへの影響を検討するため，BDF1雌マウスにromiplostim 50μg/kgを単回投与し，血小板数と血清中内因性TPO濃度の推移を調べた。その結果，投与直後に内因性TPOは一過性の上昇を示した後著しく減少し，その後徐々に投与前値に戻ったのに対し，血小板数は投与後3日から上昇し，6日でピークを迎えた後減少し投与前値に戻った（図4）。これは

第4章 （前）臨床への応用

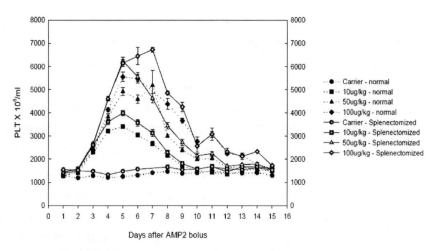

図3　正常及び脾臓摘出マウスにAMP2（romiplostim）10, 50, 100μg/kgを皮下投与した時の血小板数の推移
　　　各ポイントでの血小板数は動物数5匹の平均値及び標準誤差を示す。

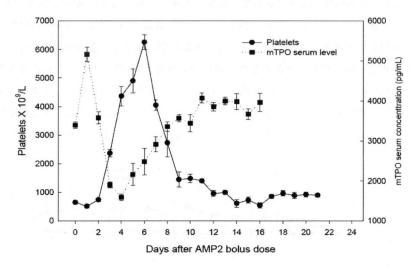

図4　AMP2（romiplostim）のBDF1マウス血清TPO濃度及び血小板数への影響
左縦軸は血小板数を，右縦軸はマウスTPO（mTPO）の血清濃度を，各ポイント及び縦棒は5匹のそれぞれ平均及び標準誤差を示す。

romiplostimがマウスの内因性TPOに置き換わったため，TPOがc-Mpl受容体から遊離し，c-Mplによるクリアランスから逃れることができたために血清中のマウスTPO濃度が上昇したものと考えられる。同様な結果は *in vitro* の試験でも得られている。

また，皮下投与と静脈内投与による効果をアカゲザルで検討した結果，いずれの投与経路でも同様な血小板数の増加パターンが示されたことから，投与のより簡便な皮下投与を選択した。

上述の動物での薬理試験成績に加え毒性試験成績から，romiplostimがヒトの血小板減少症に

ついても安全に使用できることが示されたため，次の開発段階として臨床試験を実施した。まず，健常成人を用いて本剤の安全性及び薬物動態を検討・確認した後，血小板減少症を罹患する患者で用量設定試験を実施し，最後に慢性特発性（免疫性）血小板減少性紫斑病（idiopathic/immunogenic thrombocytopenic purpura, ITP）を罹患する成人患者で検証試験を実施した。ITPはB細胞より産生される自己抗体が血小板と結合し，抗体と結合した血小板がマクロファージに貪食され，破壊される自己免疫疾患である。ITPは本邦において1974年に難病指定され，2006年には約15,000名の慢性ITP患者が報告されている。ITPは，通常，無症状のことが多いが，初回症状として全身皮膚の紫斑，点状出血から鼻出血，口腔内出血が現れ，さらに著しい血小板数の減少により下血，頭蓋内出血を引き起こし生命に危険を及ぼすこともある。そのため，出血症状を引き起こす患者あるいは血小板数が極めて低い患者（110×10^9/l 未満）では十分に血小板数を増加させ，維持することが必要になる。既存の治療法は，ピロリ菌除菌，脾臓摘出及び副腎皮質ステロイド投与など血小板破壊の抑制であることから，血小板産生能を持つromiplostimは新規作用機序を持つITP治療薬として期待された。

本邦及び海外で成人慢性ITP患者を対象に実施した検証試験（第Ⅲ相試験）では，脾臓を摘出した，あるいは摘出していないいずれの成人慢性ITP患者においてもromiplostimは投与開始翌週より血小板数を増加させ，以後，投与前の血小板数及び症状に基づき用量調節を行うことにより長期間血小板数を維持することができた（図5）[20]。現在，5年間以上投与された患者もいるが効果の消失は見られていない。安全性に関しては，軽度から中等度の骨髄中レチクリン繊維の増生，血栓症・血栓塞栓症，出血，頭痛などがみられたが[21]，これら副作用はITP疾患それ自体に関連するもの，あるいは本剤の薬理作用に起因するものである。本剤に対する中和抗体は2名

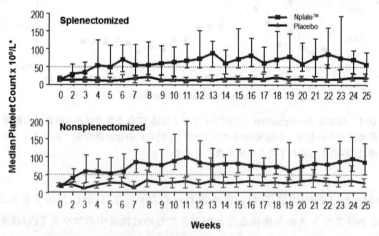

図5　脾臓摘出又は非摘出慢性成人ITP患者にNplate（romiplostim）を週一回皮下投与したときの血小板数の推移
　　　脾臓摘出慢性成人ITP患者（splenectomized）での血小板数の推移は上段に，脾臓非摘出慢性成人ITP患者（nonsplenectomized）での推移は下段に示す。縦軸は血小板数，横軸は投与期間，各ポイントは被験者16名から42名の中央値及び（Q1, Q3）を示す。

(560名中)に認められたが,内因性TPOを中和する抗体は認められていない[22]。

3.6 要約

　Romiplostimは慢性ITP患者において血小板数を増加させる非常に効果の高い,新規作用機序をもつ医薬品である。その開発にあたってはTPOの発見及び同定,遺伝子組み換えヒトTPO並びにその関連物資の開発と続き,内因性TPOに交叉反応を示す抗体が産生されたことから新たな基盤を持つ医薬品の開発へと続いた。その結果,c‐Mpl受容体結合ペプチドにペプチドの血中での半減期を延長させる免疫グロブリンFc領域を結合させたペプチボディromiplostimが開発された。

文　　献

1) E. Keleman *et al., Acta Haematol.*, **20**, 350 (1958)
2) F. Wendling *et al., Nouvelle Revue Francaise D Hematologie*, **33**, 145 (1991)
3) M. Souyri *et al., Cell*, **63**, 1137 (1990)
4) N. Methia *et al., Blood*, **82**, 1395 (1993)
5) F. J. de Sauvage *et al., Nature*, **369**, 533 (1994)
6) T. D. Bartley *et al., Cell*, **77**, 1117 (1994)
7) Y. Ezumi *et al., FEBS Letters*, **374**, 48 (1995)
8) D. J. Kuter *et al., PNAS*, **91**, 11104 (1994)
9) R. Stoffel *et al., Blood*, **87**, 567 (1996)
10) A. L. Gurney *et al., Science*, **265**, 1445 (1994)
11) F. J. de Sauvage *et al., JEM*, **183**, 651 (1996)
12) R. L. Basser *et al., Blood*, **99**, 2599 (2002)
13) T. Orita *et al., Blood*, **105**, 562 (2005)
14) M. Kai *et al., Blood*, **113**, 2213 (2009)
15) V. C. Broudy *et al., Cytokine*, **25**, 52 (2004)
16) D. Cerneus *et al., Blood*, **106**, abstract 1249 (2005)
17) C. L. Erickson-Miller *et al., Blood*, **96**, 675a (2000)
18) R. S. Desjardins *et al., Blood*, **108**, abstract 477 (2006)
19) S. E. Cwirla *et al., Science*, **276**, 1696 (1997)
20) D. J. Kuter *et al., Lancet*, **371**, 395 (2008)
21) 協和発酵キリン株式会社　ロミプレート®皮下注250μg調整用　添付文書 (2011)
22) Amgen, Nplate™ (romiplostim) Prescribing Information (2011)

4 アドレノメデュリンと関連ペプチドによる新たな臨床診断・治療法の開発

北　俊弘[*1]，北村和雄[*2]

4.1 はじめに

アドレノメデュリン（AM）は血管拡張性の降圧ペプチドであり，全身の血管系に広く発現しており，心臓，肺，腎臓，脳，副腎などの重要臓器にも分布している。AMは血管拡張による血圧調整以外に多彩な作用を有しているが，その分布や主作用からこれまで循環器領域での役割が注目されてきた。しかし，AMは消化管にも広く発現しており，近年，粘膜障害や潰瘍等の修復にも重要な役割を果たしていることが明らかとなった。本稿では，AMの基本的情報，循環器領域での研究，消化器領域での研究を紹介し，併せてAM前駆体の非活性フラグメントであるmid-regional proadrenomedullin（MR-proADM）の疾患予後予測マーカーとしての有用性を紹介したい。

4.2 アドレノメデュリンの構造と主要な作用

AMはカルシトニン関連ペプチド（CGRP）やアミリンと同じスーパーファミリーに属するペプチドで，C末端のアミド構造と分子内リング構造が共通しており，これらは生理活性に必須である。AM前駆体には，proadrenomedullin-N-terminal 20 peptide（PAMP）という別の生理活性ペプチドが含まれており，PAMPとAMの間にある非活性のフラグメントがMR-proADMである（図1）。AMはC末端がGlyの形で切り出された後に，Glyがアミド化酵素によりアミド構造へと変化して，活性型のペプチドとなる。AMはcAMPをセカンドメッセンジャーとして作用を発現するが，AMとCGRPには構造上の共通性があり，CRLR（calcitonin-receptor-like receptor）という7回膜貫通型受容体を共有している。加えてRAMP（receptor-activity-modifying protein）という1回膜貫通型の蛋白が，受容体の親和性を規定し，さらには細胞膜での発現を調整している。RAMPには相互に相同性を示す3種類の蛋白が存在し，CRLR＋RAMP1でCGRPの，CRLR＋RAMP2またはCRLR＋RAMP3でAMの受容体を形成する[1]。

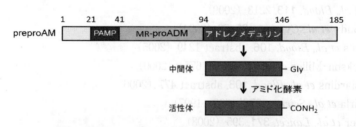

図1　アドレノメデュリン前駆体構造と活性体の生成

---

*1　Toshihiro Kita　宮崎大学　医学部　内科学講座　循環体液制御学分野　准教授
*2　Kazuo Kitamura　宮崎大学　医学部　内科学講座　循環体液制御学分野　教授

第4章 (前) 臨床への応用

　AMの主要な作用は血管拡張による血圧低下作用であり，血管平滑筋への直接作用が主体であるが，一部一酸化窒素（NO）分泌を介する作用もある。AMの発現は全身の血管系や心臓，腎臓，副腎，肺などの重要臓器に広く認められ，AM受容体も同様に広く分布している。このため，AMは非常に多様な作用を示すが，全体としては血圧を下げ，体液量を減少させる方向に作用する[2]。

　また，細胞増殖や炎症にも関与し，循環器疾患においては主に酸化ストレスに対抗して，臓器障害や動脈硬化を抑制し臓器保護的に作用する。ただし，腫瘍細胞に対しては細胞増殖促進作用を有しており[3]，状況によっては細胞増殖因子ともなる。特に，血管新生や障害臓器の修復を促進する作用が重要であり，AMの臨床応用はこの作用に注目したものが主流となっている。炎症に対しては2面性を持っており[4]，強い炎症が存在する場合は抗炎症因子として作用し，とくに敗血症ではAMの著明な上昇が認められる。一方で，基礎状態のマクロファージに対しては炎症促進的にも作用する。最近，我々は炎症のないヒトにAMを長時間投与すると，軽度だがIL-6を介してCRP上昇が起こることを確認している[5]。

4.3 循環器領域での治療応用

　表1にヒトを対象として実際に実施された循環器領域でのAMの治療応用をまとめた。AMは，急性期心不全治療薬として汎用されている心房性Na利尿ホルモン（hANP）と類似した作用を有しており，まずは心不全での応用が試みられた[6]。hANPと比較すると，血管拡張による後負荷軽減に加えて，AMには直接的な心筋陽性変力作用があり，心拍出量増加作用はかなり大きい[7]。一方，心拍数が増加することと[7]，hANPほどの強い利尿作用が期待できない点は不利な条件となる[6]。hANPとの差別化が明確でない限り，AMが心不全治療薬として発展していく可能性は低いと思われる。

　動物実験で，心筋梗塞後にAMを投与すると，その後の心筋リモデリングが抑制され，慢性期の心機能低下が軽減し，生存率も向上することが示された[8]。そこで，急性心筋梗塞に対して冠動脈インターベンションを実施し，同時にAMを投与することで，慢性期の心機能保持を図る試

表1　アドレノメデュリンの循環器領域での応用

対象疾患	報告者	投与法	主要結果	文献
心不全	永谷ら	div	血圧↘，脈拍数↑，心拍出量↑，肺動脈圧↓，尿中Na排泄↗，血中アルドステロン↘	Circulation 10：498, 2000
心不全	錦見ら	div hANP併用	血圧↓，脈拍数→，心拍出量↑，肺動脈圧↓，尿中水・Na排泄↗，血中アルドステロン↘	Circ. J. 73：892, 2009
急性心筋梗塞	片岡ら	div	血圧↘，脈拍数↑，心拍出量↑，肺動脈圧↓，慢性期の梗塞範囲↘（?）	J. Cardiovasc. Pharmacol. 56：416, 2010
肺高血圧症	永谷ら	吸入	肺動脈圧↓，運動耐容量↑	Circulation 109：351, 2004
末梢動脈疾患		皮下注	症状，虚血潰瘍の改善	（寒川ら，進行中）

験が計画された。本計画はある程度まで進行したが，諸事情により中断となってしまった。

肺高血圧に対してAM吸入を行うと，体血圧を低下させることなく，肺動脈を拡張させて肺血管抵抗を低下させることができる[9]。本治療法はかなり有望と思われたが，近年の肺高血圧治療法の進歩により，相対的な重要性は低下してきている。

AMはAktの活性化を介して，血管新生を促すことが確認されており[10]，ウサギ下肢虚血モデルでAM投与により虚血改善作用が確認されている[11]。血行再建術の適応とならないヒトの末梢動脈疾患（バージャー病とASO）に対して，AMを単独で使用したり，末梢血単核球移植術と併用することで，自覚症状や虚血性潰瘍の改善が認められている（論文未発表）。AMの効果は，vascular endothelial growth factor（VEGF）やhepatocyte growth factor（HGF）よりも優れている印象があり，当科でも臨床研究として末梢血単核球移植術＋AM持続静注法の検討を進めている。

4.4 消化器領域での治療応用

AMは胃から大腸まで広く消化管粘膜に発現しており，特に粘膜上皮細胞に強い発現がみられる。大腸の実験潰瘍にAMを注腸にて投与すると潰瘍治癒が促進されることが明らかとなり[12]，その後の研究で炎症性腸疾患（IBD）に対するAMの治療薬としての可能性が出てきた[13]。ただし，注腸法による投与は実施が煩雑で治療範囲も限られることから，AMを静注で投与する方策を考案し，潰瘍性大腸炎患者を対象として臨床試験を計画した。人体への投与経験より，連続投与では心臓に対する過負荷が懸念されたため[5]，投与は日中の8時間のみの間歇投与とし，粘膜再生の期間も考慮して2週間を1クールとした。投与量は血圧低下を最小限にするため，AM 1.5 pmol/kg/minと決定した。ステロイド抵抗性またはステロイド依存性の潰瘍性大腸炎患者を対象に，従来の標準治療にAM持続静注を上乗せする形で試験を実施したところ，全例で病状の改善が得られている（論文未発表）。本治療法では，内視鏡所見で潰瘍辺縁の再生上皮，血管新生，瘢痕化が顕著であり，AMの組織修復作用が関与している可能性が示唆された[14]。今後，至適投与量決定のための用量試験やより簡便な投与法の開発などを行い，将来の臨床応用へつなげていきたい。

4.5 MR-proADMの疾患予後予測マーカーとしての有用性

AMは心疾患，腎臓疾患，各種炎症性疾患などで血中濃度が上昇し，臓器障害や疾患の重症度と血中濃度にはある程度の相関が存在する。ただし，AMは血中半減期が短く，受容体との結合などの問題もあり，加えて測定に数日を要することから，AM血中濃度測定が臨床現場に広がることはなかった。一方，MR-proADMは前駆体から切り出される不活性フラグメントであり，血中半減期が長く，AM産生をよりよく反映できる可能性がある[15]。ドイツの会社（BRAHMS AG，ベルリン）が，2抗体による免疫蛍光法でKRYPTOR systemという特殊な専用機器を使用する方法を開発し，30分程度で迅速測定ができることから，救急現場で患者予後を推測するツー

第4章 (前)臨床への応用

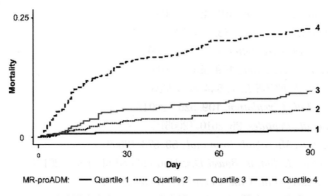

図2 市中肺炎患者における血中MR-proADM濃度と死亡率
(文献18より引用)

ルとして期待されている。

　MR-proADMが急性心不全の予後予測因子としてどれだけ有用性があるかを検証するために，15か所の救急施設を呼吸不全で受診した1641人を対象として，各種バイオマーカーの有用性を比較検討したBACH（Biomakers in Acute Heart Failure）trialがある[16,17]。バイオマーカーとして広く浸透しているBNP（NT-proBNPでも同様）と比較して，急性心不全の診断に，MR-proADM（基準値≧120pmol/l）はBNP（基準値≧100pg/ml）と同等に有用であり，急性心不全患者の90日間の全死亡予測率は，MR-proADM73％（95％信頼区間70-77％），BNP62％（95％信頼区間58-66％）であり，$P<0.001$の有意差をもってMR-proADMの方が有用であった[16]。

　また，市中肺炎の予後予測因子としてもMR-proADMは有用であり（図2），CRPやプロカルシトニンよりも有用性が高いだけでなく，従来使用されている臨床指標にMR-proADMを追加すると予後予測能がさらに向上することが示された[18,19]。その他に，慢性腎臓病の予後予測にも有用である（MMKD研究）ことが示された[20]。これら以外にも，MR-proADMは多くの疾患において予後予測に有用であり，今後の展開が楽しみである。しかし，残念ながら本邦ではMR-proADMの測定が実施できず，早急に測定システムが普及することが望まれる。

文　　献

1) C. Gibbons *et al., Mol. Endocrinol.*, **21**, 783 (2007)
2) 北村和雄, *Heart View*, **13(増刊号)**, 69 (2009)
3) M. Nakamura *et al., Curr. Cancer Drug Targets*, **6**, 635 (2006)
4) L. Y. F. Wong *et al., Endocrinology*, **146**, 1321 (2005)
5) T. Kita *et al., Hypertens. Res.*, **33**, 374 (2010)

6) N. Nagaya et al., *Circulation*, **101**, 498 (2000)
7) T. Kita et al., *Hypertens. Res.*, **33**, 314 (2010)
8) R. Nakamura et al., *Circulation*, **110**, 426 (2004)
9) N. Nagaya et al., *Circulation*, **109**, 351 (2004)
10) K. Miyashita et al., *FEBS Lett.*, **544**, 86 (2003)
11) N. Tokunaga et al., *Circulation*, **109**, 526 (2004)
12) S. Ashizuka et al., *Peptides*, **26**, 2610 (2005)
13) S. Ashizuka et al., *Microbiol. Immunol.*, **53**, 573 (2009)
14) S. Ashizuka et al., *Inflamm. Bowel Dis.*, Epub ahead of print (2012)
15) N. G. Morgenthaler et al., *Clin. Chem.*, **51**, 1823 (2005)
16) A. Maisel et al., *J. Am. Coll. Cardiol.*, **55**, 2062 (2010)
17) A. Maisel et al., *J. Am. Coll. Cardiol.*, **58**, 1057 (2011)
18) D. T. Huang et al., *Chest*, **136**, 823 (2009)
19) S Krüger et al., *Am. J. Respir. Crit. Care Med.*, **182**, 1426 (2010)
20) B. Dieplinger et al., *Kidney Int.*, **75**, 408 (2009)

5 糖尿病治療におけるインスリンアナログとGLP-1受容体作動薬

難波光義*

要約

　糖尿病治療薬の中で最も古い歴史をもつインスリン製剤はその投与ルートが未だに注射法しかないというハンディを抱えながらも，その代謝失調が重篤な際には生命そのものの維持に欠くことのできない必須の治療薬である。発見当初は動物膵由来の水溶性製剤のみであったが，作用時間の調整・高純度化・低抗原性の追求が遺伝子合成高度精製ヒトインスリン製剤の開発につながり，今日の速効・中間・混合型それぞれの製剤を生み出した。

　その後，皮下投与されたヒトインスリン製剤のpharmacokineticsにあきたらず，さらに急速あるいは反対にピークもなく安定した吸収パターンを実現することで患者QOLを高めようとする情熱が，インスリンアナログを生み出しすでにこれらも広く臨床応用されている。

　一方，20世紀初頭のインクレチン研究に端を発するGLP-1受容体作動薬の開発は，これまでの抗糖尿病薬が血糖値とはおかまいなくインスリン分泌を促進したり，その作用を強めたりするのとは異なり，血糖値依存性にインスリン分泌を促進しグルカゴン分泌を抑制するという革新的な作用を現実のものとした。

　インスリンアナログは主として内因性インスリン分泌の枯渇した1型糖尿病患者においてより厳格な血糖コントロールを実現するという大きな福音をもたらした。またGLP-1受容体作動薬は過食・肥満あるいはグルカゴン分泌亢進などに基づくインスリン抵抗性と，これらの病態に対して相対的インスリン分泌障害を抱えた2型糖尿病患者に対する極めて有効な治療策として定着しつつある。とりわけ後者には，膵島内インスリン分泌細胞のアポトーシスを抑制し細胞新生を促進するという細胞保護効果に加えて，血糖コントロールの改善を介さない直接的な血管合併症の進展抑止効果も証明されつつあり，今後他の治療薬との合理的な併用が糖尿病患者の予後改善をもたらすであろうことは想像に難くない。

5.1 超速効型インスリンアナログ

5.1.1 開発の背景

　遺伝子組換え技術の応用によりヒトインスリン製剤が開発されていたが，ヒトインスリン製剤は最も生理的なインスリンでありながら，水溶性速効型製剤といえども皮下注射部位での6量体形成のため皮下吸収に時間を要し，食事30〜45分前の投与が必要である。そこで吸収・作用動態がより速やかなものとして，超速効型インスリンアナログのインスリンリスプロ（遺伝子組換え）（以下リスプロ），インスリンアスパルト（アスパルト），インスリングルリジン（グルリジン）が開発された。

＊ Mitsuyoshi Namba　兵庫医科大学　内科学　糖尿病科　主任教授

5.1.2 製剤とその特性

図1にまとめたように，持効型のグラルギンを除いて全ての超速効型インスリンアナログがヒトインスリンB鎖のアミノ酸配列を置換・修飾したものである（図1）。

リスプロは，B鎖28位のProと29位のLysを置換，アスパルトは，ヒトインスリンのB鎖28位のプロリンをアスパラギン酸に置換し，ともに二量体の並列した位置に負に帯電した基を存在させ，単量体同士の反撥により二量体形成を阻害，結果として六量体形成も阻害させるという設計コンセプトのアナログである。グルリジンはヒトインスリンB鎖3位のアスパラギンをリジンに，B鎖29位のリジンをグルタミン酸に置換している。また溶液中に亜鉛を含まず，多くは単量体として存在する。ゆえに皮下投与後，速やかに作用が発現し，作用消失も速いという特徴を有

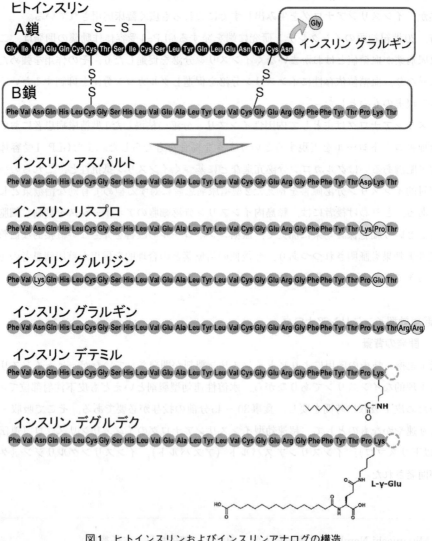

図1 ヒトインスリンおよびインスリンアナログの構造

第4章 （前）臨床への応用

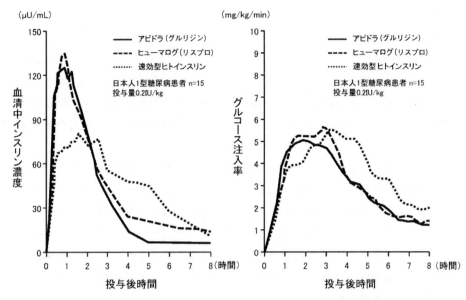

図2 アピドラ，ヒューマログおよび速効型インスリンの血中/作用動態

している。

図2は，1型糖尿病患者にアピドラ（グルリジン），ヒューマログ（リスプロ）又は速効型ヒトインスリンを腹部に単回皮下投与した際の，血清中インスリン濃度及び血糖降下作用の経時的な推移について検討したものである。アピドラ及びヒューマログは，速効型ヒトインスリンに比べて吸収および作用発現が明らかに速い。最高血清中インスリン濃度及び投与後2時間のグルコース利用率も大きく，作用持続時間は短い（図2）。

5.1.3 臨床面での有効性

いずれの超速効型インスリンアナログでも食直前投与による有効な食後血糖抑制作用と長期的血糖コントロール改善作用が明らかにされている[1,2]。また，いずれのアナログにおいても長期投与臨床試験の試験期間を通じてインスリン抗体，インスリンアナログ抗体，インスリン-インスリンアナログ交差抗体の有意な上昇は認められておらず[3]，極めてわずかな症例において注射局所のアレルギー反応や，効果減弱が報告されているのみである。

5.2 持効型インスリンアナログ

5.2.1 開発の背景

ヒトインスリンの中間型や混合型（一定比率で速効型と中間型を混合した製剤）を用いて，基礎インスリン補償を行うとき日中あるいは夜間帯にしばしば低血糖に遭遇する。低血糖は食欲の亢進を介して長期的には体重増加を招き，交感神経機能や血小板粘着能の亢進を介して血管合併症を促進する怖れ，さらには高齢者における夜間低血糖が認知症の誘発因子にも？と危惧されている。そこで，血糖降下作用にピークがなく，緩徐に作用するタイプのインスリン製剤にも期待

が高まっていた。

5.2.2 製剤とその特性

図1のように，持効型インスリンアナログのグラルギンは，ヒトインスリンA鎖21位のアスパラギンをグリシンに置換し，B鎖C末端に2個のアルギニンを付加した結果，等電点がヒトインスリンの約pH5.5から約pH6.7に移行する。皮下投与後に生理的pHで等電点沈殿を起こし徐々に溶解，吸収されるため，1日1回の皮下投与で，ほぼ1日にわたって安定した血糖降下作用を示す。

インスリンデテミルとデグルデクはともに，B鎖のアミノ酸の側鎖をつけることで作用のピークを弱め，作用時間を延長しようというコンセプトの製剤である。とくにインスリンデグルデクは，ヒトインスリンのB鎖30位のトレオニンを欠落させ，B鎖29位のリジンにグルタミン酸をスペーサーとしてヘキサデカン二酸と結合させ，より作用の持続化を図った持効型溶解インスリンアナログ製剤である[4]。皮下投与後は可溶性の長く安定したマルチヘキサマーを形成し，一時的に注射部の皮下組織にとどまるが，マルチヘキサマーからモノマーが徐々に解離するため，ゆっくりかつ持続的に循環血中に移行する。

5.2.3 臨床面での有効性

図3に示すように，1型糖尿病患者にランタス（グラルギン）及びヒトNPHインスリンを大腿部に単回皮下投与し，正常血糖クランプ法で体内動態を検討した。その結果から，ランタスの作用持続時間は約24時間であった[5]（図3）。一方，インスリンデグルデクは長い作用の持続化を実現し，平坦な薬物動態プロファイルとよりピークのない血糖降下作用を示し[6]，日差変動もより小さく，反復投与時の効果は24時間を超えて持続した[7]。

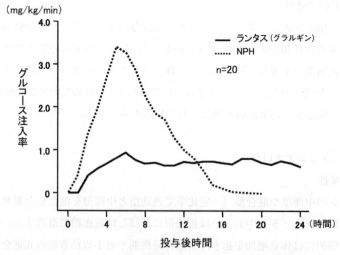

Lepore M. et al., Diabetes 2000; 49:2142-2148

図3 ランタスとNPH（中間型）ヒトインスリンの作用動態

第4章 (前)臨床への応用

5.3 インスリンアナログ製剤の今後

　血糖降下作用がより速やかに現れ，かつ消退する製剤を開発することは，食後高血糖（平均血糖値とともに血管合併症の促進因子と考えられている）の是正と日中の低血糖の軽減につながりうる。一方，作用パターンが平坦でピークのない製剤を開発することは，主に夜間帯の低血糖リスクを低減することにつながる。またそれらのメリットを併せもつ混合製剤は患者のQOLを高め，注射法に対するコンプライアンス／アドヒアランスを高めることにつながるため，今後もこの領域の製剤開発に対して大きな期待が持たれる。

5.4 GLP-1受容体作動薬
5.4.1 開発の背景

　われわれの消化管には効率良く栄養素を同化するための液性因子，すなわち「インクレチン」が存在するのではないか？との想定が，20世紀初頭よりなされていた。これまでに血糖依存性に膵島β細胞からの内因性インスリン分泌を促進するインクレチンとして2つのペプチド，glucose-dependent insulinotropic polypeptide（GIP）とglucagon-like peptide-1（GLP-1）が同定されている。GIPとGLP-1はともに，消化管内の栄養素などに対して血液中に分泌されたあと，血中や組織中に存在する分解酵素であるdipeptidyl peptidase-4（DPP-4）によって分解失活するため，これらの作用を延長・増強して糖尿病患者などに応用するには，DPP-4を阻害するか，DPP-4の分解を受けにくい構造のペプチドを探索する必要があった。なかでもGLP-1には，食欲抑制・体重減少・胃運動抑制・膵β細胞保護作用・血管保護作用などが証明されたため，GLP-1のDPP-4抵抗性アナログを求める創薬が開始された。

5.4.2 第一世代の製剤とその特性

　図4にヒトの活性型GLP-1と第一世代（1日1～2回の皮下注射）のGLP-1受容体作動薬の構造をまとめた（図4）。

　エキセナチドはアメリカ毒トカゲ（Heloderma suspectum）の唾液腺から単離された39個のアミノ酸からなるペプチドExendin-4と同じアミノ酸配列を有する化合物で，活性型GLP-1(7-36)amideの対応部分とは53%の相同性を示す[8]。日本人2型糖尿病患者にこれを5又は10μg腹部に1日2回反復皮下投与したとき，投与10日目の血漿中エキセナチド濃度は，それぞれ投与後1.3及び1.5時間（t_{max}）にC_{max}に達し，$t_{1/2}$はそれぞれ1.35及び1.30時間であった[9]。スルホニルウレア薬で十分な効果が得られない日本人2型糖尿病患者を対象に，エキセナチド5, 10μgを1日2回24週間皮下投与したところ，投与開始からのHbA$_{1c}$変化量は，5μg群で-1.34±0.11%，10μg群で-1.62±0.11%であり，52週時までの投与でも安定した血糖コントロールが得られた。一方，エキセナチド抗体陽性患者数は，プラセボ群（N=35）では0例，エキセナチド5μg群（N=72）では41例，10μg群（N=72）では33例と約半数に認められたが，HbA1c値の低下はエキセナチド抗体の有無にかかわらず認められた。

　リラグルチドはヒトGLP-1（7-37）の34位のリジンをアルギニンに置換し，26位のリジンに

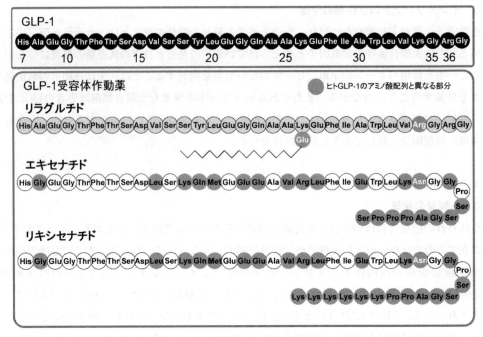

図4　ヒトGLP-1およびGLP-1受容体作動薬の構造

グルタミンをスペーサーとしてパルミチン酸を付加した構造を有する[10]。投与後，体内のアルブミンと結合して，分解酵素であるDPP-4に対する安定性を示すことで作用が持続し，反復投与時の血中半減期は約13時間である[11]。1日1回投与でHbA1c改善効果に優れ，低血糖発現リスクも低く，またその食欲抑制作用のため体重増加を抑制することが報告されている[12]。また，その構造がヒトGLP-1と類似していることから，抗体産生能が低いことも確認されている[13]。

リキシセナチドは同じく1日1回投与のGLP-1受容体作動薬であるが，GLP-1受容体への親和性がヒトGLP-1の約4倍高いことが報告されている[14]。基礎インスリンで血糖コントロールが不十分なアジアの2型糖尿病患者を対象とし，リキシセナチド追加投与の有用性を検討した。リキシセナチド群がプラセボ群に比して血糖コントロールが有意に改善し，食後血糖値を抑制する事が明らかになった[15]。

5.4.3　第二世代の製剤とその特性

自己注射頻度を減らすことで患者のコンプライアンス・アドヒアランスを向上させようとする試みも進んでいる。現在開発中の第二世代GLP-1受容体作動薬では週1回注射での血糖コントロールが可能とされている。

エキセナチドLAR（ビデュリオン）は，生分解性のポリ乳酸・グリコール酸共重合体（poly-lactide-glycolide，PLG）で調製したPLGマイクロスフェアにエキセナチドを包埋した徐放化製剤である[16]。わが国の2型糖尿病患者において，週1回のビデュリオン投与では1日1回インスリングラルギン投与との比較試験でその非劣性が証明されている[17]。

第4章 （前）臨床への応用

表1 すでに臨床使用可能（イタリック体アンダーライン），あるいは
開発中のGLP-1受容体作動薬（2012年9月現在）

薬品名	会社名	開発状況（日本／米国／欧州）
Liraglutide（Victoza／ビクトーザ）	ノボ ノルディスク ファーマ／Novo Nordisk（デンマーク）	発売／発売／発売
Exenatide（Byetta／バイエッタ）	日本イーライリリー／Eli Lilly & Co(米)／Amylin Pharmac(米)	発売／発売／発売
Exenatide LAR（Bydureon）	日本イーライリリー？／Amylin Pharmac(米)	申請／申請／申請
Syncria／Albugon（albiglutide）	グラクソ・スミスクライン／GSK（英）／HGS（米）	PⅡ／PⅢ／PⅢ
AVE0010（lixisenatide）	サノフィ・アベンティス／Sanofi-Aventis(仏)	PⅢ／PⅢ／PⅢ
LY2189265（dulaglutide）	日本イーライリリー／Eli Lilly & Co(米)	PⅢ／PⅢ／PⅢ
NN9535（semaglutide）	ノボ ノルディスク ファーマ／Novo Nordisk（デンマーク）	PⅠ／PⅡ／PⅡ
ITCA650（exenatide DUROS）	Intarcia Thrapeutics（米）	－／PⅡ？／－
NN9924*	Novo Nordisk（デンマーク）	－／－／PⅠ？
VRS-859	Versartis	－／－／－

（明日の新薬：開発品の検索ページより改変）（2012.2），（*経口薬）

表1にさらに開発中の第二世代のものを含めてGLP-1受容体作動薬をまとめた（表1）。この中で，デュラグルチド（LY2189265）は，哺乳類細胞培養を用いて生合成された融合蛋白で2本の同一なポリペプチド鎖がジスルフィド結合を形成している。各ポリペプチド鎖のN末端側には，GLP-1アナログ配列が存在し，短いペプチドリンカーを介して，修飾されたヒト免疫グロブリンG4（IgG4）抗体重鎖と共有結合する。これらの修飾により，クリアランス速度が低下し，薬理活性持続時間が延長し，免疫原性が低下し，不要な抗体媒介性効果／機能が低下するとされている。

5.5 GLP-1受容体作動薬の今後

今までの糖尿病・肥満薬にはない有効性が期待される一方で，小腸から分泌されたのちDPP-4によって不活化される活性ペプチドGLP-1を本来の血中濃度の数～十倍濃度に及ぶ量，しかも生理的な日内変動パターンとは異なるモードで長期的に投与することに関しては，想定内/想定外の副作用を考慮した慎重な臨床応用が重要と考えられる。中でも自己免疫疾患，炎症性疾患に与える影響や腫瘍原性/抗腫瘍性などにおいては未知の作用もありうることを念頭にお

く必要があると思われる。

文　献

1) 葛谷健 他, 臨床医薬, **16** (11), 1613-1630 (2000)
2) Lindholm A., *et al.*, *Diabetes Care*, **22** (5), 801-805 (1999)
3) 葛谷健 他, 臨床医薬, **16** (11), 1649-1664 (2000)
4) Jonassen IB, *et al.*, *Pharm. Res.*, **29** (8), 2104 (2012)
5) Lepore M. *et al.*, *Diabetes*, **49**, 2142-2148 (2000)
6) Heise T. *et al.*, *Diabetes Obes. Metab.*, **14** (9), 859-864 (2012)
7) Heise T. *et al.*, *Diabetes Obes. Metab.* (2012) [Epub ahead of print]
8) Eng J., *et al.*, *J. Biol. Chem.*, **267** (11), 7402-7405 (1992)
9) Kothare PA, *et al.*, *J. Clin. Pharmacol.*, **48** (12), 1389-1399 (2008)
10) 片山泰之, *BIO Clinica*, **21**, 1289 (2006)
11) 景山茂 他, 内分泌糖尿病科, **24** (1), 95 (2007)
12) Kaku K. *et al.*, *Diabetes Obes. Metab.*, **12**, 341 (2010)
13) Buse JB, *et al.*, *J. Clin. Endocrinol. Metab.*, **96** (6), 1695 (2011)
14) Thorkildsen C., *et al.*, *J. Pharmacol. Exp. Ther.*, **307**, 490-496 (2003)
15) Seino Y. *et al.*, *Diabetes Obes. Metab.*, May 8, 1-8 (2012) [Epub ahead of print]
16) Riley MGI, *et al.*, *Toxicologist*, **36**, 272 (1997)
17) *Clin. Ther.*, Aug 9 (2012) [Epub ahead of print]

6 DPP-4（インクレチン分解酵素）阻害剤の開発

城森孝仁*

6.1 はじめに

　インクレチン（GLP-1とGIP, 図1）は，栄養素の摂取にともない腸管から分泌されるインスリン分泌促進ペプチドホルモンであり，創薬の標的候補としては極めて魅力的である。理由の一つは，膵臓からのインスリン分泌促進作用に加え，膵以外の臓器や細胞への多彩な作用が最近の研究で明らかになってきたことが挙げられる[1]。したがってそれだけ適応症の幅が広がり，治療効果が高まる可能性がある。もう一つの理由は，微量で有効性を示すことが挙げられる。ペプチド医薬品は低分子化合物より製造コストが高くつくので，高活性ペプチドの方が有利である。治療上極めて有効なペプチドを開発したとしても，その疾患の市場価格に見合った製造原価でなければ市場には出せない。製薬会社にとっては，このCOG（Cost of Goods）をいかに低く抑えるかが重要である。このような背景からインクレチンの中でもGLP-1については多くの製薬企業が開発に関わり，いくつかのGLP-1誘導体の注射製剤が糖尿病治療薬としてすでに販売，あるいは開発中である（本章の5節参照）。

　一方，そのインクレチンを生体内で速やかに分解して失活させる酵素がDPP-4（dipeptidyl peptidase-Ⅳ）であり（図1），この阻害剤の開発も創薬の選択肢として注目されてきた。現在国内では海外で創製された4製剤が市販されており，続いて国産を含めた3製剤が申請中である。これらDPP-4阻害剤の年間総売上高は間もなく1000億円を超えると言われている。本項ではDPP-4阻害剤の創製に携わった経験を交えて，本阻害剤の開発経緯やその特徴および治療上の意義について基礎研究の立場から概説する。

6.2 DPP-4

　DPP-4は，1966年に米国でN末端ジペプチドを特異的に分解するプロテアーゼとして発見された[2]。その後永津らによりヒト唾液腺から均一に精製され[3]，池原らのグループがラットDPP-4のcDNAクローニングに成功し，その一次構造が決定された[4]。1回膜貫通型の細胞膜表

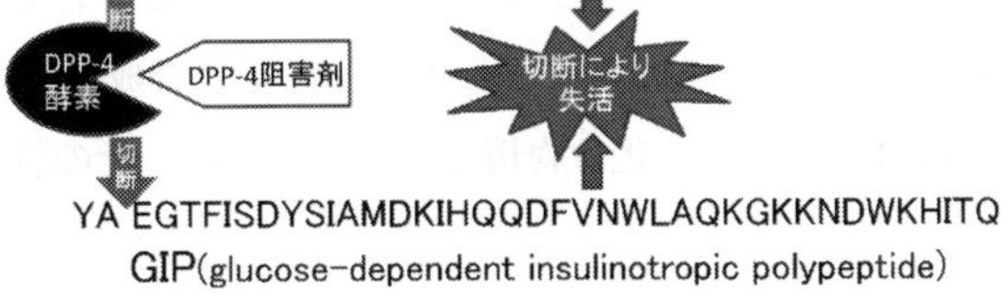

図1　DPP-4酵素によるGLP-1とGIPの切断部位

---

*　Takahito Jomori　㈱三和化学研究所　医薬開発センター長　執行役員

面糖タンパク質であり，腎臓，肝臓，腸管，肺，脳などの全身に広く発現し，体液中にも可溶性酵素として存在している。一方DPP-4は，ヒトT細胞表面抗原CD26と同一分子であり，免疫系の関与も明らかになっている。さらにアデノシンデアミナーゼと結合して存在し，T細胞のシグナル伝達にも関与する多機能分子である[5]。

　本酵素は，N末端にX-プロリンの構造を持つペプチドを認識し，ジペプチドを切り出すエクソペプチダーゼである。しかしその基質としてX-アラニンも認識することから，インクレチンのみならず生体内の増殖因子，ケモカイン，ニューロペプチド，血管系ペプチドなどの多岐にわたる生理活性ペプチドを切断することが想定される。主な基質として30種類以上は挙げられ，その内DPP-4欠損動物やDPP-4阻害剤投与によりペプチドの量的な差が確認されているのは，GLP-1，GLP-2，GIP，SDF-1α/β，Substance Pである[6]。構造上切断される分子は多いが，阻害することによりどの程度生体に影響を及ぼすかは実際には不明な部分が多い。いずれにしてもこれだけ分解される基質が多く，本酵素が生体内に広く分布し免疫系にも関与しているとなると，その阻害剤を開発する研究者としては第一に安全性について懸念する。しかしげっ歯類において遺伝的DPP-4活性欠損Fischer344（F344/DuCrlCrlj）ラットやDPP-4ノックアウトマウスには，特に問題となる障害は見られていない。またCD26としての免疫系における作用と酵素活性は関係しないと考えられており，まずは阻害剤の開発には支障はないと判断できる。

6.3　DPP-4阻害剤の開発

　永津，池原らのDPP-4基礎研究に続いて，1993年にMentleinらは阻害剤を用いてDPP-4がインクレチンの分解に関与することを報告した[7]。そしてDPP-4阻害剤が糖尿病に有効であると先鞭をつけたのはDemuthら[8]であり，1996年に概念特許も出願されている。DPP-4の発見から約30年後のことである[9]。一方，インクレチンの研究は同時に進行しており，まずGIPのインスリン分泌機能が見いだされ，ついでGLP-1遺伝子が発見されそのペプチドが強力なインスリン分泌促進作用を持つことが明らかにされた。

　筆者らは，京都大学・清野研との腸管ペプチドに関する共同研究を1985年頃から展開しており，ヒトGIPのcDNAクローニングにも初めて成功した[10]。その後GIP受容体のKOマウスの作製[11]やob/ob肥満マウスとの交配による機能解析[12]も手掛け，インクレチンの生理的意義の解明に貢献した。このような背景があり，早くからインクレチンに着目して創薬活動を展開しており，DPP-4阻害剤という新しい創薬標的に注目した。2002年に合成に着手した時点では，多くの企業が参入しており，特許検索すると化合物情報が溢れていた。その特許の網をくぐり抜けながら合成展開を行った。

　DPP-4のファミリー酵素としては，DPP-8及びDPP-9を含む9種類が知られている。機能が不明な酵素もある中で，米国メルク社の研究者らによりDPP-8/-9の選択的阻害剤はラットやイヌで皮膚や消化器に障害が出ることが2005年に報告された[13]。筆者らは，阻害剤の開発過程で基質特異性には配慮していたが，開発当時は近縁酵素の多くは手元に無かった。そこでDPP4欠

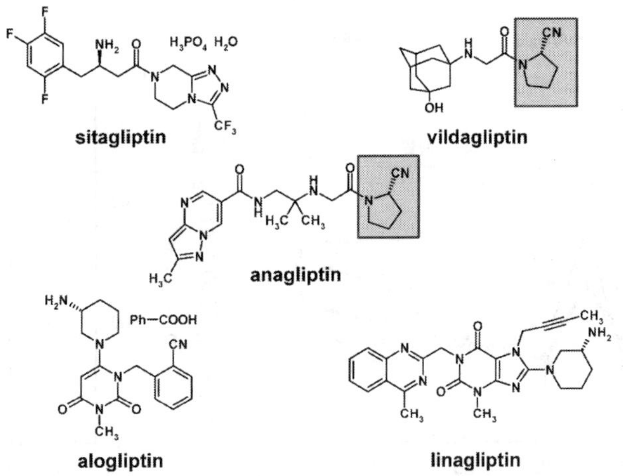

第4章 （前）臨床への応用

図2 Anagliptinと日本で承認済みのDPP-4阻害剤の化学構造
　　枠内は，シアノピロリジン様構造を示す。

損F344/DuCrlCrljラットと正常ラットの各臓器を分画し合成基質（DPP-4阻害剤開発用のプロリン残基を有する基質）を用いて丁寧に比較する方法を考案した。その差からDPP-4はすぐに特定でき，DPP-4以外のプロテアーゼのピークがいくつか見られた。その非DPP-4プロテアーゼ画分にDPP-4阻害剤を添加したところ，自社開発品は先行開発品より阻害活性が極めて弱いことが判明した。おそらくこれらのプロテアーゼ画分にDPP-8や-9が含まれていたものと後から推察された。この研究により筆者らの開発中の阻害剤は，高いDPP-4特異性を示すことが確認され[14]，開発を進めることを決定した。一方DPP-4阻害剤は世界中の製薬メーカーの多くが手掛けており，いくつかの化合物は臨床に入りながらドロップしていた。また他社化合物で皮膚障害が見られたという情報も入ってきており，前臨床の毒性試験の段階では，免疫系の影響などを注意深く調べ問題無いことも確認してきた。2年間の探索研究の結果，最終的に1化合物に絞り込み臨床試験を開始した。PhasIIIからは興和㈱と共同開発を実施し，anagliptinとして現在医薬品製造販売承認の申請中である。

　すでに発売されている4つの阻害剤とanagliptinの構造を図2に示した。DPP-4の酵素活性中心に結合するシアノピロリジン様構造を持つものとそれ以外に大きく分けられる。それぞれの化合物は，DPP-4酵素に対する結合様式が異なっており，酵素特異性や代謝の違いによる排泄経路と半減期に特徴がある。

6.4 糖尿病治療薬として位置付け

　インスリン抵抗性を有するZucker-fattyラットに対するanagliptinの効果を図3に示した[15]。糖質負荷による血糖値の上昇をanagliptin単独投与により有意に抑制し（図3A），顕著な活性型GLP-1濃度の増加が見られた（図3B）。糖尿病治療においては，いくつかの薬剤を併用で処方さ

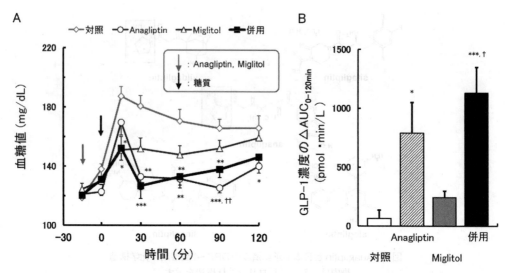

図3 Zucker fattyラットにおけるanagliptinとmiglitolとの併用効果
A：糖質負荷後の血糖値の経時的推移
B：液体流動食負荷後の活性型GLP-1濃度変化量のAUC
平均値±標準誤差
*, **, ***； $p<0.05$, $p<0.01$, $p<0.001$ vs. 対照，†，††； $p<0.05$, $p<0.01$ vs. miglitol

れている割合が高い。そのような治療アルゴリズムの中でDPP-4阻害剤は既存の糖尿病薬との幅広い組み合わせが可能な薬剤である。中でもα-グルコシダーゼ阻害剤とビグアナイド製剤は，内因性GLP-1の分泌促進作用を持つことが知られており，DPP-4阻害剤との併用は効果増強につながる。その1例としてα-グルコシダーゼ阻害剤であるmiglitolとの併用を検討した結果，確実なGLP-1の増加と血糖低下作用が見られた（図3）。したがって臨床においても併用による有効性の増大が期待される。DPP-4阻害剤の登場以前の経口糖尿病治療薬は，作用別に大きく3つのカテゴリーで分類されていた。すなわちインスリン分泌促進剤，糖質分解酵素阻害剤，インスリン抵抗性改善剤である。DPP-4阻害剤は，GLP-1とGIPのインクレチンの分解抑制によるインスリン分泌促進とグルカゴン分泌抑制という新規なメカニズムを有しており，全く新しいカテゴリーの薬剤である。さらに低血糖を起こしにくく体重増加の懸念も無いという長所と，動物試験では膵β細胞の保護作用も確認されている。今後DPP-4阻害剤は糖尿病治療において第一選択薬剤となる可能性も秘めている。

6.5 おわりに

DPP-4阻害剤が米国で初めて市場に登場して以来5年以上が経過した。この間いくつかのDPP-4阻害剤が相次いで販売され，臨床研究報告が蓄積しつつある。その中で，心血管系への有効性や脂質に対する作用など，多彩な効果を示すことも判明してきた。一方，頻度は低いが，膵炎などの副作用も見られている。最も期待されている膵β細胞の保護効果については，まだ臨

第4章 (前)臨床への応用

床において証明されておらず,長期間の観察が必要であり今後の課題である。またGLP-1に関する研究は盛んに行われているが,増加する活性型GIPの作用については糖尿病治療にどの程度貢献しているのか未解明である。今後は,有効性のメカニズム解析を含め,さらなる有効性と安全性を見極める為,たゆまぬ研究活動を通した育薬が必要である。

文　　献

1) De Leon DD *et al., Int. J. Biochem. Cell. Biol.*, **38**, 845 (2006)
2) Hopus-Havu VK *et al., Histocheme*, **7**, 197 (1966)
3) Oya H *et al., Bochim. Bopys. Acta.*, **258**, 591 (1972)
4) Ogata S *et al., J. Biol. Chem.*, **264**, 3596 (1989)
5) Pacheco R *et al., Proc. Natl. Acad. Sci. USA.*, **102**, 9583 (2005)
6) Drucker DJ., *Diabetes Care*, **30**, 1335 (2007)
7) Mentlein R *et al., Eur. J. Biochem.*, **214**, 829 (1993)
8) Pederson RA *et al., Diabetes*, **47**, 1253 (1998)
9) 永津俊治,糖尿病の最新治療, **3**, No.1, 48 (2011)
10) Takeda J *et al., Proc. Natl. Acad. Sci. USA*, **84**, 7005 (1987)
11) Miyawaki K *et al., Proc. Natl. Acad. Sci. USA*, **96**, 14843 (1999)
12) Miyawaki K *et al., Nat. Med.*, **8**, 738 (2002)
13) Lankas GR *et al., Diabetes*, **54**, 2988 (2005)
14) 中屋恵三ら,第51回日本糖尿病学会年次学術集会 (2008)
15) 山下聡子ら,第52回日本糖尿病学会年次学術集会 (2009)

7 グレリンの生理作用と臨床応用

赤水尚史[*1]，寒川賢治[*2]

7.1 はじめに

　グレリンは，内因性成長ホルモン分泌促進物質（growth hormone secretagogue：GHS）として1999年に発見・構造決定された[1]。28個のアミノ酸からなり，脂肪酸でアシル化修飾されたペプチド（3番目のセリンにオクタン酸が付加）である。発現は胃に最も多く，胃底腺の内分泌細胞（X/A様細胞）から分泌される。胃以外にも少量ではあるが視床下部，腸，膵臓，心臓などで広く産生される。一方，GHS受容体も視床下部，心臓，消化管，膵臓，甲状腺，血管など多臓器に発現している[2]。

　グレリンおよび同受容体の広汎な発現分布から推察されるように，グレリンは多彩な生理作用を有する。すなわち，強力な成長ホルモン（growth hormone：GH）分泌促進作用のほかに，摂食促進，エネルギーバランスに対する作用，心血管への作用，消化管ホルモン分泌に対する作用，胃酸分泌や自律神経に対する作用，糖代謝への影響などの生理作用がすでに知られている[3,4]。このようなグレリンの多彩かつユニークな生理・薬理作用を利用して，治療薬・診断薬としての応用に向けての臨床研究がすでに進められている[5]。本稿では現在まで行われてきたグレリン創薬研究について述べる。

7.2 グレリンの生理作用

7.2.1 食欲増進作用

　グレリンの血中濃度は，絶食時に上昇し，摂食によって低下することより，食事開始の空腹シグナルとしての役割を示唆している[6]。グレリンを末梢投与すると摂食亢進作用が認められる[7]。その作用は，視床下部弓状核に存在するNPY（neuropeptide Y）/AgRP（agouti-related protein）産生ニューロンの活性化を主に介すると考えられている。また，グレリンは末梢投与によって摂食亢進させる唯一のホルモンである。げっ歯類に連続的にグレリンを投与した場合，摂食亢進とともに体重増加，肥満をきたす。

7.2.2 成長ホルモン分泌刺激作用

　グレリンは強力なGH分泌刺激作用を示す[8,9]。その作用は，GHRHと比べても遥かに強く，GHRHのGH分泌刺激作用と相乗的に働く[10]。また，グレリンがGH分泌に生理的役割を果たしていると考えられている[11]。グレリン投与によって血中IGF-1濃度上昇することがヒトの臨床試験で報告されている[12,13]。

7.2.3 抗炎症作用

　グレリンが抗炎症作用を有することが明らかにされてきた。グレリン投与によりIL-1β，IL-6，

　＊1　Takashi Akamizu　和歌山県立医科大学　内科学第一講座　教授
　＊2　Kenji Kangawa　国立循環器病研究センター　研究所　所長

第4章 （前）臨床への応用

TNF-αなどの炎症性サイトカインの発現／産生が in vitro[14, 15] においても in vivo[16〜18] においても抑制されることが示されている。さらに，グレリンは複数の炎症性サイトカイン産生を制御している転写因子NF-κBの活性を阻害する報告が相次いでいる[15, 17, 19]。逆に，グレリンは抗炎症サイトカインであるIL-10を増加する[16, 19]。

7.2.4 その他の作用

グレリンは胃排泄や胃酸分泌を促進することはよく知られている[20]。また，グレリンは内因性一酸化窒素（NO）遊離を増加し[21, 22]，食欲亢進や抗炎症作用をもたらすと考えられている[23, 24]。

7.3 グレリンの臨床応用

これまで実施されたグレリン投与の臨床試験について表1にまとめた。以下，各試験に関して

表1 グレリン投与の臨床試験

対象疾患	文献	発表年	試験デザイン	患者数	グレリン投与法
心不全	Nagaya et al.	2004	open-label pilot study	10	$2\,\mu g/kg$ b.i.d. for 3 wks, i.v.
慢性閉塞性肺疾患	Nagaya et al.	2005	open-label pilot study	7	$2\,\mu g/kg$ b.i.d. for 3 wks, i.v.
慢性閉塞性肺疾患	Gertner	2009	randomized, placebo-controlled, double-blind study	192	20 or $40\,\mu g/kg$ b.i.d. for 12 wks, s.c.
慢性閉塞性肺疾患	Miki et al.	2012	randomized, placebo-controlled, double-blind study	33	$2\,\mu g/kg$ b.i.d. for 3 wks, i.v.
癌（末期）	Neary et al.	2004	acute, randomized, placebo-controlled, cross-over study	7	5 pmol/kg/min i.v. for >180 min
癌（末期）	Strasser et al.	2008	randomized, placebo-controlled, cross-over study	21	2 or $8\,\mu g/kg$, i.v. for 4 days, once a day
腎不全（末期）	Wynne et al.	2005	acute, randomized, placebo-controlled, cross-over study	9	3.6 nmol/kg, s.c.
腎不全（末期）	Ashby et al.	2009	randomized, placebo-controlled, cross-over study	12	$12\,\mu g/kg$, s.c. for 1 wk, once a day
神経性食欲不振症	Hotta et al.	2009	open-label pilot study	5	$3\,\mu g/kg$ b.i.d. for two wks, i.v.
機能性胃腸症	Akamizu et al.	2008	open-label pilot study	6	$3\,\mu g/kg$ b.i.d. for two wks, i.v.
変形性股関節症に対する人工股関節置換術	Akamizu et al.	2008	randomized, placebo-controlled, double-blind study	32	$2\,\mu g/kg$ b.i.d. for 3 wks, i.v.
胃全摘後	Adachi et al.	2010	randomized, placebo-controlled, double-blind study	21	$3\,\mu g/kg$ b.i.d. for 10 days, i.v.
食道切除術後	Yamamoto et al.	2010	randomized, placebo-controlled, double-blind study	20	$3\,\mu g/kg$ b.i.d. for 10 days, i.v.
全身性強皮症の胃腸障害	有安ら	2012	randomized, placebo-controlled, double-blind study	20	$5\,\mu g/kg$ b.i.d. for 10 days, i.v.

解説する。

7.3.1 食欲低下関連疾患

グレリンによる治療対象としては，神経性食思不振症，機能性胃腸症（Functional dyspepsia），カヘキシア・消耗性疾患（wasting syndrome）などによる食欲不振やるいそうを呈する疾患が想定される。

神経性食思不振症は，現状では心療内科的対応しかできない難治疾患であり，その増加は大きな社会的問題となっている。本疾患における摂食低下と体重減少に対する治療としては，現在点滴や経管栄養などによる栄養補給しかない。グレリン投与による摂食や栄養状態の改善が期待される。我々は鈴木眞理博士や芝崎保博士とともに制限型神経性食欲不振症患者に対するグレリン投与臨床試験を実施した[25]。1日2回（朝夕食前），2週間のグレリンの静脈投与内投与にて，5例中4例でグレリン投与後に胃ぜん動運動の亢進，腹部膨満感や便秘の改善が認められ，空腹感が一過性に増加した。摂食量は12〜36％増加し，三大栄養素すべてが有意に増加し，総蛋白や血糖などの栄養マーカーの改善を認めた。重篤な有害事象はなく，制限型神経性食欲不振症におけるグレリンの有用性が強く示唆された。さらに，神経性食欲不振症に対するグレリンの臨床治験（フェーズⅢ）が実施され，実地医療への応用が図られている。

また我々は，機能性胃症患者6例に同様なグレリン投与を行い，空腹感の有意な増加と一日摂食量の増加傾向を示した。また，体脂肪率の減少傾向と除脂肪率の増加傾向が認められた。重篤な有害事象はなく，同症に対するグレリンの有用性が強く示唆されている。

カヘキシアに対するグレリンの有用性を検討する試みが複数行われている[26]。心不全[12]，慢性閉塞性肺疾患[13,27,28]，悪性腫瘍[29,30]，末期腎不全[31,32]などである。各疾患に対する臨床試験の具体的な内容は紙面スペースの関係上各文献を参照いただきたい。

7.3.2 GH分泌低下関連疾患

GHは成長の他に代謝調節や老化の進展に深く関与するホルモンであり，GH分泌は思春期をピークとして，以後老化の過程で減退する。このGH分泌低下は，ヒトにおいて，筋肉，骨量の低下，内臓脂肪蓄積型肥満，脂肪肝などをもたらし，高齢者の生活の質（QOL［quality of life］）を悪化させる。これは近年"ソマトポーズ（somatopause）"とも呼ばれ，高齢化社会を迎え大きな問題として注目を浴びている。そこで，GH分泌低下状態にある高齢者や血中グレリン低下症患者に対するホルモン補充療法も考えられる。実際，成人GH分泌不全症では，同様の症状を呈し，GH補充療法によって改善される。また我々は，高齢者において血中グレリン濃度が低下することを見出した。そこで我々は，高齢者を対象としたグレリン投与の臨床試験として，変形性股関節症による人工骨頭置換術を受ける患者へのグレリン投与を行った[33]。変形性股関節症は，罹患年齢が平均60歳と高齢者に多く，高齢化社会に伴って患者数は増大している。また，高齢者の変形性股関節症の治療において，術後リハビリの回復到達度が悪いという問題点がある。実際にGHやGH分泌促進物質による股関節置換術患者を対象とした治療の試みがなされ，血中IGF-1濃度，筋肉量，筋力の増加，QOL改善が報告されている[34,35]。しかしながら，GH治療

では薬理学的投与に起因する関節痛や浮腫などの副作用が報告されている。一方，グレリンは内因性物質であり，生理学的にGH分泌を増加させるので，副作用はほとんどないと考えられる。試験デザインは，プラセボ群とグレリン群の各群16例，計32例に対して術前1週間と術後2週間の計3週間にわたって試験薬を朝夕1日2回投与した。その結果，除脂肪体重の有意な増加（P = 0.012）と体脂肪率の有意な低下を認めた（P = 0.017）。しかしながら，筋力と歩行速度の改善を認めず，試験デザインや対象疾患に関する改訂が必要と考えられた。特に，機能的改善を得るにはより長いグレリン投与期間が必須と考えられる。

7.3.3 その他の応用

胃全摘後，血中グレリン高度は著明に低下し[36]，術後の体重減少と関連する[37]。そこで，胃全摘患者に対するグレリンの有用性を検討し，摂食量と空腹感が有意に増加し体重減少が縮小することが認められている[38]。さらに，グレリン投与群では脂肪量は減少するが，除脂肪体重や基礎代謝率は減少しにくいことも認められている。さらに，食道切除患者に対するグレリンの同様な効果も報告されている[39]。

全身性強皮症の消化管障害に対してグレリンの消化管運動促進作用を検討し，胃排泄機能の有意な改善が認められている[40]。

7.4 おわりに

グレリンの発見以来約12年になるが，それに関連する研究は益々活発化してきている。グレリンの創薬研究は，患者への医療という高い社会的意義があることは言うまでもない。グレリンの発見は日本において最初に行われたことであり，このような本邦の独創的な基礎研究を日本で臨床に展開していくことが，現在日本の探索医療に求められていることであり，日本における創薬研究の良い規範になることを願っている。

謝辞

本総説に引用した筆者らのデータは共同研究者との共同作業によるものである。ここに，共同研究者および関係諸氏にこの場をお借りして深謝する。

文　　献

1) Kojima, M., *et al., Nature,* **402**, 656（1999）
2) Smith, R. G., *et al., Endocr. Rev.,* **18**, 621（1997）
3) van der Lely, A. J., *et al., Endocr. Rev.,* **25**, 426（2004）
4) Korbonits, M., *et al., Front. Neuroendocrinol.,* **25**, 27（2004）
5) Akamizu, T., *et al., European journal of internal medicine,* **23**, 197（2012）

6) Cummings, D. E., et al., *Diabetes*, **50**, 1714 (2001)
7) Wren, A. M., et al., *Diabetes*, **50**, 2540 (2001)
8) Takaya, K., et al., *J. Clin. Endocrinol. Metab.*, **85**, 4908 (2000)
9) Akamizu, T., et al., *Eur. J. Endocrinol.*, **150**, 447 (2004)
10) Hataya, Y., et al., *J. Clin. Endocrinol. Metab.*, **86**, 4552 (2001)
11) Nass, R., et al., *Ann. Intern. Med.*, **149**, 601 (2008)
12) Nagaya, N., et al., *Circulation*, **110**, 3674 (2004)
13) Nagaya, N., et al., *Chest*, **128**, 1187 (2005)
14) Dixit, V. D., et al., *J. Clin. Invest.*, **114**, 57 (2004)
15) Li, W. G., et al., *Circulation*, **109**, 2221 (2004)
16) Gonzalez-Rey, E., et al., *Gastroenterology*, **130**, 1707 (2006)
17) Wu, R., et al., *Am. J. Respir. Crit. Care. Med.*, **176**, 805 (2007)
18) Theil, M. M., et al., *J. Immunol.*, **183**, 2859 (2009)
19) Waseem, T., et al., *Surgery*, **143**, 334 (2008)
20) Peeters, T. L., *J. Physiol. Pharmacol.*, **54 Suppl 4**, 95 (2003)
21) Sibilia, V., et al., *Endocrinology*, **144**, 353 (2003)
22) Xu, X., et al., *Endocrinology*, **149**, 4183 (2008)
23) Morley, J. E., et al., *Nutrition*, **24**, 815 (2008)
24) Konturek, P. C., et al., *J. Physiol. Pharmacol.*, **60**, 41 (2009)
25) Hotta, M., et al., *Endocr. J.*, **56**, 1119 (2009)
26) Akamizu, T., et al., *Peptides*, **32**, 2295 (2011)
27) Gertner, J. M., et al., Performance improvement in COPD cachexia with SUN11031 (a synthetic human ghrelin) in a placebo controlled trial [abstract]. In : The 5th cachexia conference. Barcelona : The society on cachexia and wasting disorders (SCWD) ; p143 (2009)
28) Miki, K., et al., *PloS one*, **7**, e35708 (2012)
29) Neary, N. M., et al., *J. Clin. Endocrinol. Metab.*, **89**, 2832 (2004)
30) Strasser, F., et al., *Br. J.Cancer*, **98**, 300 (2008)
31) Wynne, K., et al., *J. Am. Soc. Nephrol.*, **16**, 2111 (2005)
32) Ashby, D. R., et al., *Kidney Int.*, **76**, 199 (2009)
33) Akamizu, T., et al., *J. Am. Geriatr. Soc.*, **56**, 2363 (2008)
34) Weissberger, A. J., et al., *Clin. Endocrinol. (Oxf)*, **58**, 99 (2003)
35) Van der Lely, A. J., et al., *Eur. J. Endocrinol.*, **143**, 585 (2000)
36) Ariyasu, H., et al., *J. Clin. Endocrinol. Metab.*, **86**, 4753 (2001)
37) Doki, Y., et al., *Surgery*, **139**, 797 (2006)
38) Adachi, S., et al., *Gastroenterology*, **138**, 1312 (2010)
39) Yamamoto, K., et al., *Surgery*, **148**, 31 (2010)
40) 有安宏之, ほか, 日本内分泌学会雑誌, **88**, 342 (2012)

8 リュープリン－LH-RHスーパーアゴニストの創製と製剤技術による医療への貢献

日下雅美[*1]，柳井薫雄[*2]

8.1 LH-RHの発見

生体は恒常性を維持するシステムを備えて，様々な環境変化に対応している。その一つである視床下部－下垂体－末梢内分泌器官系の存在が，1948年に英国のHarrisによって提唱された。この説を実証するためには，各器官をつなぐ物質を明らかにする必要がある。いくつかの研究グループがこの課題に挑戦したが，難渋を極めた。その中で，Guilleminを中心とするソーク研究所の研究グループは50万頭のヒツジの視床下部を購入し数種の視床下部ホルモンの単離を，一方，Schallyを中心とするチューレン大学の研究グループも，精肉会社から30万頭分のブタ視床下部の提供を受け視床下部ホルモンの単離を試みた。この2つの研究グループは，後に「ノーベル賞の決闘」とまで言われた激烈な研究競争を展開した。両者は1969年のほぼ同時期にTRH (thyrotropin releasing hormone, 甲状腺刺激ホルモン放出ホルモン) の単離に成功し，構造を決定した。本稿の主題であるLH-RH (luteinizing hormone releasing hormone, 黄体化ホルモン放出ホルモン) については，1971年にSchallyらがブタLH-RHの構造発表で先行し，半年遅れでGuilleminらがヒツジLH-RHの単離に成功した。

これらがアミノ酸3個（TRH）あるいは10個（LH-RH）という小さなペプチドであったという驚き（これほど小さなペプチドの作用で大きな糖蛋白質の分泌がコントロールされている）がある一方，発展途上のペプチド合成研究の恰好の挑戦対象となり，より強力な物質あるいは作用を抑制する物質を求めて，多数の誘導体の合成研究が展開された。

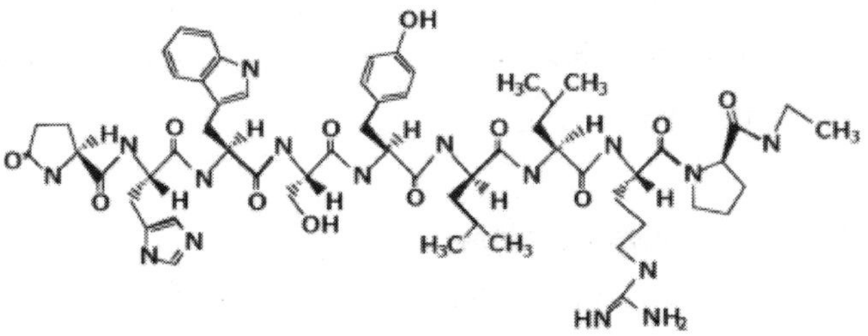

図1 リュープロレリンの化学構造

[*1] Masami Kusaka 武田薬品工業㈱ CMC研究センター CMC戦略部 主席部員
[*2] Shigeo Yanai 武田薬品工業㈱ CMC研究センター 製剤技術研究所 リサーチマネージャー

8.2 LH-RHスーパーアゴニスト酢酸リュープロレリンの創製

　実際の合成研究には困難が伴い，LH-RH活性の高い誘導体はなかなか見いだせなかった。しかし，弊社の研究所において末端のglycinamideのethylamineへの置き換え，6番目のアミノ酸の変換により活性が数十倍以上になることを見いだした。特に6番目のアミノ酸をD-Leuとしたときに活性がそれまでの最大となる80倍の活性を示した[1]。これが酢酸リュープロレリン（商品名リュープリンの活性成分）の創出の瞬間であり，酢酸リュープロレリンは世界で初めて合成されたLH-RH高活性誘導体であった。

　当初，その強いLH-RH活性から不妊症治療への応用が検討された。しかし，酢酸リュープロレリンの作用を評価するため動物に連日注射したとき，それまでには考えられない現象が起こった。投与初期数日間は，性腺の機能が高く維持されたが，その後は逆に次第に低下していった（パラドキシカル効果）のである。この現象は酢酸リュープロレリン以外の高活性誘導体でも確認された。

　この発見は2つの課題を提示した。1つはパラドキシカル効果のメカニズムの解明，もう1つは医療への適応領域が性腺機能を低下させることによって治癒する疾患へと変化したことである。メカニズムについては，下垂体LH-RH受容体が常に高活性誘導体に暴露されると受容体の数が減少（受容体ダウンレギュレーション）し，下垂体がLH-RHに反応しなくなる（下垂体の脱感作）ことで説明された。適応症は，1966年にノーベル医学生理学賞を受賞したHugginsによる，血中テストステロン濃度を低下させると前立腺癌の進行を抑制できるという報告から，前立腺癌が候補と考えられた。実際，ホルモン依存性の癌を移植した動物に酢酸リュープロレリンを連日投与すると，癌の進行を抑制することが示された。

　このような成果を背景に，1980年より米国Abbott社と共同で前立腺癌治療剤として開発し，1985年にLupron Inj.（連日投与製剤）を米国で発売することができた。しかし，連日投与は不便であり，治療を受ける方に大きな負担をかけるという課題が残った。酢酸リュープロレリンはペプチドであり経口投与は不可能であることから，1回注射すると1ヵ月間有効に作用するような新規製剤への挑戦をすでに開始していた。

8.3 酢酸リュープロレリン長期徐放性注射剤

　1989年にはじめて酢酸リュープロレリンの1ヶ月間徐放性注射剤（1ヵ月型製剤）が米国で発売され，1996年には同じく米国で3ヶ月型製剤が発売された。また，さらに長期徐放の6ヶ月型製剤も欧州において2007年，米国において2012年に発売された。日本でも2012年に臨床第3相試験が開始されている。現在，これらの製品は世界90ヵ国以上で発売されるに至っており，実に20年以上にわたりLH-RH製剤の世界市場トップシェアを維持し続けている。

　本徐放性注射剤は，生体内分解性高分子であるDL-乳酸（LA）-グリコール酸（GA）のランダム共重合体（PLGA）からなる直径約20μmのマイクロカプセル（MC）に酢酸リュープロレリンを封入した製剤（写真1）であり，1回の皮下ないし筋肉内注射の後に投与部位から長期間

第4章 (前)臨床への応用

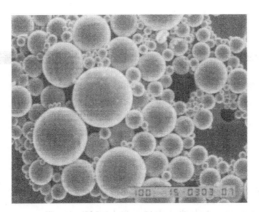

写真1　PLGAマイクロカプセルの電顕写真

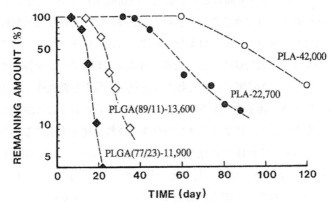

図2　ラット皮下埋め込み後のポリマー分解

にわたり持続的に酢酸リュープロレリンを放出し，前立腺癌，乳癌，子宮内膜症，子宮筋腫，中枢性思春期早発症などのホルモン依存性疾患を治療することができるDrug Delivery Systemである。この製剤により頻回注射が不要となることで治療を受ける方の通院や注射投与の痛みの回数を減らし，コンプライアンスを改善し，Quality of Lifeの向上とより確実な治療効果を期待できることとなった。

8.4　本徐放性注射剤の技術的背景[2〜5]

　MCの基材であるPLGAは，構成するLAとGAの比率とPLGAポリマー分子量の適切な組み合わせによって主薬の徐放期間を制御することができる（図2）。PLGAは生体内で加水分解されて徐々に消失していくが，ポリマー分子量が小さいほど，また共重合体のグリコール酸比率が増大するほど生体内分解が速くなる。例えば，1ヶ月型製剤ではLA/GA比が75/25でポリマー分子量が約14,000のPLGAを，3ヶ月製剤ではポリマー分子量が約15,500のPLAを選択している。
　MCの基本的な製造法は，内水相/油相/外水相型（W/O/W）エマルションを経る水中乾燥法

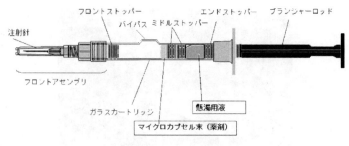

図3　リュープリンDPS

である。すなわち，薬物水溶液をポリマーのジクロロメタン溶液に加えてW/Oエマルションとし，これをポリビニルアルコール水溶液中に分散してW/O/Wエマルションとして撹拌しながら脱溶媒し，W/Oエマルションを固化して分取後，凍結乾燥してMC粉末を得る。この方法の有利な点は，細い注射針で投与できる微粒で良好なMC整球性，正確な放出制御，極めて低い残留溶媒等である。ただし，酢酸リュープロレリンのような水溶性ペプチドで，その封入率が十分に高く，初期放出が少なく，長期間の安定した連続放出を実現するMCを得るまでには相当の最適化検討を要した。そして，MC製造を含む特殊な全製造工程を無菌操作で製造する高度な製造技術の達成によってはじめて競争力のある製品化が実現できたということができる。

以上のように，本製剤ではMCによるミクロレベルの高機能化を実現することができたが，さらに医療現場での使用時の利便性や正確性向上に貢献するための機能付与も追求してきた。Dual-chamber prefilled syringe（DPS）化がその具体例である（図3）。従来キットの投与時作業では，アンプルに封入された分散媒を注射筒で吸引し，MC粉末が充填されたバイアル内に一定量を注入後，注射針を抜き取りバイアルを振ってMC懸濁液を調製する。一方，DPSでは針キャップを装着したままの状態でのプランジャーロッドのワンプッシュで，シリンジ内でMC懸濁液が調製され投与できる状態となる。このように，投与準備作業時間を短縮できるとともに，アンプルカット時の異物混入やゴム栓刺針時のコアリング等のリスクも払拭し，作業環境からの微生物汚染防止や調製時の針刺事故防止にも貢献することができることとなった。

8.5　本徐放性注射剤技術の応用事例

酢酸リュープロレリンMCのW/O/W水中乾燥法では，TRHのMC化からも推定されたようにPLGAの末端カルボキシル基と薬物の塩基性アミノ酸残基との相互作用が，封入率，初期放出および徐放性に重要な要因となっている[6]。そのため，塩基性でない水溶性ペプチドや薬物にそのまま適用しても薬物封入率が非常に低く徐放性も得られない結果となる。そのような場合では，内水相あるいは油相に塩基性物質を添加することにより初期放出の抑制が可能であった[7]。また，薬物の非晶質固体物質を用いる固相/油相/水相型（S/O/W）水中乾燥法で得たMCによって長期薬物徐放が実現できた[8]。

蛋白質ではヒト成長ホルモン（hGH）のMC化に成功している。分子量約22,000のhGHは高次

第4章 （前）臨床への応用

構造を保持してはじめて生物活性を発揮する蛋白質であるが，W/O/W水中乾燥法によるMC製造ではエマルション形成時の相界面で変性が生じるため期待する主薬放出性が得られなかった。しかし，S/O/W水中乾燥法とすることで変性を回避することができ，高い主薬封入率と徐放性を達成することができた。ここではhGHの微粒化が成功のために重要な要因であることがわかった[9]。

この他の応用検討として，MCの薬物徐放機能のみならず薬物を含むMC自体を癌治療の血管塞栓剤として適用する検討[6]や，骨形成促進剤をMC化し骨折部位への局所投与により治癒を促進する検討では，動物実験において一定の治療効果を認めている[10,11]。

8.6 おわりに

リュープリンはペプチド医薬として医療に大きく貢献できたものの一つである。それは生理学，生化学，ペプチド合成化学，製剤学等多くの科学的進展が統合された結晶と言える。現在，核酸医薬，遺伝子治療や再生医療が話題になることが多いが，新たな科学的発展に支えられて，ペプチド医薬もさらに医療に貢献できることを期待したい。また，本徐放性注射剤技術に関しては，その検討開始から30年以上となる現在においても，適用薬物の拡大，効率よい製造プロセス・装置の開発，製品の利便性や安全性の工夫等の技術検討を継続している。これは，酢酸リュープロレリンだけでなく広範な疾患領域において新たな化合物と本製剤技術を基礎とした長期徐放性注射剤のより良い価値を医療現場に届け，治療を必要とする方のQuality of Life向上と確実な治療効果の実現に貢献できることをひとえに目的とするところである。

文　献

1) M. Fujino et al., *Biochem Biophys Res Commun.* **60**, 406 (1974)
2) 戸口始ら，薬学雑誌, **111**, 397 (1991)
3) Y. Ogawa et al., *J. Biomater. Sci. Polymer Edn.*, **8**, 391 (1997)
4) H. Okada et al., *Adv. Drug Del. Rev.*, **28**, 43 (1997)
5) 野々村宗夫ら, *Pharm. Tech. Japan*, **15**, 1853 (1999)
6) H. Okada et al., *J. Contr. Rel.*, **28**, 121 (1994)
7) S. Takada et al., *Int. J. Pharm.*, **146**, 147 (1997)
8) S. Takada et al., *Pharm. Res.*, **14**, 1146 (1997)
9) S. Takada et al., *J. Contr. Rel.*, **88**, 229 (2003)
10) T. Hoshino et al., *J. Biomed. Mater. Res.*, **51**, 299 (2000)
11) T. Hoshino et al., *J. Pharm. Sci.*, **90**, 12 (2001)

9 ナトリウム利尿ペプチド

古谷真優美*

9.1 はじめに

心臓は全身に血液を駆出するポンプ器官として重要な役割を有するが,心房組織の抽出物から強力な利尿降圧作用を有するペプチドホルモンが寒川,松尾により発見され,心房性ナトリウム利尿ペプチド(atrial natriuretic peptide:ANP)と命名されたのは,1984年のことであった[1]。この発見は,心臓がホルモンを分泌する内分泌器官でもあることを示した画期的なものであった。その後,寒川,松尾らは,BNP(brain natriuretic peptide)[2]およびCNP(C-type natriuretic peptide)[3]も発見し,これらがナトリウム利尿ペプチドファミリーを形成することを明らかにした。また,これらのペプチドの受容体として,NPR-A(GC-A),NPR-B(GC-B),クリアランス受容体(C受容体)の3種の受容体が同定されている。この中で,ペプチドの生物活性を担うNPR-AとNPR-Bは,膜型グアニル酸シクラーゼ(guanylyl cyclase, GC)そのもので,ナトリウム利尿ペプチドは細胞内cGMPを上昇させることにより活性を発現すると考えられている[4]。一方,C受容体は細胞内領域をほとんど持たず,ナトリウム利尿ペプチドのクリアランスに関与すると言われている。これらのペプチドのアミノ酸配列と受容体の関係を図1に記した。

ANPの単離同定以降,本邦ではその薬理作用や臨床的意義に関する研究が盛んに行われ,世界に先駆けてヒトANPが急性心不全治療薬として開発された。また,受容体の解明や遺伝子改変動物の解析が進んだことにより,ANPおよびBNPの心保護作用や,CNPの軟骨無形成症治療への応用などが期待されるようになった。

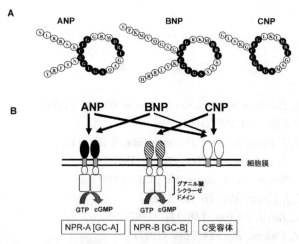

図1 ヒト型ナトリウム利尿ペプチドのアミノ酸配列(A),および受容体との関係(B)
アミノ酸は一文字表記で表した。黒塗りのアミノ酸は3種のナトリウム利尿ペプチドに共通するものを示す。

* Mayumi Furuya アスビオファーマ㈱ 薬理第一ファカルティ 主席研究員

第4章 （前）臨床への応用

　本稿では，本邦におけるANPの急性心不全治療薬としての開発および臨床応用状況と共に，米国でのBNPの臨床開発状況，並びに最近臨床開発が行われているANPやCNPの誘導体について紹介する。なお，ANPおよびBNPは既に診断薬としても応用されている。特に血中BNP濃度やその前駆体ペプチド断片であるNT-pro BNP濃度は心室負荷や心筋障害を鋭敏に反映することから，簡便で客観的な心機能の生化学的指標として世界的に汎用されるようになっているが，本稿では紙面の都合上，治療薬としてのナトリウム利尿ペプチドの開発と現状に絞って概説する。

9.2　ANPの急性心不全治療薬としての開発

　ヒトANPであるハンプ®（一般名 carperitide）の急性心不全治療薬としての開発の詳細については別書[5]を参照されたいが，ここでは簡単に開発の経緯と，現在の状況について述べる。

　ANPが強力なNa利尿作用，血管拡張作用を有することから，発見当初より高血圧症，浮腫性疾患，腎不全，心不全など種々の疾患への臨床応用が期待された。Saitoらは，心不全患者にヒトANPを$0.1\mu g/kg/min$の速度で30分間持続静注すると，前負荷，後負荷の両者が減少したことに基づく心機能改善効果が得られたことを1987年に報告した[6]。

　我々は，ANPの発見時からその医薬品としての可能性に着目し，ヒトANP前駆体のcDNAクローニングに成功した[7]と共に，その生産・製造，薬理作用，安全性などに関する研究を開始した。臨床第Ⅲ相試験ではプラセボを対照としてcarperitide $0.1\mu g/kg/min$の60分間持続静注による急性心不全患者における有効性と安全性を評価する二重盲検比較試験を実施した[8]。この結果，carperitideは投与開始30，60分後に収縮期血圧，平均右房圧，肺動脈圧，肺動脈楔入圧，および末梢血管抵抗を有意に低下させ，心係数および一回心拍出係数を増加させ，血行動態の改善が認められた。また，carperitide群では投与開始30〜60分の尿量が有意に増加し，自他覚症状が有意に改善された。これらの試験成績に基づいて，本邦ではcarperitideが急性心不全（慢性心不全の急性増悪期を含む）治療薬「ハンプ®注射用1000」として1995年に認可され，上市された（現，第一三共㈱製造・販売）。当初ハンプは「血管拡張作用も有する利尿薬」と認識されていたが，心不全の悪化の要因が交感神経活性や，レニン-アンジオテンシン-アルドステロン系などの神経体液性因子の亢進であることが理解されるようになって以来，ANPの神経体液性因子に対する抑制作用[6,9]が注目されるようになった。実際に，2006年に改訂された急性心不全治療ガイドラインにおいて，「心筋保護薬」という項目が加わり，急性期治療における臓器保護の重要性が強調された。これは，急性心不全の治療において救命が第一優先ではあるが，急性心不全の多くが慢性心不全の急性増悪であることを考慮し，慢性心不全で確立された心筋保護の概念が急性心不全にも必要であろうとの考えで追加されたものである。そして，ANPが神経体液性因子の活性化を抑制することや，他の血管拡張薬や強心薬と異なり，心拍数を増加させないことから，carperitideは血管拡張薬や利尿薬としてのみならず，心筋保護薬のひとつとして位置づけられた。また，carperitideの有効性と安全性に関するデータが蓄積されていることから[10,11]，carperitideは急性心不全の第一選択薬のひとつとして推奨されている。これは，2011年改訂の

急性心不全治療ガイドラインにおいても同様である。近年，carperitideが心筋梗塞後の心臓リモデリングを抑制することも報告され[12]，着目されている。Carperitideの急速な血行動態改善作用より，神経体液性因子抑制作用が期待されるようになったこと，および副作用としての降圧作用を避けるために，ガイドラインでは0.025～0.05μg/kg/min（場合により0.0125μg/kg/min）から持続静脈内投与を開始し，血行動態により用量調節すること（最大0.2μg/kg/minまで）が勧められている。

9.3 BNPの開発

BNPは1988年にブタ脳で発見されたが[2]，その後の研究で，BNPは主として心室で合成され分泌される循環ホルモンであること[13]，ANPと同様にNPR-Aの内因性リガンドであることが判明した[4]。

米国にて，遺伝子組換え法で製造されたヒトBNP（nesiritide）が投与開始後3時間において，急性心不全患者の呼吸困難，肺動脈楔入圧を改善しうるとの成績が示され[14]，急性非代償性うっ血性心不全治療薬としてFDAに承認されたのは，carperitideの日本での上市の6年後である2001年のことであった。新規の急性心不全治療薬が米国で上市されたのは約20年ぶりであり，nesiritideは当初大いに期待されたが，2005年にnesiritideの臨床試験成績を再解析した結果，nesiritide投与により急性心不全患者の腎機能や短期予後が悪化するという報告がなされた[15, 16]。このような懸念を受けて，約7000例の急性心不全患者を対象としたnesiritideの安全性を検証する大規模臨床試験が実施された[17]。この結果，30日以内の死亡または心不全による再入院は，プラセボ群とnesiritide群間で有意差はなかった。また，推算糸球体濾過量の25％以上の低下を基準とした腎機能悪化の発症率についても，プラセボ群29.5％に対してnesiritide群 31.4％で，nesiritideは腎機能を悪化させないと結論された。なお，ヒトANPであるcarperitideとヒトBNPであるnesiritideは共にNPR-A受容体に作用するが，ヒトANPはBNPに比べて速やかに血漿中から消失する[18]。BNPの代謝が遅いことは，ヒト型BNPがANPに比べてC受容体や代謝酵素である中性エンドペプチダーゼに対する親和性が低いという報告によっても裏付けられる。このような薬物動態学的性質の差異は，carperitideが持続静注剤で，血行動態に応じて用量調節されるのに対し，nesiritideは持続静脈内投与の前にloading（急速静注）を要するという用法の違いと関連し，また，carperitideは急性期の病態治療上，調節性に優れる可能性が示唆される[18]。

9.4 CNPの生理作用とその誘導体の開発

CNPは当初ブタ脳より発見されたが，ANPやBNPと比べて利尿・降圧作用が弱く，その生理的意義は不明であった[3]。1998年にCNPが骨・軟骨細胞にも存在し，器官培養系を用いた検討でCNPがANPやBNPに比べて強い骨伸長促進作用を示すことが報告された[19]。さらに，CNP遺伝子を欠損するマウスでは骨の伸長障害が認められ，これは内軟骨性骨化の障害によるものであった[20]。このような遺伝子改変マウスの解析により，CNP/NPR-B系が骨の伸長に重要な役

割を果たすことが明らかになった。

　四肢短縮型の低身長をきたす骨疾患の代表的なものとして軟骨無形成症が知られている。この疾患の発症頻度は約2万人あたり1人で，成長板軟骨細胞の分化，増殖障害により低身長をきたし，3型線維芽細胞増殖因子受容体（fibroblast growth factor receptor 3, FGF-R3）の遺伝子変異による恒常的活性化が本疾患の原因である[21]。そしてこの変異遺伝子を軟骨に導入することによる軟骨無形成症モデルマウスが確立されている。YasodaらはCNPを軟骨で過剰発現するトランスジェニックマウスを交配すると，軟骨無形成症マウスの低身長がほぼ正常レベルにまで回復することを見出し，CNPが軟骨無形成症の治療に有効である可能性を示した[22]。さらに，彼らはCNPの内因性分子型のひとつであるCNP-22を正常マウスや軟骨無形成症マウスに持続静脈内投与することによっても，骨伸長が促進されることを報告した[23]。軟骨無形成症に対する有効な薬物治療法はなく，外科的な仮骨延長術が現在唯一の治療法である。このことから，CNP治療に対する期待があるが，CNP-22は血中半減期が短く，その骨伸長作用を発現するためには持続静脈内投与を要する。これに対して，米国のBioMarin社（http://www.bmrn.com/）は生体内安定性の向上したCNP誘導体（BMN-111）を創製し，2012年に臨床第Ⅰ相試験を開始した。

9.5　ナトリウム利尿ペプチド誘導体

　現在，米国にて2社が生体内安定性の向上したナトリウム利尿ペプチド誘導体の臨床開発を行っている。Palatin社（http://www.palatin.com/）は，ナトリウム利尿ペプチドの代謝酵素である中性エンドペプチダーゼに抵抗性のNPR-Aアゴニスト，PL-3994を獲得し，現在，急性非代償性心不全，および難治性高血圧を対象に臨床第Ⅱ相試験，急性重症喘息を対象に臨床第Ⅰ相試験段階にある。

　一方，Nile社（http://www.nilethera.com/）は22アミノ酸よりなるCNP-22のC末端に，ヘビ毒由来のナトリウム利尿ペプチドであるDNP（dendroapsis natriuretic peptide）のC末テール構造をなす15アミノ酸を付与したCD-NP（一般名 cenderitide）を創製した。本ペプチドはNPR-AおよびNPR-Bの両受容体にアゴニスト活性を有し[24]，中性エンドペプチダーゼに抵抗性であるという特徴を持つ[25]。Nile社では慢性心不全患者の急性増悪後を対象に持続皮下注射剤としてCD-NPの臨床第Ⅱ相試験を行っている。

　このように，ヒト型ANPであるcarperitideは現在本邦において急性心不全治療薬の第一選択薬として定着している。また，軟骨無形成症のような慢性疾患に対する適応を目指して，生体内安定性を向上させたナトリウム利尿ペプチド誘導体の開発に関して，臨床試験段階に進んだものが最近複数登場するなど新たな展開を迎えており，今後の進展が期待される。

文　献

1) Kangawa K. and Matsuo H., *Biochem. Biophys. Res. Commun.*, **118** (1), 131-9 (1984)
2) Sudoh T., *et al.*, *Nature*, **332** (6159), 78-81 (1988)
3) Sudoh T., *et al.*, *Biochem. Biophys. Res. Commun.*, **168** (2), 863-70 (1990)
4) Koller K. J., *et al.*, *Science*, **252** (5002), 120-3 (1991)
5) 林友二郎, 古谷真優美, 遺伝子医学MOOK 8号 ペプチドと創薬, pp.259-66, ㈱メディカルドゥ (2007)
6) Saito Y., *et al.*, *Circulation*, **76** (1), 115-24 (1987)
7) Oikawa S., *et al.*, *Nature*, **309** (5970), 724-6 (1984)
8) 飯塚昌彦 ほか, 臨床と研究, **70** (8), 2602-18 (1993)
9) Kasama S., *et al.*, *J. Nucl. Med.*, **45** (7), 1108-3 (2004)
10) Suwa M., *et al.*, *Circ. J.*, **69** (3), 283-90 (2005)
11) Hata N., *et al.*, *Circ. J.*, **72** (11), 1787-93 (2008)
12) Kitakaze M., *et al.*, *Lancet*, **370** (9597), 1483-93 (2007)
13) Mukoyama M., *et al.*, *J. Clin. Invest.*, **87** (4), 1402-12 (1991)
14) Publication Committee for the VMAC Investigators., *JAMA*, **287** (12), 1531-40 (2002)
15) Sackner-Bernstein J. D., *et al.*, *Circulation*, **111** (12), 1487-91 (2005)
16) Sackner-Bernstein J. D., *et al.*, *JAMA*, **293** (15), 1900-5 (2005)
17) O'Connor C.M., *et al.*, *N. Engl. J. Med.*, **365** (1), 32-43 (2011)
18) Kimura K., *et al.*, *Eur. J. Clin. Pharmacol.*, **63** (7), 699-702 (2007)
19) Yasoda A., *et al.*, *J. Biol. Chem.*, **273** (19), 11695-700 (1998)
20) Chusho H., *et al.*, *Proc. Natl. Acad. Sci. USA*, **98** (7), 4016-21 (2001)
21) Aviezer D., *et al.*, *Curr. Drug Targets*, **4** (5), 353-65 (2003)
22) Yasoda A., *et al.*, *Nat. Med.*, **10** (1), 80-6 (2004)
23) Yasoda A., *et al.*, *Endocrinology*, **150** (7), 3138-44 (2009)
24) Dickey D. M., *et al.*, *J. Biol. Chem.*, **283** (50), 35003-9 (2008)
25) Dickey D. M. and Potter L.R., *J. Mol. Cell Cardiol.*, **51** (1), 67-71 (2011)

10 オレキシン

桜井　武*

10.1　はじめに

　オレキシン（orexin）は1998年に同定された神経ペプチドである。オレキシンは摂食行動の制御系と睡眠・覚醒の制御系の両者と深い関係をもっている[1,2]。オレキシンと報酬系との関連も示唆されており，情動や体内時計，エネルギー恒常性を統合した情報をもとに，適切な睡眠・覚醒状態をサポートする機能をもっていると考えられる[2]。

　行動を制御するには覚醒の維持が必須であるが，オレキシンはさまざまな行動をサポートするために，覚醒を維持する機能をはたしている。オレキシンの機能障害はナルコレプシーなどの過眠症に，機能亢進は不眠症などの病態に結び付くと予想される。

10.2　オレキシンとその受容体

　オレキシンはオレキシン-Aとオレキシン-B（ヒポクレチン1，ヒポクレチン2[3]）という二つのアイソペプチドからなる神経ペプチドファミリーである。オーファンG蛋白質共役型受容体（GPCR）を用いた新規生理活性物質の探索により同定されたペプチドである[1]。

　オレキシン-Aは33アミノ酸からなり，分子内に2対のジスルフィド結合を有する。N末端はピログルタミン酸，C末端はアミド化されており，きわめて安定な構造をもっている。したがって脳内での半減期も作用時間も神経ペプチドとしては例外的に長い。一方，オレキシン-Bは28アミノ酸残基の直線状のペプチドである。これら二つのペプチドは共通の前駆体（プレプロオレキシン：prepro-orexin）からプロホルモン変換酵素によって生成されると考えられる。これらは二つのGタンパク質共役型受容体，オレキシン1受容体（OX1R）およびオレキシン2受容体（OX2R）に作用する[1]（図1）。一般にどちらの受容体を介する作用も受容体発現ニューロンに対して強力かつ持続的な興奮性作用を示す。

　後で述べるオレキシン作動性ニューロンの投射領域に一致してOX1RおよびOX2Rも分布するが，脳内の組織分布はサブタイプにより異なる[4]。青斑核（locus coeruleus：LC，ノルアドレナリン作動性）ではOX1Rのみが発現しているのに対し，結節乳頭体核（tuberomamillary nucleus：TMN，ヒスタミン作動性）ではOX2Rのみが発現している。また，背側縫線核（dorsal raphe nucleus：DR，セロトニン作動性）や橋被蓋に局在するコリン作動性神経の起始核，外背側被蓋核 laterodorsal tegmental nucleus：LDT）や脚橋被蓋核（pedunculopontine tegmental nucleus：PPT）には両方の受容体が発現している。DRではセロトニン作動性ニューロンに両方の受容体が発現しており，LDT/PPTでは，コリン作動性ニューロンにはOX1Rのみが発現しており，GABA作動性介在ニューロンには両方の受容体が発現している。これらのこと

---

*　Takeshi Sakurai　金沢大学　医薬保健研究域医学系　分子神経科学・統合生理学分野　教授

ペプチド医薬の最前線

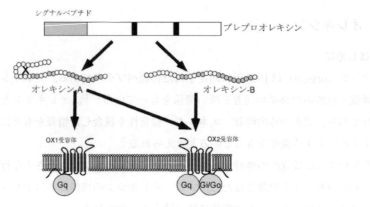

図1　オレキシンとオレキシン受容体
オレキシン-Aと-Bは共通の前駆体であるプレプロオレキシンから生成される。両者は，OX1受容体OX2受容体（ともにG蛋白質共役型受容体）ことなる親和性をもって作用する。OX1受容体は，オレキシンAに高い親和性をもっているが，OX2受容体はオレキシン-A，-Bに同等の親和性を示す。

は，2つのオレキシン受容体が明確に別々の役割をしていることを示唆している[5]。

オレキシン産生ニューロンは視床下部の「摂食中枢」とされる視床下部外側野（lateral hypothalamic area：LHA）を中心にその近傍の視床下部脳弓周囲野（perifornical area），そして視床下部後部（posterior hypothalamus：PH）に存在する[6,7]。これらのニューロンは他のニューロンと混在しながら散在している。たとえばMCHを作るニューロンも似た領域に存在するが両者は別々の集団である。一方，ダイノルフィンやニューロテンシンはオレキシン産生ニューロンに共存している。またオレキシン産生ニューロンはグルタミン作動性ニューロンのマーカーであるvGluT2を発現しており，グルタミン酸作動性ニューロンでもあると考えられている。

オレキシン産生ニューロンの数はマウスで数千個，ヒトで70000個ほどといわれている。これらのニューロンから伸びる軸索は，数多く分枝しつつきわめて広範な領域に投射している[6]（図2）。脳幹の広範投射系と同様，視床下部からの情報をもとにした脳全体の機能調節に関わっていると思われる。おそらく，その伝達様式もシナプスを介するのみでなく，モノアミン系のような容量伝達の様式をとっていると思われる。オレキシンAが脳脊髄液内でもきわめて安定であることとあわせ，オレキシンは比較的長期（数分から数十分単位）の神経機能調整に関わっていると思われる。

視床下部内のほか視床の室傍核，脳幹の睡眠・覚醒制御に関わるモノアミン作動性神経の起始核であるLC，DRやTMN，橋被蓋に局在するコリン作動性神経の起始核LDTやPPTには密な投射が見られる。これらのモノアミン作動性神経およびコリン作動性神経は，睡眠・覚醒の制御と密接な関連があり，オレキシンはこれらを制御することによって睡眠・覚醒に影響をおよぼしていると思われる。

第4章 (前)臨床への応用

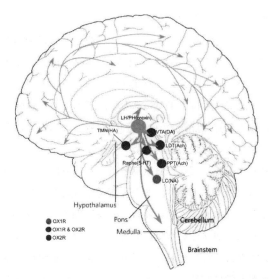

図2 オレキシン産生ニューロンの投射様式(文献2より引用)
オレキシン産生ニューロンの細胞体は視床下部のみに限局するが，小脳をのぞく中枢神経系の全域にわたって広く投射している。脳幹のモノアミン作動性神経，コリン作動性神経，視床の室傍核など，覚醒・睡眠機構に関与する部分にはとくに強い投射が見られる。これらの領域には強いオレキシン受容体(OX1R, OX2R)の発現がみとめられる。

10.3 ナルコレプシーとオレキシン

1999年，動物モデルからナルコレプシーとオレキシン欠損の関連が示唆された。スタンフォード大学で古くから維持されていた遺伝性のナルコレプシーのイヌでは複数の系統にOX2受容体の遺伝子に突然変異が見いだされた[8]。また，オレキシン遺伝子欠損マウス，OX2受容体遺伝子欠損マウス，そしてオレキシン産生ニューロンを特異的に欠損させたorexin-ataxin3トランスジェニックマウスは，ヒトのナルコレプシーと似た睡眠・覚醒の分断化とカタプレキシー様発作を示す[9,10]。

さらにはヒトのナルコレプシー患者の髄液中のオレキシン濃度の顕著な低下が報告され[11]，また死後脳においてオレキシン産生ニューロンが消失していることが示された[12]。現在，患者の90％以上に髄液中のオレキシンA濃度の著しい低下がみられることが明らかになっており[13]，アメリカでは2005年より髄液中のオレキシンA濃度はナルコレプシーの診断基準にとり入れられている。このように，ナルコレプシーがオレキシンの欠損によって引き起こされることが明らかになったことから，オレキシンは種をこえて「睡眠・覚醒状態の安定化」に重要な働きをもっていることが明らかになっている。

ナルコレプシーは思春期前後に発症する症例が多く，強い眠気を主訴とする非常に特徴的な睡眠障害である。とくに，日常生活のうえで，「覚醒しているべき時」に覚醒を維持できないということが問題となり，強い眠気を感じるほか，不適切な状況で突然眠ってしまうことがある(睡眠発作)。また，情動(特に喜びや笑い)によって抗重力筋の緊張が低下する発作，情動脱力発

作（カタプレキシー）を伴うことが多い。

ナルコレプシーの主症状は強烈な睡眠気であるが，逆に睡眠時には頻回の中途覚醒によって睡眠が妨げられる。寝入りばなに非常に鮮明な夢を見る（入眠時幻覚），金縛りを体験する（入眠麻痺）などの症状も呈する。ナルコレプシーの症状は，覚醒・睡眠の各ステージ（覚醒，non-REM睡眠，REM睡眠）が適切に維持出来ないことに起因しており睡眠・覚醒の断片化（覚醒と睡眠の間の転移が頻繁に起こる），覚醒相から直接REM睡眠に移行する現象（sleep-onset REM現象）の出現，そして非常に短い睡眠潜時が特徴的である。

カタプレキシー（情動脱力発作）および睡眠麻痺はレム睡眠時に見られる抗重力筋緊張の低下が不適切なタイミングで現れたものであり，また入眠時幻覚はレム睡眠時に夢を見ることと関連すると考えられる。つまり，これら三つの症状はレム睡眠関連の機構が異常なタイミングで出現したものと解釈される。一方，耐え難い眠気におそわれて眠ってしまう，いわゆる睡眠発作時には，覚醒からnon-REM睡眠に移行しており，覚醒とノンレム睡眠のゲーティングに関する異常である。Non-REM睡眠が非常に容易に引き起こされてしまうことがわかる。オレキシンは「睡眠・覚醒の安定化」に重要な働きをもっていると考えられる。

ナルコレプシーの発症は10歳代に多く，思春期でピークを示し，有病率は0.05-0.2％（日本では0.16-0.18％）と推定されている。孤発性のケースがほとんどで，特定のHLA遺伝子型（DRB1*1501とDQB1*0602）を有する割合が正常の人に比べ高いことから，ナルコレプシーが自己免疫疾患である可能性が示唆されている。近年，自己免疫にかかわる抗原がTrib2である可能性が示唆されている[14]。

また，OX1R欠損マウスでは覚醒・睡眠に大きな異常は見られないが，OX2R欠損マウスでは明らかなナルコレプシー様症状を示す。このことは前述のイヌの遺伝性ナルコレプシーがOX2Rの機能的欠損によって起こることと一致する。これらのことから，覚醒の維持にはOX2Rの機能が非常に重要であることがわかる。

しかし，OX1RとOX2Rの二重欠損マウスではオレキシンノックアウトマウスと全く同じフェノタイプを示し，OX2Rノックアウトより明らかに重症である。つまり，覚醒・睡眠サイクルの制御にOX1Rも関わっていると考えらえる。

10.4 オレキシンによる覚醒状態の維持機構

オレキシンによる睡眠・覚醒の制御はどのように行われているのであろうか？前述のように，オレキシン産生ニューロンは，モノアミンおよびコリン作動性ニューロンを含有する脳幹の核に多く投射しており，これらの核にはオレキシン受容体の発現も見られる。これらの核はいわゆる上向性脳幹網様体賦活系の重要な構成要素であると考えられ，睡眠・覚醒の制御に関与している。

オレキシン産生ニューロンは，前述のように，モノアミンおよびコリン作動性ニューロンの核に投射しており，これらのニューロンを介して覚醒を維持する働きをしている。オレキシン自体はいわゆるslow neurotransmitterであり，他の領域からのグルタミン酸作動性の興奮性インプ

第4章 （前）臨床への応用

ットなどによるこれらモノアミン・コリン作動性神経の制御を修飾する作用を持っていると考えられる。

10.5 オレキシン産生ニューロンの入力システム

ラットやマウスのオレキシン産生ニューロンの活動を *in vivo* で記録すると覚醒時に発火頻度が増え，ノンレム睡眠，レム睡眠時には低下するという相関が示されている[15～17]。

一方，電気生理学的解析および組織学的な解析によりオレキシン産生ニューロンへの入力系が明らかにされてきた[18, 19]（図3）セロトニン，ノルアドレナリンはオレキシン産生ニューロンを強力に抑制し，アセチルコリンは約三割のオレキシン産生ニューロンを興奮させる[19, 20]。また，コレシストキニン，グレリン，バソプレッシン，ニューロテンシン，TRH，CRFといった神経ペプチドによっても影響を受ける。また，動物の全身のエネルギーバランスの指標になる因子によっても制御される。つまりレプチンによって抑制され，グレリンによって発火頻度は増える。また，細胞外グルコース濃度が高くなったときに抑制される[21]。つまりオレキシン産生ニューロンはグルコース感受性を持っている。オレキシン産生ニューロンの活動はこれらの因子により制御されていると考えられる。

また，オレキシン産生ニューロンに入力する上流の脳領域がラットやマウスにおいて同定されている[19, 22]。オレキシン産生ニューロンは，扁桃体，分界条床核などの大脳辺縁系や視索前野（POA）のGABA作動性神経，縫線核のセロトニン作動性神経からの入力をうけていることが明らかになっている。このような入力系により，オレキシン産生ニューロンは覚醒が必要なときに発火し，脳幹のモノアミン神経やコリン作動性神経の適切な活動を制御しているのであろう。

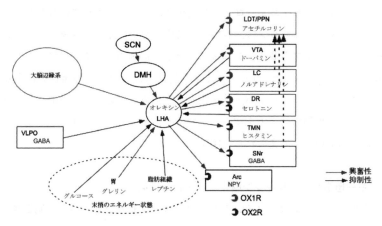

図3 オレキシン産生ニューロンの入出力系（文献2より改変して引用）
オレキシンは，大脳辺縁系から情動にかかわる情報，視床下部背内側核（Dorsomedial hypothalamus；DMH）を介して脳内時計からの入力，レプチン，グルコース，グレリンなど末梢のエネルギーバランスに関わる情報をうけ，脳幹や視床下部のモノアミン／コリン作動性神経に出力している。

特に，扁桃体や分界条床核は，情動の制御にかかわる部分であり，脳幹や視床下部などに出力し，情動にともなう運動系の制御，交感神経系の活性化，HPA軸の活性化に関与しているが，これらは，オレキシン産生ニューロンにも出力している[19, 22]。情動が発動しているときには注意力が上がり，覚醒レベルも上昇するが，この現象に大脳辺縁系からオレキシン産生ニューロンへの入力がかかわっている可能性が高い。

　ナルコレプシー患者が，通常の人では眠気をきたさないような緊張をしいられる時や，興味をひかれる状況でも睡眠に陥ってしまうのは，情動がオレキシン神経を刺激することが覚醒を保つ上で重要であることを示唆している。また，ナルコレプシー患者において，情動がカタプレキシーを引き起こすことも，情動がオレキシン産生ニューロンを刺激していることを示唆している。つまり，情動が発動しているときに本来オレキシン産生ニューロンへの入力が覚醒と筋緊張を維持しているということになる。

　マウスに対して情動刺激を加えると，交感神経系を介して，血圧や心拍数が上昇するが，オレキシン欠損マウスでは，血圧，心拍数，呼吸数の反応が減弱している。また，オレキシン欠損マウスでは扁桃体や分界条床核を直接刺激したことによって引きおこされる自律神経反応も非常に弱い[23, 24]。このことから，情動に伴う自律神経系の反応にはオレキシンの機能が不可欠である。このように大脳辺縁系からの出力は，オレキシン産生ニューロンを介して情動に伴う自律神経系の制御および覚醒レベルの上昇に関わっていると考えられる。

　一方，前述のようにPOAには睡眠時に発火し，抑制性の神経伝達物質をもつ神経細胞群が局在している。これらの神経細胞は，モノアミンニューロンに抑制性のGABA作動性およびガラニン作動性の抑制性の投射をすることによって，睡眠を惹起し，かつ維持していると考えられているが，オレキシン産生ニューロンもsleep-active neuronによって抑制される[19, 22]。この系により，睡眠時はオレキシン産生ニューロンの発火頻度は低く維持されていると考えられる。

　また，オレキシン産生ニューロンは，覚醒を維持するために重要な働きをしているセロトニン作動性ニューロンや，ノルアドレナリンニューロンから抑制の入力を受けている。前述のようにオレキシン産生ニューロンはこれらモノアミン作動性ニューロンに興奮性の出力をしているため，この経路はネガティブフィードバック・ループを形成しており，覚醒時には緊張的にオレキシン産生ニューロンに抑制性の入力をすることにより，オレキシン産生ニューロンの発火頻度を一定に保つ役割をしていると考えられる（図3）。

10.6　エネルギー恒常性とオレキシン産生ニューロン活動

　オレキシン産生ニューロンはレプチンやグルコース，グレリンによっても制御されている。これらは，動物のエネルギーバランスに応じて覚醒をコントロールする機能であると考えられる[18]。マウスを絶食させると覚醒時間が延長し，睡眠時間が短縮することによって，食物を探索するための行動を支えるが，オレキシン産生ニューロン欠損マウスでは絶食に伴う覚醒時間が延長と行動量の増加が見られない[18]。つまり，エネルギーバランスが負に傾いたときにみられる覚醒の増

第4章 (前)臨床への応用

加,行動量の増加にはオレキシン産生ニューロンの機能が不可欠である。逆にオレキシンはレプチン感受性を向上させることによっても体重の恒常性に関与しているということが示されているおり,オレキシン系の機能不全は肥満に関与する可能性が示唆されている[25]。

10.7 オレキシン受容体拮抗薬

オレキシン産生ニューロンは,大脳辺縁系,視索前野,視床下部,脳幹などの入力を得るとともにレプチンや,グルコースなどの濃度を介して末梢の代謝状態をも感知している。そして,その情報に応じて適切な覚醒を維持するべく,脳幹のモノアミン作動性ニューロンとコリン作動性ニューロンの興奮状態の調節を介して動物の覚醒状態を制御している。とくに,情動にともなう覚醒レベルの上昇には大脳辺縁系からオレキシン産生ニューロンへの入力が関与している可能性

表1 報告されているオレキシン受容体拮抗薬

	Affinity		Units	Reference
	OXR-1	OXR-2		
ACT-078573 (almorexant)	7.9 (human) 7.8 (rat)	8.1 (human) 7.8 (rat)	pIC_{50}	Brisbare-Roch, C. et al., Nat. Med. **13**, 150 (2007)
MK-4305	9.26	9.46	pK_i	Cox, CD et al., J. Med. Chem. **53** (14), 5320 (2010)
SB-410220	7.7	nd	pK_i	Langmead, C. et al., Br. J. Pharmacol. **141**, 340 (2004)
SB-334867	7.2	nd	pK_i	Langmead, C. et al., Br. J. Pharmacol. **141**, 340 (2004)
SB-408124	7	nd	pK_i	Langmead, C. et al., Br. J. Pharmacol. **141**, 340 (2004)
[3H] SB-674042	8.3	nd	pK_d	Langmead, C. et al., Br. J. Pharmacol. **141**, 340 (2004)
SB-410220	8.1	6.3	pK_b	Langmead, C. et al., Br. J. Pharmacol. **141**, 340 (2004)
SB-334867	7.4	5.7	pK_b	Porter, R. A. et al., Bioorg. Med. Chem. Lett. **11**, 1907 (2001)
SB-408124	7.7	5.9	pK_b	Langmead, C. et al., Br. J. Pharmacol. **141**, 340 (2004)
SB-674042	9	6.9	pK_b	Langmead, C. et al., Br. J. Pharmacol. **141**, 340 (2004)
1-(2-bromo-phenyl)-3-((4S,5S)-2,2-dimethyl-4-phenyl-[1,3]dioxan-5-yl)-urea	5.3-6.1	6.8-7.1	pK_i	McAtee, L. C. et al., Bioorg. Med. Chem. Lett. **14**, 4225 (2004)
1-(2,4-dibromo-phenyl)-3-((4S,5S)-2,2-dimethyl-4-phenyl-[1,3]dioxan-5-yl)-urea (JNJ-10397049)	5.3-5.8	8.0-8.6	pK_i	McAtee, L. C. et al., Bioorg. Med. Chem. Lett. **14**, 4225 (2004)

DORA,非選択的拮抗薬 (Dual orexin receptor antagonist)
SORA,選択的拮抗薬 (Single orexin receptor antagonist)

が高い．こうした機能が，病的な状態では不眠症にも関与している可能性がある．

　このことはOX1R，OX2R両方に働く非選択性のオレキシン受容体拮抗薬が優れた睡眠導入薬として期待されていることからも示唆される[26]（表1）．非選択性のオレキシン受容体拮抗薬は生理的な睡眠を増やすことができるほか，認知，記憶，運動系などに対する副作用が認められず，ベンゾジアゼピン系の薬物に比べてメリットがあると考えられている．とくにSuvolexant（MK-4305）は第3相の臨床治験を終え，数年以内の実用化が期待されている．

　一方，OX2R選択的阻害薬には非選択性のオレキシン受容体拮抗薬にみられるようなREM睡眠の増加をきたさずnon-REM睡眠を増やせるというメリットがあり，どちらが優れた睡眠薬になるかは今後の検討の余地がある．生理的なオレキシン濃度は，睡眠中にもゼロになるわけではなく，健常人であっても睡眠を促す効果が認められることから，これらの拮抗薬はオレキシン産生ニューロンの過剰活動の有無を問わずに効力があることが期待できる．

　一方，オレキシンをナルコレプシーモデルマウスに投与することにより[27]，ほぼナルコレプシーを完全に治療できることから，オレキシン作動薬はナルコレプシーの治療薬としての期待がもたれるが，現在開発は進んでいない．OX2R作動薬はナルコレプシーの治療の他，基礎代謝の増加やレプチン感受性の上昇による肥満の治療薬としての可能性も示唆されている[25]．

文　　献

1) Sakurai, T. *et al.*, *Cell*, **92 (4)**, 573-585 (1998)
2) Sakurai, T. *Nat. Rev. Neurosci.*, **8 (3)**, 171-181 (2007)
3) de Lecea, L. *et al.*, *Proc. Natl. Acad. Sci. USA.*, **95 (1)**, 322-327 (1998)
4) Marcus, J. N. *et al.*, *J. Comp. Neurol.*, **435 (1)**, 6-25 (2001)
5) Mieda, M. *et al.*, *J. Neurosci.*, **31 (17)**, 6518-26 (2011)
6) Nambu, T. *et al.*, *Brain. Res.*, **827 (1-2)**, 243-260 (1999)
7) Peyron, C. *et al.*, *J. Neurosci.*, **18 (23)**, 9996-10015 (1998)
8) Lin, L. *et al.*, *Cell*, **98 (3)**, 365-376 (1999)
9) Chemelli, R. M. *et al.*, *Cell*, **98 (4)**, 437-451 (1999)
10) Willie, J. T. *et al.*, *Neuron*, **38 (5)**, 715-730 (2003)
11) Nishino, S. *et al.*, *Lancet*, **355**, 39-40 (2000)
12) Peyron, C. *et al.*, *Nat. Med.*, **9**, 991-997 (2000)
13) Mignot, E. *et al.*, *Arch. Neurol.*, **59 (10)**, 1553-1562 (2002)
14) Cvetkovic-Lopes, V. *et al.*, *J. Clin. Invest.*, **120 (3)**, 713-9 (2010)
15) Lee, M. G. *et al.*, *J. Neurosci.*, **25 (28)**, 6716-6720 (2005)
16) Mileykovskiy, B. Y. *et al.*, *Neuron*, **46 (5)**, 787-798 (2005)
17) Takahashi, K. *et al.*, *Neuroscience*, **153 (3)**, 860-70 (2008)

18) Yamanaka, A. *et al.*, *Neuron*, **38** (5), 701-713 (2003)
19) Sakurai, T. *et al.*, *Neuron*, **46** (2), 297-308 (2005)
20) Muraki, Y. *et al.*, *J. Neurosci.*, **24** (32), 7159-7166 (2004)
21) Yamanaka, A. *et al.*, *Biochem. Biophys. Res. Commun.*, **303** (1), 120-129 (2003)
22) Yoshida, K. *et al.*, *J. Comp. Neurol.*, **494** (5), 845-861 (2006)
23) Zhang, W. *et al.*, *Am. J. Physiol. Regul. Integr. Comp. Physiol.*, **290** (6), R1654-1663 (2006)
24) Kayaba, Y. *et al.*, *Am. J. Physiol. Regul. Integr. Comp. Physiol.*, **285** (3), R581-593 (2003)
25) Funato, H. *et al.*, *Cell Metab.*, **9** (1), 64-76 (2009)
26) Brisbare-Roch, C. *et al.*, *Nat. Med.*, **13** (2), 150-155 (2007)
27) Mieda, M. *et al.*, *Proc Natl Acad Sci USA*, **101** (13), 4649-54 (2004)

11 新規抗菌性ペプチドAG-30の難治性潰瘍への応用

金田安史*

11.1 はじめに

　我々が同定した新規ペプチドAG-30は緑膿菌・黄色ブドウ球菌などに対する広い抗菌活性を有すると同時に血管新生作用も有するユニークなペプチドである。これをリード化合物とした治療用ペプチドの最適化・製剤化を進め，新たにさらに強力な抗菌作用と血管新生作用をもつ改変型AG-30を開発した。この抗菌作用と血管新生作用の両方の特性を生かした難治性潰瘍治療剤として臨床応用を開始することになった。

11.2 血管内皮増殖因子AG-30の分離

　我々は，循環器疾患の分子病態の解明とそれをもとにした治療分子の同定を目指し，血管内皮細胞を対象として，その生存，増殖を制御する分子の探索を2003年以来行ってきた。そのためのツールとして独自に開発したHVJ envelope vector（HVJ-E）を用いることにした。このベクターは細胞融合能をもつSendai virusを紫外線で不活性化し，複製能をもたないウイルス粒子に遺伝子を封入して種々の細胞に導入できる。また複数の遺伝子を同時に封入して発現できることから，遺伝子ライブラリーを封入してHigh-through putの遺伝子機能スクリーニングが行えるのではないかと考えられた。そこでモデルケースとして血管内皮増殖促進あるいは抑制遺伝子をスクリーニングしようと考え，ヒト心筋より作成した市販のcDNA libraryをHVJ-Eベクターに封入し，96-well plateに巻き込んだヒト大動脈内皮細胞に遺伝子導入を行い，細胞の増殖能を生きたままMTS assayにより測定した[1]。方法の詳細は省略するが，約400万個のクローンからスクリーニングを開始し，2回のスクリーニングにより，血管内皮増殖促進，抑制遺伝子を各々3種類分離することができた。その中で最も高い増殖促進能をもつ遺伝子に注目し，シーケンスを行ったところ，扁平上皮がんの癌抗原として報告のあるSART-2の遺伝子の3'末端の遺伝子断片であることが判明した。

　そこでこの遺伝子断片のどの部分が血管内皮細胞の増殖を促進する能力を備えているかを翻訳開始のATGを含む2種のDNAを作成して発現させたところ，SART-2の塩基配列No.2660〜2750の90ヌクレオチドよりなる短い遺伝子がc-fos promoter assayでVEGF遺伝子と同等の増強活性をもつことが明らかになった。この遺伝子はSART-2の本来の翻訳の読み枠とは異なる読み枠で30個のアミノ酸よりなる新規のペプチドをコードしており，生理学的に存在するペプチドか人工物なのかは不明である。しかしそのアミノ酸配列を調べてみると，正電荷をもつアミノ酸群と疎水性のアミノ酸群とが対をなしてα-helix構造を形成し，既に報告のある抗菌ペプチドと極めて類似した構造をもつことが明らかになった。我々はこのペプチドをAngiogenic peptide-30（AG-30）と命名した[2]。

---

*　Yasufumi Kaneda　大阪大学　大学院医学系研究科　遺伝子治療学　教授

第4章　(前)臨床への応用

11.3　抗菌ペプチド

　高等動物のような免疫機能をもたない下等な生物や植物は，抗菌ペプチドによって外来の病原体に抵抗していると考えられてきた。ポリペプチドからなる抗菌材は広い抗菌スペクトルを示し，他の種類の抗生物質に対しても抗菌活性を示すものがあり，高等動物においても特に皮膚組織に存在し，外敵を防いでいると考えられている。たとえばα-helix構造をもつ抗菌ペプチドとしてマゲイニンやカテリシジン（LL-37），ディフェンシンなどが知られている。中でもLL-37はAG-30と同等の分子量をもち構造的にも極めて類似しているが，生物学的機能として創傷治癒能，血管新生能，肥満細胞の遊走能を有することが報告されている。そこでAG-30の機能について，LL-37と比較しながら解析を進めた。

11.4　AG30の機能

11.4.1　抗菌性について

　*E. Coli*のコロニー形成能に対する作用を調べると10μg/mlでAG-30もLL-37も完全にコロニー形成を阻害し，AG-30に抗菌性が認められた[2]。そこで*Pseudomonas aeruginosa*, *Staphylococcus aureus*, *Candida albicans*の増殖に与える影響を，ペプチドの濃度を変えて調べたところ，*Pseudomonas aeruginosa*に対してはLL-37は2.5μg/ml，AG-30は5μg/mlで抗菌効果を示したが，*Staphylococcus aureus*, *Candida albicans*に対してはLL-37は10μg/ml未満では全く効果がなかったのに対し，AG-30はいずれの菌に対しても5μg/mlで抗菌活性を示した。抗菌ペプチドの抗菌作用は，完全には解明されていないが，2価のカチオン（Ca^{++}, Mg^{++}）を加えると，その抗菌活性は著明に低下した。

11.4.2　血管内皮細胞に対する作用について

　図1A, Bに示すようにヒト大動脈血管内皮細胞に対し，その増殖と遊走を促進することが示され，その活性はいずれもLL-37よりも高いことが分かった。線維芽細胞のシート状に血管内皮細胞を巻き，血管新生因子を加えることでシャーレ内で管腔形成をさせる*in vitro* tube formation assayを施行した（図1C）。形成された管腔の長さや面積を解析するソフトを用いて評価すると，AG-30はLL-37よりも強力な管腔形成能をもつことが明らかになった。AG-30を血管内皮細胞に加えた時の遺伝子発現の変化をcDNA microarray法で網羅的に調べると72時間後にAngiopoietin-2, Interleukin-8, Insulin-like growth factor-1が有意に再現性よく発現上昇することが明らかになった[2]。これらはいずれも血管新生作用のある遺伝子群であり，AG-30の血管内皮増殖作用を裏付けるものである。しかしその受容体やシグナル伝達機構についてはまだ不明である。

11.4.3　マウス個体での血管新生作用について

　AG-30の生体での機能を調べるため，AG-30を封入したマトリゲルをマウスの皮下に移植し，7日後にマトリゲル周囲の組織を免疫染色で調べてみると，血管内皮細胞のマーカーであるCD31陽性で，血管平滑筋細胞のマーカーであるα-smooth muscle actin陽性の管腔がAG-30を

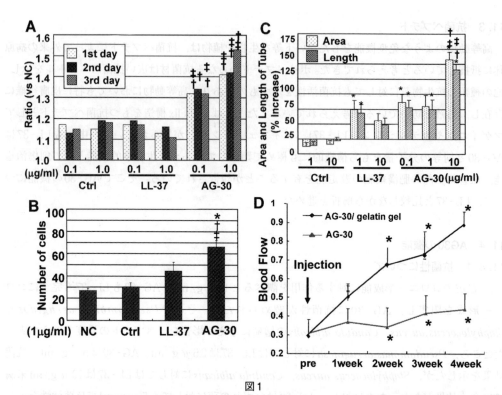

図1

血管内皮細胞の増殖(A), 遊走(B), シャーレ内での管腔形成(C)に与えるAG-30とLL-37の機能の比較。マウスの虚血下肢の血流回復実験。AG-30単独（500μg）とAG-30/gelatin gelの筋肉内投与による血流回復能の比較(D)。*p＜0.05で有意差あり。
Ctrl：AG-30のアミノ酸配列をランダムに組み替えたペプチドを用いたcontrol群。
NC：無処理のnegative control群。

封入した場合のみ形成されていることが分かった。そこでマウス下肢の血管を結紮して虚血状態を作り、この下肢の骨格筋内にAG-30を直接投与した。しかし2日程度ですべて分解されることが分かったため、徐放化を行うことにした。AG-30を含浸させたゼラチンゲル（AG-30/gelatin gel）を筋肉に注入すると約20日かけてAG-30が分解されることが分かった。そこでこれを虚血下肢に注入したところ、レーザードップラーで調べると血流の回復が見られ、図1Dに示すように4週間で正常の80％以上のレベルまで回復することが分かった[2]。ゼラチンゲルを用いないとほとんど改善が見られなかった。虚血下肢の毛細血管密度をCD31の免疫染色で評価するとAG-30/gelatin gelによりAG-30の量に依存した血管密度の増加が認められた。

11.5 改変型AG-30の構築

AG-30の作用の増強のため、より正電荷を強めるためにアミノ酸置換を行ったペプチドや、より疎水性を高めるためのアミノ酸置換を行ったペプチド、さらには安定性を増すために両末端にCap構造を付加したペプチドを作成した[3]。これらのペプチドの血管内皮細胞の遊走能や*in*

第4章 (前)臨床への応用

vitro tube formationを比較すると，5つのアミノ酸をすべて正電荷型にしたAG-30-5Cが最も強い作用を示した。実際にマウスの尾に傷を作って虚血状態にし，そこにAG-30-5Cを塗布すると濃度依存性に血流の回復が認められた。一方，抗菌作用について調べたところ，*Pseudomonas aeruginosa*, *Staphylococcus aureus*, *Candida Albicans*のいずれの増殖に対しても，AG-30-5Cが最も強い阻害効果を示した。また院内感染の原因である多剤耐性ブドウ球菌（*Methicillin-resistant Staphylococcus aureus*；*MRSA*）に対してもAG-30-5Cの有効性が明らかになった。図2にAG-30とAG30-5Cの抗菌性の比較を示す。

安定性試験を行ってAG-30，AG-30-5Cの抗菌性を比較すると，37度で7日間放置してもAG30-5Cは活性が低下しなかったが，AG-30は2分の1以下に低下した。しかしAG-30-5Cをヒト血清と37度で反応させると4時間で2分の1が分解され，血清中の不安定性が示された。

このペプチドの創傷治癒効果を調べるため，糖尿病マウスの皮膚に傷を作り，そこにAG-30-5CとLL-37をそれぞれ1週間に3回塗布し，上皮化と毛細血管密度を比較した。上皮化はどちらも約15日（PBS塗布のコントロール群は22日）で同等であったが，毛細血管密度はAG-30-5Cが有意に高かった[3]。糖尿病マウスの皮膚に傷を作り，そこに*Staphylococcus aureus*を感染させたモデルやブタの皮膚での創傷の対する治癒効果を調べると，いずれも効果があり，

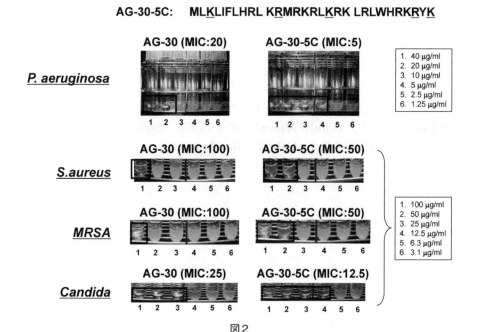

図2
AG-30，AG30-5Cのアミノ酸配列と*Pseudomonas aeruginosa*（*P. aeruginosa*），*Staphylococcus aureus*（*S. aureus*），*Candida albicans*（*Candida*），*Methicillin-resistant Staphylococcus aureus*（*MRSA*）に対する抗菌性の比較。MIC：minimum inhibitory concentration（最小阻害濃度）。

特に後者では臨床応用されているヒト組み換え型繊維芽細胞増殖因子（fibroblast growth factor-2）のスプレー製剤（商品名：フィブラストスプレー）とほぼ同等の創傷治癒効果が確認できた。

11.6 臨床応用に向けて

　以上のようにAG-30は抗菌性と血管新生作用を有することから，難治性潰瘍の治療剤としての臨床応用を計画した。創傷治癒剤としてフィブラストスプレーが国内開発され，圧迫性潰瘍・皮膚潰瘍の疾患治療薬として約40億円/年の売上を計上している。これに対し，AG-30は抗菌活性を有することから，特に薬剤耐性菌による感染を防ぎながら，創傷治癒を可能にするという点で有意性をもつのではないかと考えた。難治性潰瘍にも循環不全によるもの，膠原病によるもの，熱唱などの外的侵襲によるものなどが含まれるが，今回は，末梢循環不全による潰瘍を有する患者5例に対し，安全性を主目的とし，傷の修復を副次目的とした臨床研究としてまず開始することにした。これによりproof of conceptが得られれば，さらに対象を広げて，医師主導あるいは企業治験として行う計画である。熱傷の急性期に対しても適応があると想定されるため，重症熱傷の際の自己皮膚移植・被覆材の補助薬としても有効ではないかと考えている。熱傷急性期に対する有効な創薬は皆無であり，感染予防と血流改善を促すことはできれば現状の植皮生着率の向上，被覆材使用時の感染のリスク軽減に役立つであろう。

文　　献

1) Nishikawa, T., *et al., Hum Gene Ther*, **17**, 470（2006）
2) Nishikawa, T., *et al., J. Cellular Molecular Med*, **13**, 535（2009）
3) Nakagami, H., *et al., J. Cellular Molecular Med*, In press.

12 バイオマーカーペプチドの新しい意義とこれからの臨床応用

田中憲次*

12.1 個々の疾患関連プロテアーゼ研究からゲノムワイドな病態解析へ

プロテアーゼは全遺伝子産物の〜2％を占め，細胞内外で重要な役割を果たしている。これまでプロテアーゼ異常に起因する疾患が報告され，今後多くの疾患でプロテアーゼと病態の関連の解明が進むと予想される[1]。他方近年ペプチドーム解析により，プロテアーゼの反応生成物であるタンパク質の断片群（ペプチドーム）プロファイルが，健常者と患者で異なり，両プロファイルの比較により，疾患特異的なペプチド（バイオマーカーペプチド）が同定されてきた。ペプチドーム解析により得られるバイオマーカーペプチドに関連した様々な情報（疾患による生成量の増減，アミノ酸配列，基質解裂部位，基質タンパク質，対応する特異疾患など）は，従来個別疾患で行われてきたプロテアーゼ研究が，全疾患を対象にしたプロテアーゼの機能解析とゲノムワイドな病態解析に発展する可能性をはらんでいる。

基礎領域での疾患関連プロテアーゼの機能解析は，『生物学的，病理学的反応過程を科学的に反映し，治療的介入に対する薬理反応として客観的に測定／評価された分子』[2]として，バイオマーカーペプチドに新しい意義を付与し，今後の診断，個別化医療，創薬分野での臨床応用が期待される。

12.2 BLOTCHIP®-MS法の開発とペプチドーム解析への期待

これまでに血液のペプチドーム解析によるバイオマーカー探索[3〜8]が試みられたが，検体のペプチドプロファイル（質量分析ピーク図）が除タンパク質処理法の種類によって大きく変動したために（図1）[9〜11]，多施設間で共通評価を受けたバイオマーカーペプチドは非常に少ない。

我々は，電気泳動と質量分析という異なる技術を一体化するペプチド用質量分析デバイス（BLOTCHIP®）を開発し，除タンパク質処理法を内包したBLOTCHIP®-MS法[12]を確立した。本技術によってタンパク質に吸着したペプチドは界面活性剤（SDS）の存在下に電気泳動によって解離し（除タンパク質），その結果未処理（未精製）検体で安定したペプチドプロファイルが取得できるようになった。こうして我々は現在，感染症，がん，循環器疾患[11]，免疫炎症性疾患[13]，精神疾患[14]，呼吸器疾患など幅広い領域で疾患特異的バイオマーカーペプチドの発見に至っている。

12.3 バイオマーカーペプチドの臨床応用

12.3.1 早期（予知）診断と病態の解明

妊産婦の重篤な疾患である妊娠高血圧症候群（Pregnancy-Induced Hypertension syndrome：以下PIHと略す）に特異的なバイオマーカーペプチドの血清検体からの探索結果を

---

* Kenji Tanaka ㈱プロトセラ 代表取締役社長

ペプチド医薬の最前線

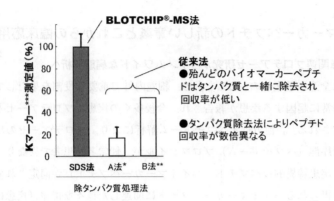

図1 除タンパク質処理法によるKマーカー測定値への影響[11]
＊A法：HiTrap Albumin & IgG Depletion
＊＊B法：SwellGel Blue Albumin Removal Kit
＊＊＊Kマーカー：後述の妊娠高血圧症候群診断バイオマーカーペプチド

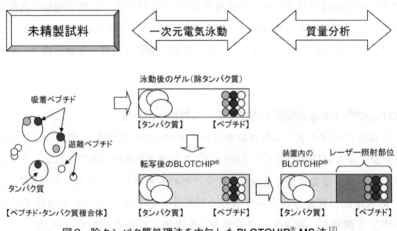

図2 除タンパク質処理法を内包したBLOTCHIP®-MS法[12]

表1に示した[11]。バイオマーカーの診断能力を判断するROC曲線（receiver operating characteristic curves）を作成しAUC（Area Under Curve）を算出した結果、Kマーカー（m/z 2209.12）は0.106、Hマーカー（m/z 2858.61）は0.923と、両マーカー共に非常に高い診断性能を有する事が判明した。キニノゲンからキニンが産生され血圧降下に関与することは広く知られるが、Kマーカーはキニンとは異なる配列のペプチドであった。近年キニノゲンがPIH患者の胎盤で激減しローカル部位でのキニンの産生低下が示唆され[15]、今後PIH患者でのKマーカーの減少を含めた生理的意義の解明が待たれる。Hマーカー（m/z 2858.61）はPIHで増加する α-2-HS-glycoproteinのB鎖がシステイン化されたペプチドであった。α-2-HS-glycoproteinはカルシウム代謝や骨形成に重要な役割を果たし、PIH患者では減少することが報告されている[16]。

今回PIH発症によって血圧調整やカルシウム代謝に関連するタンパク質が断片化され、プロテ

第4章 （前）臨床への応用

表1 妊娠高血圧症候群に特異的なバイオマーカーペプチド[11]

分子量 [M+H]$^+$	タンパク質	アミノ酸配列	AUC
2081.00	Kininogen-1 $_{439\text{-}456}$	HNLGHGHKHERDQGHGHQ	0.392
2091.90	Fibrinogen-α $_{605\text{-}624}$	DEAGSEADHEGTHSTKRGHA	0.636
2126.96	Kininogen-1 $_{458\text{-}477}$	GHGLGHGHEQQHGLGHGHKF	0.266
2209.12 (K marker)	Kininogen-1 $_{438\text{-}456}$	KHNLGHGHKHERDQGHGHQ	0.106
2378.19	Compliment C4-A $_{1429\text{-}1449}$	DDPDAPLQPVTPLQLFEGRRN	0.692
2858.61 (H marker)	α-2-HS-glycoprotein $_{603\text{-}629}$	TVVQPSVGAAAGPVVPPC(+cys)PGRIRHFKV	0.923
3156.61	Inter-α-TIHC $_{617\text{-}644}$	NVHSGSTFFKYYLQGAKIPKPEASFSPR	0.280

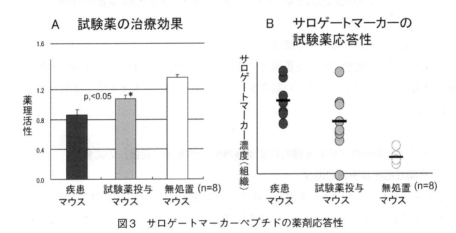

図3 サロゲートマーカーペプチドの薬剤応答性

アーゼによる病態生化学的イベントの存在が示唆された。発見されたバイオマーカーペプチドはPIHの予知診断に，また疾患関連プロテアーゼの同定は病態解明の突破口になることが期待される。

12.3.2 治療薬の効力スクリーニング

疾患マウス組織の抽出液ペプチドーム解析から，疾患群で特異的に生成するペプチドが発見された（図3）。これは組織内で疾患関連プロテアーゼの活性化を示唆する。構造解析の結果，このペプチドは，細胞膜の裏打ち構造の形成と維持に働き，創傷治癒促進作用を持つタンパク質の断片と判明した。この疾患マウスに試験薬を投与すると，臓器機能の改善（図3A）と同時に組織中のペプチド産生も低下（図3B）した。このようなバイオマーカーペプチドは試験薬投与に対する薬理反応の結果を反映するサロゲートマーカーとして，試験薬の効力スクリーニングへの活用が期待できる。

12.3.3 創薬

近年タンパク質分解産物が新しい機能を獲得する例が報告されており[17, 18]，バイオマーカーペプチド自体に生理活性があれば『創薬標的分子』として新たな治療薬の開発に繋がる。また，疾患関連プロテアーゼ研究が進み，プロテアーゼと疾患の関連が解明されれば，『プロテアーゼ

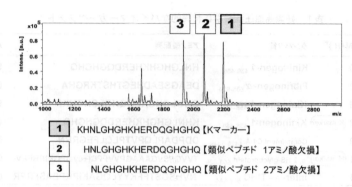

図4 C末端認識抗体を用いたKマーカー類似ペプチドの免疫質量分析結果

阻害薬』による病態進行の防止も可能になる。

このように，我々が提唱する『疾患関連プロテアーゼ産生バイオマーカーペプチド』は，早期診断薬と効力スクリーニングと新しい創薬シーズの発見に繋がる大変重要な標的分子として，今後の活用が期待される。

12.4 バイオマーカーペプチドを標的にする体外分子診断法（装置）の開発
12.4.1 高精度臨床診断法の開発

PIH患者血清をKマーカーのC末端認識抗体で精製後，質量分析（免疫質量分析）を実施した。その結果診断性能の高いKマーカーは，疾患に特有な病理学的反応過程中に，N末端のアミノ酸が1～2個欠損したC末端配列が同じペプチド（診断性能は低い）と一緒に産生されることが分かった（図4）。したがって，これら類似ペプチドによる競合を排し，Kマーカーのみを高精度に測定するためには，C末端認識抗体に加えて特異性の高いN末端抗体も必要で，二種類の抗体による免疫診断法の開発が必須となる。

複数の有力なバイオマーカー候補ペプチドの中から，各ケースコントロール試験に最適な候補を検証し選択するため，全候補ペプチドに対してN及びC末端抗体2種類を製造することは不可能に近い。我々はこの問題を解決するため，抗体を使用しないで高精度な測定値が得られるBLOTCHIP®-MS（V；verification）法（精密検証法）を開発した。安定同位体標識した候補ペプチドを内部標準品[19]として未精製血清検体に添加後，BLOTCHIP®-MS法（高速探索法）で測定すると，測定誤差（CV）が5％以内に収まった。このBLOTCHIP®-MS(V)法で各診断目的に最適のバイオマーカーペプチドを検証した後，最終的にモノクローナル抗体を製造することで，高精度臨床診断法開発のスピード化と経費削減に寄与できる。

12.4.2 新規体外分子診断装置開発計画

その結果，バイオマーカー探索を開始し（半年間），各種ケースコントロール試験でバイオマーカーの検証と選択を行った後（2年間），検証期間後半に必要な抗体に限って製造する（1年間）。この抗体を臨床現場のニーズに最適な免疫診断装置に組込んだ後（1年間），探索から3年半後に

第4章 (前)臨床への応用

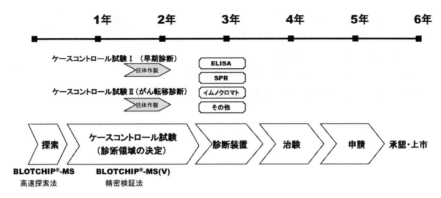

図5 新規体外分子診断装置の開発計画

治験(1年間),引き続いて申請(1年間)を行い,最短で5年半目にはバイオマーカーペプチドによる体外分子診断装置上市の開発計画を描くことができる。

12.5 おわりに

世界の医薬品規制当局と業界では,研究開発戦略を根本から見直し,「レスポンダーに限定した医薬品」(個別化医薬品)の開発へとパラダイムシフトしつつある。この開発戦略が成功するためには,現在まだ極少数の疾患に限られたバイオマーカー診断をあらゆる疾患に適用することが求められ,本小論が扱うバイオマーカーペプチドがその一助となることを願って止まない。

文　　献

1) N. D. Rawlings et al., *Nucleic Acids Res.*, **36**, D320 (2008)
2) FDA "Critical Path Opportunities Report" and "Critical Path Opportunities List", (2006)
3) E. F. Petricoin et al., *J. Natl. Cancer Inst*, **94**, 1576 (2002b)
4) E. F. Petricoin et al., *Lancet*, **359**, 572 (2002a)
5) E. F. Petricoin et al., *Proteomics*, **4**, 2357 (2004)
6) L. A. Liotta et al., *J. Clin. Invest.*, **116**, 26 (2006)
7) J. Villanueva et al., *J. Clin. Invest.*, **116**, 271 (2006)
8) E. F. Petricoin et al., *Nat. Rev. Cancer*, **6**, 961 (2006)
9) J. Granger et al., *Proteomics*, **5**, 4713 (2005)
10) MS. Lowenthal et al., *Clin. Chem.*, **51**, 1933 (2005)
11) Y. Araki et al., *Proteomics*, **11**, 2727 (2011)
12) K. Tanaka et al., *Biochem. Biophys. Res. Commun.*, **379**, 110 (2009)
13) T. Hashiguchi et al., *Medical Hypotheses*, **73**, 760 (2009)
14) N. Kawamura et al., WO2009/096502 (2009)

15) 13. M. Mohamed *et al.*, *Eur. J. Obstet. Gynecol Reprod Biol.*, **134**, 15 (2007)
16) A. Molvarec *et al.*, *Hypertension Res.*, **32**, 665 (2009)
17) R. Blumenthal *et al.*, *Cell*, **129**, 243 (2007)
18) H. Mukai *et al.*, *J. Biol. Chem.*, **283**, 30596 (2008)
19) J. Gobom *et al.*, *Anal. Chem.*, **72**, 3320 (2000)

ペプチド医薬の最前線《普及版》 (B1290)

2012年11月1日　初　版　第1刷発行
2019年7月10日　普及版　第1刷発行

監　修　木曽良明, 向井秀仁　　　　Printed in Japan
発行者　辻　賢司
発行所　株式会社シーエムシー出版
　　　　東京都千代田区神田錦町 1-17-1
　　　　電話 03(3293)7066
　　　　大阪市中央区内平野町 1-3-12
　　　　電話 06(4794)8234
　　　　http://www.cmcbooks.co.jp/

〔印刷　あさひ高速印刷株式会社〕　ⓒ Y. Kiso, H. Mukai, 2019

落丁・乱丁本はお取替えいたします。

本書の内容の一部あるいは全部を無断で複写(コピー)することは，法律で認められた場合を除き，著作者および出版社の権利の侵害になります。

ISBN978-4-7813-1373-3 C3047 ¥5800E